大医传承文库·名老中医经验传承系列

范永升经验传承

——风湿诊治精要与疑难重症案例解析

李正富　主编

U0302034

全国百佳图书出版单位

中国中医药出版社

·北 京·

图书在版编目（CIP）数据

范永升经验传承：风湿诊治精要与疑难重症案例解析 / 李正富主编 . -- 北京：中国中医药出版社，2024.

12. --（大医传承文库）.

ISBN 978-7-5132-9019-7

Ⅰ . R249.1

中国国家版本馆 CIP 数据核字第 20247GN626 号

中国中医药出版社出版

北京经济技术开发区科创十三街 31 号院二区 8 号楼

邮政编码　100176

传真　010-64405721

廊坊市佳艺印务有限公司印刷

各地新华书店经销

开本 710×1000　1/16　印张 18.75　字数 285 千字

2024 年 12 月第 1 版　2024 年 12 月第 1 次印刷

书号　ISBN 978 - 7 - 5132 - 9019 - 7

定价　89.00 元

网址　www.cptcm.com

服 务 热 线　010-64405510

购 书 热 线　010-89535836

维 权 打 假　010-64405753

微信服务号　zgzyycbs

微商城网址　https://kdt.im/LIdUGr

官 方 微 博　http://e.weibo.com/cptcm

天猫旗舰店网址　https://zgzyycbs.tmall.com

如有印装质量问题请与本社出版部联系（010-64405510）

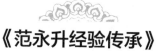

《范永升经验传承》
编委会

主　　审　范永升

名誉主编　王新昌

主　　编　李正富

副 主 编　谢冠群　吴德鸿

编　　委（按姓氏笔画排序）

王伟杰　包　洁　孙旗策　杜　羽

李正富　李思敏　李霄鹏　杨科朋

吴　山　吴德鸿　何兆春　陈　凯

陈慕芝　范雁沙　赵　婷　黄　硕

黄继勇　谢志敏　谢冠群

《大医传承文库》
顾　问

顾　问（按姓氏笔画排序）

丁　樱	丁书文	马　骏	王　烈	王　琦	王小云	王永炎
王光辉	王庆国	王素梅	王晞星	王辉武	王道坤	王新陆
王毅刚	韦企平	尹常健	孔光一	艾儒棣	石印玉	石学敏
田金洲	田振国	田维柱	田德禄	白长川	冯建华	皮持衡
吕仁和	朱宗元	伍炳彩	全炳烈	危北海	刘大新	刘伟胜
刘茂才	刘尚义	刘宝厚	刘柏龄	刘铁军	刘瑞芬	刘嘉湘
刘德玉	刘燕池	米子良	孙申田	孙树椿	严世芸	杜怀棠
李　莹	李　培	李曰庆	李中宇	李世增	李立新	李佃贵
李济仁	李素卿	李景华	杨积武	杨霒芝	肖承悰	何立人
何成瑶	何晓晖	谷世喆	沈舒文	宋爱莉	张　震	张士卿
张大宁	张小萍	张之文	张发荣	张西俭	张伯礼	张鸣鹤
张学文	张炳厚	张晓云	张静生	陈彤云	陈学忠	陈绍宏
武维屏	范永升	林　兰	林　毅	尚德俊	罗　玲	罗才贵
周建华	周耀庭	郑卫琴	郑绍周	项　颗	赵学印	赵振昌
赵继福	胡天成	南　征	段亚亭	姜良铎	洪治平	姚乃礼
柴嵩岩	晁恩祥	钱　英	徐经世	高彦彬	高益民	郭志强
郭振武	郭恩绵	郭维琴	黄文政	黄永生	梅国强	曹玉山
崔述生	商宪敏	彭建中	韩明向	曾定伦	路志正	蔡　淦
臧福科	廖志峰	廖品正	熊大经	颜正华	禤国维	

总 前 言

名老中医经验是中华医药宝库里的璀璨明珠，必须要保护好、传承好、发扬好。做好名老中医的传承创新工作，就是对习近平所提出的"传承精华，守正创新"的具体实践。国家重点研发计划"基于'道术结合'思路与多元融合方法的名老中医经验传承创新研究"项目（项目编号：2018YFC1704100）首次通过扎根理论、病例系列、队列研究及数据挖掘等定性定量相结合的多元融合研究方法开展名老中医的全人研究，构建了名老中医道术传承研究新范式，有效地解决了此前传承名老中医经验时重术轻道、缺乏全面挖掘和传承的方法学体系和研究范式等问题，有利于全面传承名老中医的道术精华。

在项目组成员共同努力下，最终形成了系列专著成果。《名老中医传承学》致力于"方法学体系和范式"的构建，是该项目名老中医传承方法学代表作。本书首次提出了从"道"与"术"两方面来进行名老中医全人研究，并解析了道术的科学内涵；介绍了多元融合研究方法，阐述了研究实施中的要点，并列举了研究范例，为不同领域的传承工作提供范式与方法。期待未来更多名老中医的道术传承能够应用该书所提出的方法，使更多名老中医的道术全人精华得以总结并传承。本书除了应用于名老中医传承，对于相关领域的全人研究与传承也有参考借鉴作用。基于扎根理论、病例系列等多元研究方法，项目研究了包括国医大师、院士、全国名中医、全国师承指导老师等在内的136位全国名老中医的道与术，产出了多个系列专著。在"大医传承文库·对话名老中医系列"中，我们邀请名老中医讲述成才故事、深入解析名老中医道术形成过程，让读者体会大医精诚，与名老中医隔空对话，仿佛大师就在身边，领略不同大医风采。《走近国医》由课题组负责人、课题组骨干、室站骨干、研究生等组成的编写团队完成，阐述从事本研究工作中的心得体会，展现名老中医带给研究者本人的收获，以期从侧面展现名老中医的道术风采，并为中医科研工作者提供启示与思考。《全国名老中医效方名论》汇集了 79 位全国名老中医的效方验方名论，是每位名老中医擅治病种的集中体现，荟萃了名老中医本人的道术大成。"大医传承文库·疑难病名老中医经验集萃系列"荟萃了以下重大难治病种著作:《脑卒中全国名老中医治验集萃》《儿科病全国名老中医治验集萃》《慢性肾炎全国名老中医治验集萃》《慢性肾衰竭全国名老中医治验集萃》《2 型糖尿病全国名老中医治验集萃》《慢性肝病全国名老中医治验集萃》《慢性阻塞性肺疾病全国名老中医治验集萃》《免疫性疾病全国名老中医治验集萃》《失眠全国名老中医治验集萃》《高血压全国名老中医治验集萃》《冠心病全国名老中医治验集萃》《溃疡性结肠炎全国名老中医治验集萃》《胃炎全国名老中医治验集萃》《肺癌全国名老中医治验集萃》《颈椎病全国名老中医治验集萃》。这些著作集中体现了名老中医擅治病种的精粹，既包括学术思想、学术观点、临证经验，又有典型病例及解读，可以从书中领略不同名老中医对于同一重大难治病的不同观点和经验。"大医传承文库·名老中医带教问答录系列"通过名老中医与带教弟子一问一答的形式，逐层递进，层层剖析名老中医诊疗思维。在师徒的一问一答中，常见问题和疑难问题均得以解析，读者如身临其境，深入领会名老中医临证思辨过程与解决实际问题的思路和方法，犹如跟师临证，印象深刻、领悟透彻。"大医传承文库·名老中医经验传承系列"在扎根理论、处方挖掘、典型病例等研究结果的基础上，生动还原了名老中医的全人道术，既包含名老中医学医及从医过程中的所思所想，突出其成才之路，充分展现了其学术思想形成的过程及临床诊疗专病的经验，又讲述了名老中医的医德医风等经典故事，总结其擅治病种的经验和典型医案。"大医传承文库·名老中医特色诊疗技术系列"展示了名老中医的特色诊法、推拿、针灸等特色诊疗技术。

期待以上各个系列的成果，为读者生动系统地了解名老中医的道术开辟新天地，并为名老中医传承事业做出一份贡献。

以上系列专著在大家协同、团结奋斗下终得以呈现，在此，感谢科技部重点研发计划的支持，并代表项目组向各位日夜呕心沥血的作者团队、出版社编辑人员一并致谢!

总主编　谷晓红

2023 年 3 月

自　序

2018年北京中医药大学党委书记、温病大家谷晓红教授作为首席科学家牵头承担了国家重点研发计划"中医药现代化研究"重点项目——基于"道术结合"思路与多元融合方法的名老中医经验传承创新研究（NO.2018YFC1704100）。承蒙厚爱，本人也被列入该项目"东部地区名老中医学术观点、特色诊疗方法和重大疾病防治经验研究"（NO.2018YFC1704102）中，由此开启了近3年实时整理研究本人临床诊治疾病思维与经验的进程。

该项研究看似简单，其实非常复杂，工作量很大。既要把本人诊治患者的理法方药输入电脑，又要把患者的基本信息及临床检查指标一并收集；既需要文字材料，又需要音频、视频资料；既要有首诊的记录，又要有多次复诊的资料；既要收集整理，又要数据分析；等等。这对专家门诊时，本因患者多而十分紧张的我来说，又增添了不少的困难。好在我的工作室负责人李正富副教授十分用心，带领青年医师和学生努力按项目要求，不断克服困难，提高工作效率，许多工作都是他们利用双休日完成的。功夫不负有心人，到今年4月已按计划完成了500多例病例的收集整理任务。在此基础上，由李正富担任主编，谢冠群、吴德鸿担任副主编，包洁、赵婷、孙旗策、王伟杰等担任编委，撰写了《范永升经验传承》一书。该书分为上篇大医之道、下篇大医之术。上篇由精神境界、临床思维与学术成就、临证技法组成，下篇包括本人诊治风湿免疫性疾病、皮肤病、其他内科疑难病的临证经验。本人浏览后觉得基本反映了本人的精神追求、临床思维与用药特点，基本体现了本人临床诊治风湿免疫等疾病的诊治经验。这些对于青年医师，尤其是风湿界的朋友，也许会有一定的参考价值。

日月如梭，春去秋来，从大学毕业到行医从教，不知不觉已经过去

I

了 45 年。45 年来我已为不少患者尤其是风湿免疫性疾病患者解除或者减轻了病痛，内心十分欣慰，但临床上依然面临许许多多值得解决的难题。虽然我在学术研究方面取得了一些成绩，但值得深入研究的课题依然比比皆是，真正体会到"人之所病，病疾多；医之所病，病道少"。人生有涯，学无止境。虽然我也逐渐步入古稀之年，但我仍愿与年轻的同道们一起上下求索，不懈努力。

值本书付梓之际，回望人生，感慨不已，故付诸笔下，聊以为序。

范永升

壬寅清明于浙江中医药大学

目　录

下篇　大医之术

上篇 大医之道

　　范永升热爱祖国、热爱中医药事业，把提高患者的治疗效果，推动中医药事业的进步与发展作为自己毕生奋斗的目标。为此，他始终严谨治学、孜孜不倦，几十年如一日；他始终弘扬大医精神，认真负责地诊治每一位患者；他始终围绕中医临床经典《金匮要略》和风湿免疫性疾病不断地探索与研究；他始终充满爱心与激情，教书育人，培养传承创新型人才。正是这样的坚持，使他在中医的医疗、科研、教学领域取得了一项又一项成果，成为首届全国名中医、全国中医药高等学校教学名师，并获得了浙江省医师终身成就奖等荣誉称号。

第一章　精神境界

第一节　价值观念

一、淡泊明志，宁静致远

范永升办公室一直挂有一副匾额，写道"淡泊明志，宁静致远"，上款特意注明"范校长嘱诸葛亮《诫子书》中言"。"淡泊明志，宁静致远"出自《诫子书》"非淡泊无以明志，非宁静无以致远"，是指不追求名利才能使志趣高洁。范永升对名利看得很淡，如国家或学校发给他的奖励，范永升都会根据课题组各位老师及同学的付出分给大家，而自己的那一份则存入他在学校建立的基金里，以资助贫困学生。范永升在衣食住行等物质方面没有什么追求，比如衣服常年是衬衫、西装，冬天外面再加外套，都是常见的品牌。他既不饮酒，也不抽烟，全家的早餐常常是学校买的包子、馒头。请毕业的研究生吃饭或者有些应酬都尽量安排在食堂，用自己在学校的饭卡付费，每人一份两荤两素，再加一两个汤羹。范永升说这样既节约时间，干净卫生，又可以减少铺张浪费。

范永升始终追求对中医的继承与发展。他从 20 世纪 80 年代开始，在何任教授的领导下参与了《金匮要略》校注的工作。他说："大概用了 6 年，终于在 1990 年出版了《金匮要略校注》一书，获得国家中医药管理局科技进步二等奖，也在全国产生了不小的影响。"范永升略过了无数的艰辛，一切的披肝沥胆似乎也不需为外人所道，虽然他语气平淡，但我们能感受到他对目标的执着。

20世纪80年代初，范永升发现期刊杂志上发表的研究《金匮要略》的论文很多，为方便对《金匮要略》的研究，他组织了一批青年教师，将研究《金匮要略》的几千篇论文做成摘要，然后将其分类。他说："起初想按《金匮要略》二十二篇内容划分，但有一些论文的分类真把我难住了。例如像金匮肾气丸，它的内容是跨篇的，在中风历节、虚劳、痰饮、消渴、妇人杂病等篇都有涉及，这该怎么解决呢？还有一些综合性的内容简单地按篇分类也是不合适的。考虑了很久，最终我将其分成正篇与附篇两部分，正篇就是按照《金匮要略》划分，附篇以综述、学术讨论、生平考证等内容分类。《金匮文摘》印刷出来以后，反响还是不错的，得到了其他学校教师的认可。"在这之后，范永升还组织青年教师加入新发表的研究论文，15年后，出版了《金匮要略现代研究文摘》。而另一部《金匮要略》研究方面的重要著作——《金匮百家集注》也即将付梓，体现了范永升围绕《金匮要略》研究孜孜不倦的追求。也是对两千年来，尤其是近几十年来《金匮要略》研究的总结。范永升认为，研究中医应该有这种几十年如一日的钻研精神，对学术的追求孜孜不倦，求真务实，不求名利，要把中医当作毕生的事业，从西医学中学习，更要在古籍中学习，继承前人的经验，这样才能有所创新。当然，我们学习中医的目的是为广大的人民群众服务，为"健康中国"做出自己的贡献。

二、严于律己，勤勉尽责

业精于勤荒于嬉，勤奋是取得事业成功的基础。这是范永升的座右铭。范永升无论是在生活上还是在工作上都很勤奋。譬如锻炼身体，他从20岁到50岁的30年里，每天早上坚持跑步，风雨无阻。50岁以后就改为走路、做早操，持之以恒。工作安排合理有序，范永升每周会提前拿出日程表，分上、下午把一周甚至一个月的工作填进去，看上去一目了然。并且每天的事都提前写在纸上，完成一项划掉一项，这样能使他繁忙的工作做到有条不綮。范永升做事十分抓紧，他经常以陶渊明的诗"盛年不重来，一日难再晨，及时当勉励，岁月不待人"勉励自己，又常以何任教授"夜卧人静后，晨起鸟鸣先"的工作习惯激励学生。有的时候会在深夜，也有的时候会在清晨，他就把改好的材料通过微信等发给学生，动作之快，效率之高，令我等中青年人自愧不如。正是这种勤奋的工作作风使范永升取得一项又一项的成果。

范永升非常重视学生的医德医风教育，每年都要给研究生强调其重要性。有一次他讲了一个戴思恭的故事。戴思恭是明代著名医学家，字原礼，是朱丹溪的弟子，颖悟绝伦，刻苦好学，最受丹溪的赏识。当时是明太祖时期最有名的御医，也曾广为民间百姓诊治疾患。戴思恭平时喜游学，有一次到南京时，发现有一名医生，找他看病的患者很多，门庭若市。戴思恭想这肯定是位精通医术的人，便仔细观察。有一回有位患者刚走出诊所，那医生追上去告诉他说："煎药时，要放一块锡进去。"戴思恭觉得很奇怪，心想没有用锡煎药的方子啊，于是特地去拜见他，医生回答说："这是古方。"戴思恭找到记载这则古方的书，原来是"饧"字，急忙改正，这是"饧"，不是"锡"，是刻写古书的人写错了，戴思恭赶紧让那位医生通知患者，不要放锡进去煎药，以免出现事故。

范永升说："从这则小故事可以看出，作为医生字要写得工整清楚，一旦潦草，就有可能误解。轻则有可能产生纠纷，重则关乎患者生命。所以要养成字要写清楚的好习惯。虽然现在处方都打印了，'抄方'的机会少了，但对写字的要求仍然是一样的。《吴医汇讲》里有一篇《书方宜人共识说》，'书方宜人共识说'的意思是凡书方案，字期清爽、药期共晓。特别是医生，写处方时，字迹一定要清晰，有的医生用草书写处方，认为医案中的字别人不识，没什么关系，但处方中的药名因草书使人不识则要误事，有的时候医院、药店因此配错药，人命关天。因此，作为一名医生，应该自觉做到'字期清爽、药期共晓'，书方宜人共识。书方人人都能看懂，这不仅仅是作为一名医生的基本素质，还是医生和患者之间相互信任的一种途径。"

三、恪守规矩，严谨笃实

范永升在 20 世纪 80 年代曾赴日本留学，2015 年范永升应邀去日本讲学，在讲学结束之后，他决定去他之前留学的大学看看，那天他买的火车票是早上 7:50，于是他 6 点多就打车出门了，那时候路上还没有什么人，在一个十字路口的时候出现红色交通指示灯，出租车停了下来，于是范永升就往车窗外欣赏风景，只见一个三四十岁的行人一边走路一边低头看手机，等他发现变红灯时已走进了人行横道的斑马线，于是他立即退回原地等待绿灯。当时路上就只有范永升乘坐的那辆出租车，他完全可以直接过马路，但是他的选择是遵守交通规则，退回原地，等待绿灯。范永升认为日本人的规则意识很强，值得学习。

范永升认为作为一名教师一定要重视教书育人、重视教学基本功的培养。他作为"中医药高等学校教学名师"，对每一次讲课或讲座都准备得非常充分。这是他的习惯，是他从第一次授课养成的习惯。范永升是 1978 年浙江中医学院（现浙江中医药大学）的第一届硕士研究生，也是全国首届。班里那时一共只有 5 人，其中 3 人来自江苏，2 人来自浙江。当时研究生的培养还没有完善的方案，但是有一条要求就是需要具备教学的能力。范永升当时分配到的任务是给七八级中医专业本科生讲授《灵枢·大惑论》，其中最突出的内容就是中医眼科中的五轮学说（水轮、风轮、火轮、气轮、肉轮），比较复杂，那时范永升自己也还是一名学生，要讲好这次课，还是有难度。但他没有退缩，翻阅了大量的资料，首先是吃透每一个文字，其次还要收集近期的文献，并结合当时一些比较流行的话题，想方设法地使课堂气氛活跃，提高学生听课的积极性。在正式上课前，还要给教研室的老师试讲一遍。在试讲前一星期，范永升有空就会到教室去反复练习，一边讲一边写板书，到最后，范永升对上课的内容都能达到倒背如流的程度，深深记在脑海里。到正式试讲的时候，他怀着忐忑的心情来到教研室，开始人生中第一次讲课，由于平时充分的准备，他试讲得非常顺利，得到教研室老师的充分肯定，于是他那颗悬着的心终于在老师的鼓励下踏实下来了。因为有了第一次的试讲，后来的正式授课他就镇定了许多，课堂结束的时候，学生们报以热烈的掌声。

范永升每每想起第一次授课的经历，都十分感慨。他说，这段经历久久不能让他忘怀，也许影响了他的一辈子，让他建立了一种信心，能够当好一名人民教师，更让他体会到勤奋的意义，无论做什么，都要准备充分，就像上课一样，严格要求自己的语速、上课内容的时间分配问题等，反复练习，达到熟能生巧。

四、为人师表，五心育人

"春蚕到死丝方尽，蜡炬成灰泪始干。"教师，自古就是一个崇高而又受人尊敬的职业。但在当下的社会中，做一个合格的教师并不容易。范永升认为要做一名合格的教师，首先对学生要有爱心。面对学校中出现的某些对学生不热情、不负责，甚至冷漠的事，范永升在学校教学工作会议上提出了"视学生为亲人"的理念，强调要公平、公正地对待每一位学生，要充满爱心地面对学生。对于学生的工作，对于学生合理的诉求，要做到热情对待，及时解决，杜绝冷漠，不拖延，不推诿。而在具体培养学生过程中，这一理念又细化为"五心"育人。

一是保持恒心。学高为师，术业专攻背后的关键在于积江河以成海，积跬步以致千里。范永升经常对学生们讲述，明代张介宾耗时30年编成《类经》的例子。他指出一项项的研究成果得以呈现，其背后都是无数工作者经历了漫长岁月的积累及辛勤付出。只有对一件事情专一，才有成果。以范永升自身为例，在其青年教师年代，编写《金匮文摘》，需要对数千篇文稿进行分类，炎炎夏日，为避免稿纸被吹乱，便将自己关在教研室内，既不开门窗，也不用电风扇，汗流浃背，奋战多日，终于把分类工作做好。《金匮文摘》编成后得到了南京中医药大学孟景春等老一辈专家的充分肯定。范永升始终强调："一位教师的教学工作也一样，坚持方有成果。"作为一位合格的教师，必须具备滴水穿石之心，方能成授业解惑之师。

二是坚守诚心。作为一名教师，必须要正直。浙江中医药大学老校长、首届国医大师何任教授所用的个人图章上面，赫然刻着四个字"心诚行正"。何任教授时刻用这四个字作为座右铭。而作为何任教授的得意门生，范永升也时常以此勉励自己。心诚，是大医精诚，富有爱心、善心和真心；行正，是一名教师对自己的基本要求。作为一名教师，需心静，力戒浮躁之气、浮夸之风、急功近利。

三是独具匠心。匠心以恒心为基础，更加细心巧妙、有创意。匠心讲求五个基本原则和方法：鼓励为主，循序渐进；启发思维，形象生动；耐心细致，润物无声；吸收网上答疑、微信交流等现代教育技术；坚持创新超越的理念。范永升表示，作为教师，利用自己的匠心，巧设妙意，以此为自己的教育事业的进步做出贡献，是最值得骄傲的事情。

四是充满爱心。爱心是人间心灵最温馨的暖流。视学生为亲人，让学生有家的感觉才能让学生尊师敬师。学生生活困难，就要慷慨解囊；学生学习有障碍，就要提供帮助；学生有心理问题，就要循循善诱。范永升回忆往昔，小学时代的班主任老师给了他很多的鼓励，从那时开始他获得了很多自信。如今回去探望老师，却发现老师还一直在收集他的事迹报道，这种充满爱心的老师让他难忘终生。心怀责任，充满爱心，是教师培养学生的基础。

五是不忘初心。初心让人们明确目标和使命，让人们产生动力和责任。习近平总书记在瞻仰中共一大会址时就表示"我们走得再远都不能忘记来时的路"。范永升也常常提醒学校的青年教师："到浙江中医药大学是为了什么？到浙江中医药大学该做什么？"大学的职能是培养人，服务社会，推动学术进步。作为教师，必须看到当前的形势，看到学校与学校、自身与其他教师间的差距和优势，坚持不忘初心，牢记使命，砥砺奋进，争做新时代优秀教师。

五、仁心仁术，服务病患

范永升中医理论功底扎实，勤于学习与探索，重视传承与创新，诊疗技术精益求精。1988年国家公派他赴日本国立佐贺医科大学留学，至此开始了30余年对风湿免疫性疾病特别是对系统性红斑狼疮的研究。他重视中西医取长补短。20世纪90年代中期，他根据温病理论及《金匮要略》相关条文，并结合临床实际，发现不少系统性红斑狼疮患者同时有"热毒、血瘀、阴亏"的情况，于是创造性地提出了"解毒祛瘀滋阴法"，疗效明显得以提高，同时还能减少糖皮质激素用量及毒副作用。相对于仁术，在范永升身上更闪烁着大医精诚的光芒。

有一位杭州姑娘，15岁时就在范永升这里确诊了系统性红斑狼疮。一转眼，小姑娘就到了谈婚论嫁的年龄。为此她却很苦恼，因为男友得知她的病情之后，便开始对婚姻产生动摇。有一天，她男友就直接找范永升，问他女友这个病会不会传染，能不能结婚生子。范永升从医学科学的角度认真细致地做了解答。既告诉她男友红斑狼疮患者妊娠所具有的风险，也向他介绍病情稳定情况下正常生育的例子，从而打消了她男友的疑虑。此后，双方都树立起信心，结果有情人终成眷属，后来这个患者还顺利生下一个男婴，如今孩子都已10多岁了，一家人其乐融融。西方特鲁多医生的墓志铭：有时治愈，常常帮助，总是安慰。这也道出了一位医生恪守医德的底线，常为患者着想，让患者能幸福地生活，这也是范永升的心愿。

范永升从医40余载，遇见的患者数以万计，他从来都是一视同仁。面对经济有困难的患者，他总是想办法避开炮山甲、蕲蛇、龟甲等一些价格昂贵的药，选择一些价格低廉，但也有疗效的药。譬如对农村、山区来的一些肾盂肾炎、尿路感染患者，为了节省费用，他经常向患者推荐使用车前草、半枝莲等草药。再忙，他也总是对患者的病情牵肠挂肚。有一位肝癌患者，在他那里诊治了大半年，病情逐渐稳定，以后就没来就诊，范永升一直牵挂这位患者，5～6年后，患者特意给范永升打来电话，告诉他身体健康的状况。为此，范永升说，知道患者身体好，他感到很欣慰。

第二节 思想品德

范永升出生在20世纪50年代，是"生在新中国，长在红旗下"的第一代。从 20 世纪 70 年代我国实行改革开放，到科技领域的信息技术革命，社会已经发生了翻天覆地的变化，但那个年代的人还保持着一些我国传统读书人的特质。因此，他们是 20 世纪到 21 世纪中国历史上承上启下重要的一代人。

范永升从小喜爱文学，无论是小学还是中学，他的文科成绩一直比较好，尤其是语文，写的作文会被当作范文在班级上朗读，这极大地激发了他对文学的热爱和自信。那个时候他最大的愿望是从事一份与文字做伴的工作。这主要还是受到了传统文化潜移默化的影响。

中国传统儒家文化对君子的行为要求是"温、良、恭、俭、让"。"温、良、恭、俭、让"出自《论语·学而》，曰："子禽问于子贡曰：'夫子至于是邦也，必闻其政，求之与？抑与之与？'子贡曰：'夫子温、良、恭、俭、让以得之，夫子之求之也，其诸异乎人之求之与！'"孔子受到各国统治者的礼遇和器重，除具有渊博的学问与智慧德能的内涵外，更重要的是他具有温、良、恭、俭、让之美德。《论语》曰："敦美润泽谓之温，行不犯物谓之良，和从不逆谓之恭，去奢从约谓之俭，推人后己谓之让。"范永升温和而不失严肃，善良而不失原则，恭敬而不失和蔼，俭朴而不失慷慨，谦让而不迁就。这位好老师、好医生的价值观以温、良、恭、俭、让来总结是再合适不过了。

一、温和而不失严厉

范永升是一个温和的长者，"敦美润泽谓之温"，为师 40 余年，他对待同事、学生都平易近人。范永升作为"文革"后的首届研究生，工作后一直是学校重点培养的对象，因此，早在 1993 年他就担任了学校副校长。尽管如此，一直以来，他给人的印象就是平易近人，没有架子。硕、博士研究生报考范永升的学生很多，每一届最终通过的学生至少有四五个，一般情况下不包括在职的学生，在读的三届全日制学生加起来不下十个。每一届新生入学，范永升总是能迅速地记住他们的姓名。几十年下来，他的研究生早已超过一百人，当聊到某位学生时，学生来自哪里、家庭情况、个性特点、兴趣爱好，他都如数家珍。当年作为新生的我，只见过范永升几次，开学时听到他叫出自己的名字，心里非常开心，我想除了范永升记忆力比较好之外，肯定也是他做事用心的原因，让人非常温暖。此外，范永升对于非自己的学生也常常一视同仁。比如，门诊时，只要遇到自己学校的学生来就诊，他就会主动把专家号改成普通号。虽然嘴上从未说过，但我们跟诊的学生都知道，范永升是把学校当成了自己的家，把本校的学生都看作自己的学生了，愿意义务服务大家，小小的举动让我们都非常感动。

虽然范永升为人非常温和，但在原则问题上却十分严格。譬如跟师门诊时，范永升习惯自己写脉案，由于患者多，他为了节约时间，多根据上一次就诊处方写出加减方案，然后由学生誊抄一遍给患者带走。正式跟诊前，范永升都会跟学生强调，要认真严肃地对待患者的处方，要字迹工整方便辨认。但临床中总免不了有的学生出现马虎的时候，记得有一次抄方的是一位新来的同学，写字速度不是很快，需要誊抄的处方堆积起来，他为了赶速度，于是就草草地把没有仔细校对的处方给了患者，让其去药房抓药。过了一会，中药房药师上来询问某患者今天的处方中薄荷的用量确定是 60g 吗？那位抄方的同学觉得很诧异，急忙翻看范永升手写的该患者的处方，发现薄荷的用量是 6g，就跟中药房纠正了剂量。抄方的同学当时就有点吓坏了，脸蹭的红了起来。范永升在一旁听了此事，马上与药师解释了一下，也没有立即责怪同学，反而安慰了他。当天门诊结束后，范永升特意把所有跟诊的学生留了下来，他依旧没有责怪犯错的学生，只是较为严肃地跟我们强调："中医治病的药味、药量的些许差别可能就会影响治疗效果；若是毒性药物，剂量的多少甚至会影响患者的生命，因此，无论何时，我们都需要认真面对，尽量避免失误，尤其需要核对毒性药物的剂量和用法。所幸今天出错的药物并无毒性，也及时得到了纠正。某同学也不要太内疚，只希望大家在抄方或者自己开方的时候，一直要严谨认真。"一段时间后，在一次学生的学习会上，范永升专门讲了一件事：大概在 30 多年前，一位全国都很有名的医生，在诊治一位肾病患者时，用了十几克的制附子。以这位医生的经验，在汤剂中用十几克制附子是很安全的，但这位患者还是出现了中毒的情况。后来经过仔细检查，发现配药时发生失误，把制附子配成了生附子。患者后来经过治疗病情也得到恢复。这起医疗事故虽然不是医生的错，但这位医生说，经过这件事后，他用附子就再也不超过《药典》的用量了。这件事对当时在场的学生一定是印象深刻，在未来的职业生涯中都会引以为戒，以更加认真负责的态度对待每一位患者。

范永升就是这样一位温和而不失严厉的导师，给了我们无限的温暖和力量。

二、善良而不失原则

范永升还是一位善良的长者，"行不犯物谓之良"，他对待学生，对待患者，都心怀真诚和感恩。记得我们入学的时候，第一次见范永升，除了谆嘱学业上的任务，他特别提醒我们，如果生活上遇到什么困难，可以向他寻求帮助，师门是个大家庭，我们可以互帮互助，一起成长。这样的温暖，让我们新生无比感动，每一位范永升的学生，无论是在读生还是毕业生，都对范永升的善良品格赞不绝口。比如多年前的一位范永升硕士研究生，在读期间患了肝病，范永升不仅帮助联系医院，还为其解决了单独住宿的难题。还有一位多年前的学生，就读期间家庭生活困难，孩子又得了重病，急需救治，范永升不仅解囊相助，还发动同学、老师捐款，帮助这位学生渡过了难关，完成了学业。对待学生如此，对待患者亦是如此。范永升门诊患者很多，一上午下来，往往都没有时间喝口水，护士长有时还专门提醒他喝水。范永升总是非常耐心地对待每一位患者，有时候患者之间因为叫号先后的问题发生争执，范永升会耐心安抚患者；有的患者因患病日久，就诊时情绪紧张焦虑，范永升对这些患者总要花费更多的时间，将病情和预后及一些注意事项用通俗易懂的话给患者解释，不仅从药物上体现疏肝解郁，更从言语上予以疏肝调节。绝大部分时候，范永升的专家号是一号难求，患者挂不到号，只能在门诊时临时加号。一般只要时间允许，范永升肯定会给这些患者加号看诊，但有时时间不允许，他会推迟自己吃饭的时间给孕妇或者外地来的患者加号，同时允诺另外没挂到号的患者下次优先加号。范永升就是这样一位长者，总是处处照顾到大家，举手投足，无一不透露着善良温润的魅力。善良，是一种美德，它可以治愈我们受伤的心灵，呵护他人脆弱的心灵，就像初春的细雨，悄悄滋润他人的心田，不仅治愈患者的心理创伤，而且对疾病的康复也大有裨益。

范永升善良温和，但同时也非常有原则，作风严谨。在一次学习例会上，范永升聊起他的一件有关"时间观念"的事情。那是 1988 年 10 月，范永升到日本留学的第一天，导师邀请他参加教研室晚上 6 点的读书会，范永升出于礼貌想穿得正式一点，于是就打了领带，等他穿戴整齐，开会时间眼看就要到了。又由于刚到学校，不熟悉环境，还走错了路，结果等他赶到教研室的时候，已经迟到了两三分钟。虽然导师表示理解，没有责怪他，但他还是觉得非常抱歉。有过这次经历，范永升十分重视时间观念，以后不管是开会，还是与人会面，他都会准时到达，这个习惯他一直坚持到现在。范永升说，遵守时间看起来是一件小事，但小事情却能体现大问题，是工作作风的体现，是讲信用的反映。在领导岗位上几十年，范永升也非常重视时间观念，他曾说过，在其任校长期间，多次抓过开会纪律，要求老师以身作则，为人师表。对于学生，他也非常重视学习会的制度，要求大家衣着整齐，遵守请假制度。范永升就是这样坚守原则的长者，安其位，负其责。在他卸任校长的时候，曾经的领导和下属都对他纷纷称赞。卸任后，大家也对范永升非常尊敬，这是他几十年如一日坚守原则的美好回馈。

范永升行善而有原则，事事处处都给我们树立了学习的榜样，让我们受益匪浅。

三、恭敬而不失和蔼

范永升待人诚恳，态度和蔼，在患者中有口皆碑。有一次，一个患者在就诊时与范永升闲聊，她说："范医师，我看你有很多称呼，同事叫你范校长，学生叫你范教授，还有人叫你范永升，患者的称呼可能就更多了，范医师、范教授、范校长、范主任，叫什么的都有，我现在也搞糊涂了，不知道叫什么好。"我们听后觉得这个患者观察仔细，确实是这种情况，大概一半的患者叫"范医师"，一半的患者跟着学生叫"范教授"，只有极个别的叫

"范主任""范永升"或"范大夫"。范永升说："您说的都对，在学校里，有叫我范校长、范教授的，我带的这几十个学生都叫我范教授，您叫我范永升、范医师都可以。"大部分老患者都知道范永升忙，所以问诊时大都言简意赅。但只要患者有问题，范永升都耐心解答。在空闲的时候，患者都可与范永升闲谈，可见他在患者心中是平易近人的。范永升是浙江金华人，在杭州读的大学，之后一直生活在杭州。作为一个地道的南方人，一般是不太会使用"您"这样的尊称，尤其在日常的对话中，很少用。但范永升非常注意，在和患者的交流中称呼"您"，在比较正式的场合，范永升与学生交流时也都称"您"，这就给我们一种非常被重视的感觉。2014年中国中央电视台春节联欢晚会上，有一名歌手创作了一首名为《群发的我不回》的歌曲，开学后的一次学生学习交流会上，范永升还专门给大家讲了编辑短信、微信的注意事项，总结起来就是"有头有尾，简洁明了"，即有称谓、有署名，要讲的事简洁明了，范永升还笑称："无头无尾的短信我不回！"称呼虽是小事，但能反映出一个人的思想作风和道德修养，范永升在以身作则的同时，严格要求学生，点滴之处显真情。他对人，尤其是对下级客气的态度，值得我辈学习。

范永升重视每一个患者，有些患者由于病情稳定，又在外地，中药停服多年，当再次就诊时，范永升多能记得该患者原先的病情，有时还能记起一些细节，如患者亲属的一些情况，使患者大为感动。他对学生也是，很多点点滴滴都记在心上，老家是哪里的，家里有几口人，兴趣爱好是什么。这几年，范永升出版了几本著作，书出版后，他购买了一些，根据每个研究生的不同特点题词，分别寄给他们，有些学生还在国外，收到后可以想象是满满的感动。范永升如果去国外讲学，回来时会带一些礼物给在校的研究生，最多的就是巧克力，含在嘴里，让学生感到老师甜甜的关爱。

范永升在忙于自己工作的同时，对于学生的培养也不放松，他坚持抽时间参加每周的学生读书会，学生的小讲座有时过于浅显，没有起到应有的效果，有时主题不突出，有时准备不充分，范永升的点评主要还是以鼓励为主，简短地指出存在的问题，这样可以让被批评者更加容易接受，而不打击其信心。在学术交流、项目评审等会议中，范永升也是以客观评价，提出建设性的意见为主。讲话是一门艺术，不同的人有不同的交流方式，范永升与人交流总是站在对方的角度上考虑，提出的意见更容易被人接受，也让我们感受到了范永升和蔼可亲的一面。

"和从不逆谓之恭"，对领导、对上级恭敬大部分人都能做到；范永升对同事、对下级、对患者，甚至对学生也很客气，这是一般人很难做到的。范永升在不同场合多次说过，他一直秉承一个"诚"和一个"勤"字，"诚"是对人，"勤"是对己。1993 年他就担任浙江中医学院（现浙江中医药大学）的副院长，是当时全国中医药院校最年轻的校领导，虽然他担任领导干部多年，但始终待人诚恳。

四、俭朴而不失慷慨

"去奢从约谓之俭"，范永升的几件西装都穿了十多年；在食堂吃饭，一荤一素一汤；在门诊、在办公室常常喝的就是白开水。范永升很少喝茶，也不饮酒，在一些会议的聚餐，出于礼貌，他只是在敬酒的时候抿一小口，做做样子。

自己的研究生及学校的学生有困难时，范永升总是慷慨相助。20 世纪 90 年代，他的一名硕士研究生就读期间家庭生活困难，孩子又得了重病，急需救治，范永升不仅解囊相助，还发动同学、教师捐款，帮助他渡过难关，完成学业。2016 年 3 月学校的一名中医内科硕士研究生脑血管破裂，住院抢救，需要巨额手术费，在朋友圈中得知情况后，他第一时间通过所在学院为其捐款 2000 元，使其感受到师生的深情与学校大家庭的温暖。这样的例子举不胜举，在学校的公告中，在同事的朋友圈中，在大家的口中得知有困难需要帮助的人，范永升总是会伸出援手，慷慨解囊。

五、谦让而不失严谨

范永升是浙江中医药大学第一批硕士研究生，也是 1978 年全国首批中医硕士研究生，导师有徐荣斋、何任等全国知名的专家；在工作过程中，他跟随多位名医大家学习。20 世纪 80 年代末，他又到日本国立佐贺医科大学系统学习了现代风湿病的专业知识和临床诊疗方法，回国后就开设了浙江省首个中医风湿病门诊，因为临床疗效好，总是患者盈门。在学术上尤其是风湿病的诊疗中他提出很多创新的治疗理念与方法，例如提出解毒祛瘀滋阴法治疗系统性红斑狼疮，提高了系统性红斑狼疮的临床疗效。他曾先后获得国家科学技术进步奖二等奖、国家级教学成果奖二等奖，担任了中国中西医结合学会风湿类疾病专业委员会主任委员，在风湿病行业颇有影响。但他在 2021 年浙江省申报国医大师时，却主动向组织上建议，把省内另一位年资更高的专家排在第一位，体现了他的谦虚与大度。他常说，面对困难要勇于担当，当仁不让；而面对荣誉，就应该抱着孟子说的"辞让之心"的态度。

范永升对自己的要求很高，尤其在学术上，精益求精，绝不迁就。书稿、标书、论文、学位论文的审阅，PPT 的修改，范永升都要亲力亲为，不放过任何一个标点符号，有时修改的内容或者新增加的内容比原来的还多。写中医论文或者做讲座大都要引经据典，而中医典籍汗牛充栋，学生在写毕业论文时所引用的一些古文大都是二次引用，范永升凭借着他扎实的功底和严谨的作风，能够发现很多问题。例如有一位研究生在毕业论文中引用《兰室秘藏》中一个关于龙胆泻肝汤的医案，由于是二次引用，中间少了一些内容，于是他翻阅原文，补齐了缺失的内容。这样的例子不胜枚举，可见范永升严谨的治学态度。

第三节　精神追求

一、教学研究，孜孜不倦

1.《金匮》研究，呕心沥血

从 2003 年开始至 2021 年，范永升先后主编全国中医药行业高等教育"十五""十三五""十四五"规划教材《金匮要略》；负责的《金匮要略》课程先后获批国家级精品课程、国家级一流线下课程；并在 2021 年当选教育部高等学校教学指导委员会中医核心课程《金匮要略》理事长。在巨大成就的背后，离不开范永升数十年如一日的艰辛付出。

1977 年夏天，范永升从浙江中医学院（现浙江中医药大学）中医专业毕业后留校工作，不久学校安排他到科研处担任何任教授的学术秘书工作。1985 年，何任教授承担了卫生部（现国家卫生健康委员会）中医司下达的中医古籍整理工作——"金匮要略校注"的任务。为此，何任教授挑选了几位学术水平较高的中青年骨干教师，主要由何任、范永升、连建伟、汤金土、冯鹤鸣、俞景茂、高越敏、黄英俊等 8 人组成项目研究组，并进行了分工。项目历时 4 年，克服了重重困难。2021 年，在给 2018 级中医学八年制何任班的学生上课的时候，范永升回忆起这段往事。当年何任教授派范永升到北京大学图书馆、中国中医科学院图书馆等处复印 1340 年元代仿宋刻本《新编金匮方论》、明万历二十七年赵开美《仲景全书·金匮要略方论》等古本。那个年代，交通不像现在发达，去一趟北京相当不容易，每一次去都要花费一天一夜的时间在火车上，再辗转换车才能到目的地。功夫不负有心人，1990 年《金匮要略校注》由人民卫生出版社正式出版，获得业内广泛好评，1992 年该项目又获国家中医药管理局科技进步二等奖。

在此之后，范永升又开展了多项《金匮要略》相关的研究工作。2019 年11 月，他在北京中医药大学为教育部全国高等学校中医经典师资研修班第三期《金匮要略》班授课的时候，提到在他还是青年教师的时候编写《金匮文摘》的一段经历。为了避免稿纸被吹乱，即使在炎炎夏日，仍将自己关在教研室内，既不开门窗，也不用电风扇，汗流浃背，奋战多日，终于把分类工作做好。编成后得到了南京中医药大学孟景春等老一辈专家的充分肯定。范永升始终强调："一位教师的教学工作也一样，坚持方有成果。"作为一位合格的教师，必须具备滴水穿石之心，方能成授业解惑之师。

范永升主编《金匮要略》教材，从提升学生临床辨治能力的角度，首创"辨治要领"栏目，突出张仲景临床诊治杂病的思维与规律。该栏目将原文中张仲景诊治疾病的思路、方法、规律及其要领，从理论的高度加以提炼，既深入浅出地反映了本教材的重点，又能有效地引导学生掌握张仲景辨治疾病时的思维方法及其要领，从而有助于培养学生的临床思维能力与诊治疾病的能力，促使其更好地适应临床工作需要。例如：百合病虽症状复杂，但有"口苦，小便赤，脉微数"，提示临床辨证当抓主症；风湿病表阳虚"不呕不渴"是张仲景排除诊断法；白术附子汤服药后的反应系告诫医者应注意将息，并做好医患沟通，以促进疗效的提升。2020年8月，范永升受北京中医药大学的邀约，要做一次"《金匮要略》疾病辨治思维撷英"主题的讲座。讲座前夕，他嘱咐几位学生汇总整理全书的"辨治要领"栏目。他回忆起往昔做这方面研究的场景，感慨现在有了先进的电脑技术，给理论整理带来了很大的便捷，而当年的整理工作全写在一张张纸上，费时且费力。

2021年，范永升再次当选为全国中医药行业高等教育"十四五"规划教材主编。从修编原则的确立，到最终纸质书稿的定稿，每一个环节范永升都亲力亲为。他提出了"融入思政元素、突出三基五性、接轨国考规培、加强临床思维、纠偏勘误提质"的修编总体要求，并对每一个阶段的副主编、编委分工，进度要求等具体工作都做了细致的规划。在范永升的带领下，教材修编工作有序开展，受到了参编教师的一致好评。由于修编工作时间紧张，范永升常常加班到深夜，还在思考教材的修编工作。在收到编委的修编稿后，范永升更是放弃休息的时间，利用2021年的三天清明小长假，组织团队加班加点在学校集体审稿，几乎每天都要讨论到晚上10点半。集体审稿结束后，范永升更是花费大量时间，查找资料，逐字逐句地检查修编后的稿件。如在"十三五"教材《金匮要略·痉湿暍病脉证》中的第14条曰："太阳病，关节疼痛而烦，脉沉而细一作缓者，此名湿痹。"范永升经过反复检查书稿后发现，此处的"者"应是"脉沉而细"的承接，在字体上应当保持一样大小，故在"十四五"教材中做了改正。又如在"十三五"教材"绪言"中治疗"胸满，胁下逆抢心"的栝楼薤白桂枝汤，范永升细心地发现了错误，将其更正为"枳实薤白桂枝汤"。这样的例子还有很多，可以说，每一处文句的修改，每一个标点的背后，都倾注了范永升大量的心血。

2. 教书育人，精益求精

范永升对教学的兢兢业业还体现在了一桩桩的事情上。2020 年年初，受到"新冠疫情"的影响，浙江中医药大学也紧急部署了线上教学的工作安排，全体师生不返校，居家办公学习。这一个学期，范永升要为 2017 级何任班的同学上《金匮要略》。考虑到范永升已经有一套国家级共享课可以直接使用，而且在家录制网络课也有诸多不便，教研室的老师联系范永升，建议他可以直接使用已有的精品课资源授课。但范永升考虑到国家级精品课程拍摄时间比较久，另外，也有很多新的研究进展想要和同学们分享，毅然决定返回学校录制新的网课教学素材；并且在智慧教室中，一刻也不休息地录制了 3 个学时的内容，在场的电教中心的老师们都心生敬意。范永升对课件始终保持严谨的态度，确保课件中的内容正确、规范。有一次课前 2 个小时，教研室老师接到了范永升的电话，希望再次查阅一下相关资料，以确保"雄黄"的化学分子式正确。每一次的课前备课，范永升都是以极其认真的态度去准备，旨在把正确的知识传递给每一位学生。

2021 年年初，范永升给 2018 级中医学八年制何任班的同学讲授《金匮要略》。范永升原先有一套讲课课件，但是每一个学期给新的一批学生讲课时，他总是要增加一些新的素材以进一步充实课件的内容。每次调整课件内容时，范永升都会把准备好的材料写到一张张空白的 A4 纸上，把内容分割成一页页 PPT，编好序号，然后由学生录入电脑制作成 PPT 的形式。每一次，学生收到的 A4 纸上都是排版整齐，字迹清晰。殊不知在这背后，是范永升对内容一遍一遍思考和整理之后，才呈现出来的样子。等学生整理好 PPT 后，范永升还会再校对一遍。有几次，打字的学生不够仔细，总是遗漏内容或者打出错别字。范永升发现后总是耐心地告诉学生，有哪些地方需要再做些修改，范永升的细心与严谨，深深地感染了身边的每一位学生。又有几次，学生发现老师的手稿中可能有些引用或有些标点需要调整，在和范永升交流后，总能得到老师肯定的答复。在知识面前，范永升历来保持谦虚严谨、精益求精的态度。

二、临床摸索，心系患者

范永升门诊患者特别多，除了风湿免疫性疾病外，一些疑难杂症的患者也慕名而来，另外，风湿免疫性疾病的临床表现又极为复杂，如系统性红斑狼疮全身各个系统和器官都可以累及，因此，症状表现纷繁复杂。但是，在范永升的门诊，有一个奇怪的现象，往往患者还没开口，范永升就主动地问起"某，关节痛好点了没""某，还有新发的皮疹没有"。每每这时，患者总会露出疑惑又惊喜的神情，"范医生，您记性太好了""范教授，您还记得我呐"。这份好记性得益于范永升对每一位患者都十分用心。

范永升中医理论功底深厚，勤于学习与探索，重视传承与创新，诊疗技术精益求精，擅长治疗各种风湿免疫性疾病，尤其对结缔组织病的中医诊治有高深的造诣，包括系统性红斑狼疮、类风湿关节炎、干燥综合征、硬皮病、多发性肌炎、白塞病、系统性血管炎等疾病。

除了医术精湛，范永升对待患者也很亲切，与老患者见面如同老朋友一般。对患者的困难，也是有求必应，耐心解答，从不打断患者。遇到家庭条件困难的患者，范永升还会主动减免挂号费，减轻患者的经济负担。周三上午范永升在浙江中医药大学滨江门诊部出诊，会有许多学校的学生慕名而来。每次遇到本校的学生就诊，范永升会特意关照弟子，把专家号改为普通号，最大限度地减轻学生的经济压力。

"范医生对患者态度好！医术好！就是神医华佗再世！我十年前得了风湿病，看了好多地方，都看不好，后来有幸碰到范医生吃了几个月药就好了。可能是我看好后没注意保养，最近又发病了，类风湿因子偏高，刚吃了1个月，去验过血，指标下降了不少。能遇到范医生看病，是患者最大的福气。""我2003年被确诊为系统性红斑狼疮，一直都在范医生这里就诊，十几年从未间断过，病情稳定，能正常工作生活学习，范医生医德高尚，医技高明，非常感谢！""一次偶然的机会，知道了范医生是这方面的专家，感觉他就是上天派来我身边的天使啊！每次见到他，内心都会充满希望。范医生很和善，话不多，但只要问了他都会耐心解答，他的学生也都非常友好。""中药喝了1个月，感觉很好，接着第二次就诊继续喝28天，现在已喝了中药23天，本人感觉良好，近期胸闷好多了，基本上没有胸闷感觉，谢谢范医生妙手回春！""非常感谢范医生，及时诊断，明确病理症状，让我重新找回希望和信心。每次看病都很仔细，是我遇到的最好的一个大夫。"以上这些都是患者在好大夫网站上对范永升的留言，留言很多，字里行间无不透露出对他高尚的医德、精湛的医术和温馨的服务的钦佩与感恩。这就是范永升在患者群体中的口碑。

与此同时，患者来就诊时，也会把喜悦第一时间分享给范永升。范永升的门诊系统性红斑狼疮的患者特别多，特别是年轻的女性，不少都深受疾病和用药的困扰，迟迟没有组建家庭或者怀孕生子。在看病的过程中，流露出痛苦的神情。这一切，范永升都看在眼里，在处方用药的同时，还不忘给患者积极的鼓励。几年下来，跟诊的弟子总能见到这些患者兴高采烈地来门诊和范永升分享，"范医生，我结婚啦！""范医生，我生宝宝啦，您看，是刚刚满月的照片！"每每这时，范永升的脸上也会浮现出幸福的笑容，由衷地为患者感到高兴。

三、言传身教，关爱晚辈

1. 桃李满门，和蔼可亲

范永升任教以来，培养了近百名硕士研究生、博士研究生，为他们的成长成才倾注了大量的心血。每一位学生撰写的论文，从平时发表的论文，到毕业论文，范永升都是亲自修改，逐字逐句地亲笔修改。有一位学生回忆，2018年3月的某一天傍晚6点钟左右，已经回到家中准备吃饭的时候，接到了范永升的电话，说论文已经修改好，可以取回了。当时他就感到特别不好意思，都已经是下班时间了，自己早就回家休息了，而老师还在为自己的论文而加班工作。第二天周六，范永升门诊结束后，又把修改意见向这位学生仔细地交代了一遍。整本论文上从语句的通顺到标点的使用，每一处都有老师亲笔的修改痕迹，他看完特别的感动。

范永升还特别注重对学生思想品德的熏陶，经常在师门的组会上教导学生，在校园的学习、生活中，周围的人可能会以"范永升的学生"这个角度，用更高的要求去看待你，希望学生们要保持低调的行事作风。学生们也是把老师的话都放在心底，不论今后处在哪一个工作岗位，都力求做到谦虚谨慎，低调做事。

范永升尤其关心学生的生活。不少规培的学生住在市区医院附近，范永升总是关心地询问，坐地铁还是公交过来学校，路上要多久时间，并不忘叮嘱学生注意路途安全。学术型的研究生经常在校做实验到深夜，范永升也经常在组会上强调安全问题，特别叮嘱女同学尽量结伴回宿舍。又如许多学生是从外省考到浙江，门诊结束一起吃饭的时候，范永升经常关心她们来到杭州饮食方面是否习惯。有的同学在研究生期间学习压力比较大，心情低落，甚至产生了厌学退学的想法。范永升了解情况以后，总是想方设法地找学生聊天，积极地帮助她们想办法解决，排遣学生的不良情绪。

2015年，范永升的学生们自发组织为范永升庆祝60岁生日。庆祝会的第一个环节，由范永升介绍在场的学生。尽管有的学生已经毕业数十年了，但是范永升依然清晰地叫出每位学生的名字，老家在哪里，现在在哪里工作，大约是哪一年的硕士研究生还是博士研究生，读书期间发生了哪些趣事。在场的每一位学生都非常感动，感动于老师对大家默默地关心与爱护。

范永升虽然公务繁忙，但是对学生的点滴进步都是看在眼里，喜在眉梢。在浙江中医药大学附属第二医院黄继勇教授创建的"范永升学生群"的微信群里，经常看见范永升向大家传递一件又一件关于学生的喜讯。有学生参加比赛时，范永升还会在群里帮忙号召其他同门踊跃投票。对于一位老师而言，没有什么比看见学生进步更值得高兴的事情了。

2. 关怀晚辈，如沐春风

由于工作的关系，范永升经常会和教研室的年轻老师们一起工作。范永升从不以领导的姿态自居，更像是一位亲切的长辈。

2019年，正值基础医学院院庆，教研室邀请范永升一起拍摄集体照。在中医药文化碑廊拍完照片后，范永升带领大家边走边讲解碑廊建设的经过，以及他的题词背后的考虑。有一回，教研室的老师们在食堂吃饭时遇到范永升，闲聊讲起教研室最近在申报《伤寒论》《温病学》的省一流课程。但是，大家对课程的历史都不太清楚，去档案馆查询也并没有查到太多的资料。范永升得知之后，详细地把伤寒、温病课程的历史和任课老师都介绍了一遍，临走时还约定时间再和老师们详细交流。老师们都说，范永升一点也没有架子，每一次总是亲切地和大家交流。

2021 年，教研室林树元、司鹏飞、赵婷、王磊四位年轻老师与范永升一起参与了《健康脊梁》的编写工作。据林树元老师回忆，当他把编写好的书稿发给范永升后，过了几天，接到了范永升的电话，把他的思考和修改意见仔细地交代了一遍。林树元老师和其他几位老师聊天时说，其实不需要和他解释怎么改，但是范永升还是很耐心地把他的想法交流了一下，不禁感叹"范永升为人处事给人如沐春风的感觉"。这样的例子还有很多，范永升工作敬业，待人诚恳，深深地影响着后辈。

四、工作高效，惜时如金

学生们回忆，他们印象里的范永升节奏总是特别快，吃饭快，走路也快，工作排得满满的，效率特别高。这也和范永升惜时如金，善于做好时间规划的品质息息相关。

范永升手边的一本工作日志，每一天的每一个格子都是写得满满当当，规划得清清楚楚，忙中有序。每一年年末，范永升也会把学校新印制的工作日志本子送给在学校已经参加工作的几位学生，把这份珍惜时间，合理规划的情感传递给每一位学生。

每周一的晚上，是范永升课题组的学习会时间，每逢学期初的第一次学习会，都有固定的主题，那就是"合理规划研究生生涯"。范永升总是语重心长地叮嘱每一位研究生，三年的学习时间是很短暂的，稍不留意就一晃而过了，不管身处于哪一个年级，都要思考自己应当要做的事情。一年级的同学要尽早适应研究生学习，思考接下来三年的研究方向；二年级的同学要抓紧时间完成研究，把毕业该发的论文及早投出去；三年级的同学面临毕业，也要尽早为毕业论文、找工作这些事情做好准备。每个人的任务虽然不同，但是提早规划好自己的事情是共同的。

在学习会上，范永升也会和学生们分享他学生时代的学习经历，勉励大家珍惜时间，在有限的时间里不断地充实自己。1988年至1990年期间，范永升由国家公派至日本国立佐贺医科大学胶原病研究室留学。在留学期间，范永升养成了时间观念很强的习惯。回国以后，范永升更是把这份对时间的珍视渗透到他生活的点点滴滴。2018年年底，国家重点研发计划"上火"的机制与防治研究项目即将结题，范永升带领团队成员前往北京参加答辩。团队成员回忆，即使在高铁嘈杂的环境中，范永升也会利用短暂的时间思考答辩的细节，并和大家一起商讨PPT有哪些地方还可以再改进。2019年3月，范永升带领团队成员前往北京，参加中华中医药学会团体标准立项申请答辩。由于有其他工作安排，范永升一早先抵达会议所在酒店。等其他成员下午到达的时候，范永升依然没有休息，而是在酒店一遍又一遍地准备报告材料。这样的例子数不胜数。

同样，范永升的守时也体现在平时的讲座、讲课等工作中。范永升总是教导学生，对待每一次的讲课都要把握好时间，而对时间的把握，离不开反复的训练。范永升对于自己也始终严苛要求，在每一次的讲座或者讲课之前，都会用手机设置好倒计时，并根据时间情况随时调整讲课节奏。2019年年底，范永升带领团队申报国家级一流线下课程《金匮要略》，按要求需要录制10分钟的说课视频。在现场，范永升也是叮嘱学生帮助设置好10分钟的倒计时，并放置在摄像机上方提示。果然，在计时器铃响之前的几秒钟，范永升完成了说课的内容。在场的几位教研室的老师都不由惊叹范永升对时间把握的精确程度，其实这和范永升日复一日地刻苦练习，谨守时间的精神息息相关。

第二章 临床思维与学术成就

第一节 临床思维

一、立足经典，守正出新提高风湿病疗效

范永升重视经典的传承与创新，并将其融汇于临床实践，其为人、为学、为医均体现"大医精诚"的精神，坚持临床、教学、科研的紧密结合；范永升熟读经典，斟古论今，贯通诸家，上自《黄帝内经》《难经》《金匮要略》《伤寒论》，下至明清大家及近现代名家之著述，均有涉猎，尤其围绕《金匮要略》所做的工作更多，成果也更为丰硕。从20世纪80年代中期开始，在他的牵头之下，将已发表在期刊上有关研究《金匮要略》的论文，写成摘要，分门别类，先后编撰并出版了《金匮文摘》和《金匮要略现代研究文摘》，为《金匮要略》的教学、医疗、科研提供方便。之后又先后主编了国家中医药行业自学考试、成人教育和全日制第七、八、九、十、十一版《金匮要略》教材。在《金匮要略》教材条文下专列"辨治要领与思路"栏目，阐析张仲景对杂病的辨治要领与思路，促进学生对临床辨证施治思维与能力的掌握。其主编的《金匮要略》先后被教育部评为精品课程、精品资源共享课。2009年由范永升牵头主持的"中医经典课程继承与创新体系的构建与应用"项目，获国家级教学成果奖二等奖。范永升重视临床经典的教学与临床科研相结合，在浙江中医药大学附属第二医院开设风湿科病房，将临

床经典的理法方药应用于风湿免疫性疾病等难治病的诊治，不断提高临床
疗效。

范永升对经典的认识和阐述源于临床，同时又利用经典开辟新的诊治路
径反哺于临床。张仲景的《伤寒论》针对外感病创立了六经辨治方法，《金
匮要略》则针对内伤杂病建立了脏腑经络辨治方法，而叶天士《外感温热
篇》、吴鞠通《温病条辨》则分别提出了卫气营血和三焦辨治温热病的方法。
这些临床经典共同构成了中医外感病和内伤杂病的辨证施治理论体系，直到
今天对临床疾病的诊断、治疗、康复、预防等方面依然发挥着重要的作用。
因此，我们今天在临床上仍需要运用中医古籍经典的理论、方法、手段、方
药等来诊治和预防疾病。更值得重视的是，我们要从临床经典中探求难治性
疾病的治疗手段与方法。屠呦呦研究员能够成功从中药青蒿中提取青蒿素用
于治疗疟疾，也是得益于葛洪《肘后方》的启发。王辰院士将《伤寒论》麻
杏石甘汤合《温病条辨》银翘散的加减方用于治疗新型 H1N1 流感，获得与
达菲相当的疗效。其论文发表在 2011 年国际医学界著名杂志《内科学年鉴》
上。这既体现了用临床经典方可治疗新发传染病，又反映了经典方剂间的协
同效果。目前临床上出现的新发传染病、恶性肿瘤、代谢性疾病及免疫功能
失调引起的系统性红斑狼疮（systemic lupus erythematosus，SLE）、类风湿关
节炎（rheumatoid arthritis，RA）等难治病，大多病因复杂、病程长、症状
繁多，缺乏行之有效的治疗方法。《伤寒论》《金匮要略》《外感温热篇》《温
病条辨》中诊治疾病的思路与规律及这些经典著作对某些难治病类似病状与
治疗的论述，都为我们寻求有效的治疗手段和方法提供了借鉴与参考。西医
学常见的风湿病包含 SLE、RA、皮肌炎、干燥综合征（sjögren's syndrome，
SS）、白塞病、硬皮病等病症。中医也有"风湿病"的病名，源于《金匮
要略·痉湿暍病脉证第二》，曰"病者一身尽疼，发热，日晡所剧者，名风
湿"。就风湿病而言，既与《金匮要略》中的湿病、历节病、血痹等极为相
似，又与《伤寒论》《外感温热篇》等有密切关系。譬如，硬皮病患者出现
的雷诺病与《伤寒论》厥阴病篇用当归四逆汤治疗手足厥寒、脉细微欲绝的
血虚寒厥证非常接近；SLE 表现出面部红斑、皮疹、口腔溃疡也与《金匮

要略》的阴阳毒、《外感温热篇》的血热发斑非常吻合。可见，《金匮要略》《伤寒论》《外感温热篇》等临床经典与风湿病有着千丝万缕的联系，只要深入探究，一定能够开辟风湿病诊治新路径。

1990 年从日本国立佐贺医科大学留学归国后，范永升开始主攻风湿免疫性疾病的中医临床、科研与教学。那时，中医界对 SLE 大多采用清热解毒等单一方证治法为主，疗效并不是很理想。范永升在整理研究《金匮要略》《外感温热篇》等中医经典著作时发现，其中"阴阳毒""温毒发斑"的论述与 SLE 的症状十分相似。于是，他从经典中得到启发，并结合临床实际，进行了深入系统的研究。首先，SLE 患者除表现高热、红斑、口腔溃疡等热毒症状外，所出现的红斑、皮疹及血液流变学指标中存在浓、黏、凝聚状态和微循环障碍等均与血瘀有关；其次，患者多有遗传倾向，并伴有脱发、月经不调等症，与肾虚阴亏直接相关。对此，范永升在国内率先提出热毒、血瘀、阴虚是 SLE 的基本病机，提出了解毒祛瘀滋阴的基本治法，将经方"升麻鳖甲汤"与"犀角地黄汤"相结合，创立了解毒祛瘀滋阴的基本方，即解毒祛瘀滋阴方，这对提高临床疗效有重要的指导作用。并根据这一治法，范永升带领团队在临床上反复探索，构建了辨病与辨证相结合，中西医药相互协同，以解毒祛瘀滋阴方为基础，针对不同证候、症状、指标进行药物化裁的 SLE 临床治疗方案，该方案采用多中心、随机、双盲、双模拟、安慰剂对照临床研究，并通过浙江大学医学院附属第二医院、中国中医科学院广安门医院、南方医科大学南方医院等 22 家医院进行了推广应用，共计治疗 SLE 患者 3 万余人次。结果表明，该方案既能提高疗效，还能减轻糖皮质激素（glucocorticoid，GC）的不良反应，提高患者生活质量，获得了良好的社会效益。该方案的主要内容，经专家评审，被确定为国家中医药管理局治疗轻型 SLE 临床路径，成为国家中医药行业临床路径标准。此外，在临床研究的基础上，还对解毒祛瘀滋阴方从内分泌、免疫、GC 受体等方面做了疗效机制研究，2011 年由范永升主持的"从毒瘀虚治疗 SLE 的增效减毒方案构建与应用"项目获得了国家科学技术进步奖二等奖。这就是范永升融经典于临床，守正出新提高风湿病疗效的临床思维方式典型而又深刻的实例。

二、迎难而上，为风湿病诊治贡献对策

范永升为首届全国名中医、全国老中医药专家学术经验继承工作指导老师，从 20 世纪 80 年代起一直致力于中医药防治风湿免疫性疾病的临床、教学、科研工作，并取得了丰硕成果。如何发挥中医药治疗风湿免疫性疾病的优势，使中西医有机结合，相得益彰，是他毕生为之奋斗和前行的目标。针对临床上中医药治疗风湿病的难点和问题，他几十年如一日，坚持从临床中来，到临床中去，经过长期探索、实践与沉淀，逐步形成了其独特的思维方式和学术思想体系。

范永升根据临床现状和切身体会，总结出中医药治疗风湿病具有下列特点。一是辨病与辨证相结合为主的论治方式，即先按西医学标准诊断疾病，再根据患者不同阶段、不同症状，辨别证型，针对证候而治。临床上有些医生以基本方为主，灵活化裁施治，其实也体现了辨证论治的思想。二是多种手段并用的综合疗法，临床上针对关节肌肉疼痛等症，采用针药并行，内服与外治同用，或汤药与中成药交替使用，均为了适合病情、提高疗效的需要。三是中西医药并用，风湿病目前临床上普遍使用 GC、免疫抑制剂等。这些药物大多起效快、易于控制病情，但长期使用易引起高血糖、库欣综合征、骨质疏松、感染等不良反应或并发症，而加用中药治疗，可减少其不良反应，并能在一定程度上提高临床疗效。另外，在风湿病临床诊疗研究方面，目前已取得一定的成效。一是治疗风湿病的中药新药不断涌现，如昆仙胶囊、正清风痛宁、复方雷公藤片、益肾蠲痹丸、尪痹颗粒（片）、风湿祛痛胶囊、寒湿痹片等，为临床应用提供了多种选择。二是制定了部分病证的临床诊疗路径与指南，如国家中医药管理局先后组织全国风湿病专病研究组制定了轻型 SLE 等病的临床诊疗路径，中华中医药学会组织风湿病分会制定了 RA 病证结合诊疗指南。这些路径、指南的出台为临床规范诊疗提供了依据，发挥了较好的作用。但是综合起来，我们还应该清醒地看到风湿病的中医临床治疗及其研究还存在不少问题，这主要体现在：一是缺乏有效中

医治法的深入挖掘，二是缺乏系统优化的诊治方案，三是缺乏中西医治疗的有机协同，四是缺乏完整而科学的疗效评价标准，五是缺乏系统的疗效机制阐明。

为此，范永升认为应该相应开展下列五方面工作。一是深入从古籍、民间疗法中挖掘整理有效的风湿病中医治疗的方药与手段，这是继承与发展中医的重要途径。"草药一剂，气死名医""高手在民间"，这些说法值得重视。二是系统梳理现有风湿病的治疗方法，以病种为单位，采用临床验证的方法进行优化，将优化后有疗效的治疗方法进行推广。三是研究制订中西医有机协同的治疗方案，避免目前临床上中西医药简单地叠加并用，真正达到中西医有机协同、取长补短，制订出疗效好、不良反应小的治疗方案。譬如，SLE 不同阶段、不同证型的 GC 与中药协同应用，SLE 妊娠前后的调经助孕与养血安胎，预防 SLE 缺血性骨坏死与益肾活血，这方面的深入研究，有机结合，必将为 SLE 患者增效减毒带来福音。四是建立系统而科学的疗效评价标准，这样既能体现西医学的疗效指标，又能充分反映中医体力、情绪、证候等相关症状及体征的变化，更有利于中医治法、药物、方案的标准评价，为提高中医疗效打好基础。五是科学阐释中医治疗风湿病的机制，这既是推动中医学术的进步，又为推动中西医风湿病相互交流，推广中医治疗风湿病的方法提供支撑。这五方面相互联系，如能做好，将会使中医风湿病临床疗效得以进一步提高，并推动该学科快速发展。

三、立足全局，倡导中医多元发展

关于中医发展方式，智者见智，仁者见仁，争论从未停歇。尤其是西方医学传入我国之后，中医学界内部对此争论更为突出。譬如，在中医临床诊治疾病方面，有的强调以中医传统方法治病，有的主张中西医取长补短，用中西医结合方法解决疑难病症。在科学研究方面，有的强调中医的文献与临床经验总结研究，有的主张汲取现代科学知识和方法开展实验研究，有的坚持中药复方君臣佐使，有的突出中药的化学成分。在人才培养方面，有的主张传统的师承模式，有的强调院校教育的整体优势。凡此种种，不胜枚举。

这些争论，至今还不时地在工作中、会场里及报刊、网络上见到。其争论有的理性分析，和风细雨；也有的各执一词，非此即彼，措辞激烈。对此，我们应该从怎样的角度认识，应该采取怎样的态度，才更有利于中医事业的发展？这是值得分析和讨论的重要问题。

范永升审时度势，高瞻远瞩，站在中医发展的高度做出了科学的判断。他首次系统地从临床医疗、科学研究、人才培养、地域的不同需要等方面论述了中医多元发展的必要性，以期中医界人士凝聚共识，减少不必要的争论，集中精力，脚踏实地，勤奋工作，共同促进中医药事业的全面进步与发展。

范永升认为中医多元发展具有历史的必然性。中医是一门有着悠久历史的传统医学。在我国，与西医学共同构成医疗卫生主要体系。当前，中医既面临防病治病中社会选择中医或者西医的压力，又面临日新月异的现代科技发展所带来的冲击，还要面临全国各地乃至全球范围对中医不同需要的挑战。这些都应该采用中医学多元发展的理念和方法来应对。

其一，提高临床疗效需要多种方法和手段。中西医临床治病有不同的特点和优势，但也有不足和局限性。中医学重视整体观念、辨证施治，善于从整体分析问题，善于调动人体正气祛邪外出，善于根据疾病不同阶段的病理变化采取相应的治疗。中医学重视治未病，有一整套预防疾病、养生保健的理论和方法。中药一方面源于自然界，多采取复方使用方式，相对不良反应较少；另一方面中药含有多种成分，具有广谱性抗菌、抗病毒作用。因此，中医药在大规模传染病的防控，上呼吸道感染、腮腺炎、带状疱疹等病毒性疾病的治疗，慢性支气管炎、糖尿病、阿尔茨海默病等慢性病和老年病的治疗，月经不调、不孕症、更年期综合征等妇科疾病和腹泻、消化不良等脾胃病的治疗，急性腰扭伤、落枕、腰椎间盘突出、疲劳综合征等脊柱筋骨病的治疗，以及亚健康的预防和治疗等方面具有优势。因此，在防治这些疾病方面，我们要充分发挥传统中医治法的优势和特色，充分体现中医药简、便、廉、验的特点。

同时，我们在临床上还应清醒地看到，面对恶性肿瘤、冠心病等难治性疾病，单独使用中医药，疗效不佳或难以治愈的情况依然存在。对此，我们一方面要按照《灵枢·九针十二原》所讲"言不可治者，未得其术也"，进一步深入研究，从中医药中寻找有效治疗方法；另一方面，我们也应该注意到，西医学虽然存在化学药物不良反应多、过多关注疾病局部等问题，但它借助现代科技力量，总体上体现出诊断疾病明确、手术治疗起效快等特点和优势。因此，在现阶段临床上若能将中西医两套治疗方法取长补短，结合使用，无疑会起到提高疗效、减少不良反应、改善患者生存质量等作用。有人说"不管中药西药，能治好疾病的就是好药"，这是一种解决临床实际问题的观点。譬如在恶性肿瘤未转移前，具备手术切除指征的，先用手术治疗切除肿瘤，接下来可在辨证基础上服用扶正祛邪中药，既能防止恶性肿瘤扩散，又能保护正气，促进患者体力恢复。恶性肿瘤治疗中还有另一种情况，即患者需要手术或化疗，但患者处于白细胞低、体质差的状态，难以接受治疗。此时先采用中医扶正为主的方法治疗，待体力得到改善，再施以手术或化疗，这样可为患者争取到手术或化疗的机会。又如 SLE 需要长期使用 GC 治疗，结合中医的辨证施治，既能减少激素用量，减少其不良反应，又能在一定程度上保护其免疫功能。还有冠心病介入治疗后，容易发生缺血再灌注损伤，而结合中医的活血化瘀，就可减少缺血再灌注损伤的发生，有利于冠脉血流的改善。可见，面对不同的疾病，我们既可用传统的中医药方法治疗，又需要用中西医结合的治疗方法。

其二，科学研究需要多元探索。中医面临繁重的继承和发扬的历史重任，继承和发扬中医都离不开科学研究。传统的文献整理、临床经验总结的科学研究方法早已为中医界所接受和认可，引起争议的多围绕在中医科研需不需要动物实验，能不能用包括西医学在内的现代科学方法？

对中医动物实验研究持怀疑态度的理由主要有两点，一是动物不能代表人，二是动物模型不能反映人体的证候。这些说法虽有一定道理，但不全面。其实，早在唐代中医就有初步做动物实验的例子了。陈藏器的《本草拾遗》就有较为原始的动物实验记载："赤铜屑主折伤，能焊人骨及六畜有损者。细研酒服，直入骨损处，六畜死后，取骨视之，犹有焊痕，可验。"人体疾病的发生发展过程十分复杂，要深入研究疾病的发病机制及各种治疗方法的作用，不可能在人身上进行。虽然大鼠、兔子等动物与人体有差异，但在器官结构、生理功能等诸多方面有其相似之处。借助动物实验才能多方位、多层次、深入地进行研究。"神农尝百草，一日而遇七十毒"，有了动物实验，人类就可以减少药物中毒的发生。动物实验可以进行各种急性、亚急性、慢性毒性试验及致畸、致癌、致突变试验等，应该说实验动物是人类的替难者。有人称实验动物是具有标准化的"活的精密仪器"。临床研究非常复杂，涉及很多不可控的因素，而动物实验在很多方面精密可控，如性别、年龄、体重、遗传背景等，因此，可以研究某一特定因素，这是临床研究无法比拟的，这也是实验研究科学性、可重复性的基础。临床上很多疾病病程较长，治疗周期也很长，由于不能根治，患者的依从性也较差，所以研究者很难观察到疾病发生发展及治疗的整个过程，而动物实验则可解决这一问题。

中医认识疾病是以证候为核心的，中医的动物实验主要是在动物身上复制中医证候模型，用于中医药的研究。尽管现在缺少成熟的证候模型，但我们应该不断努力探索。如血瘀证模型是研究常用的动物模型，据统计，造模方法多达 70 余种，血瘀的病因主要包括寒凝、热毒、气虚、离经之血、肝郁、外伤等，如将动物置于寒冷环境中模拟寒凝血瘀，注射细菌内毒素模拟热毒血瘀，持续力竭性游泳结合动脉闭塞模拟气虚血瘀等，用以观察不同病因造成的血流不畅、血管闭塞、微循环障碍、血栓形成、血流动力学异常等病理变化，加用相应的药物干预，则可研究中药的作用机制。虽然动物模型与临床实际证候有差异，但动物模型还是能模拟证候的部分特征，只是我们需要不断完善提高。

中医的临床研究不能局限于医案的整理、经验的总结，还应该应用随机对照、循证医学等现代科学方法、手段，这样才能使中医学的研究不断深入。2011 年，国际权威医学期刊《内科学年鉴》（*Ann Intern Med*）发表了由王辰院士领衔的课题组完成的关于奥司他韦（达菲）和传统中药汤剂（麻杏石甘汤合银翘散加减方）治疗新型甲型 H1N1 流感的临床研究。研究显示，中药汤剂在缓解甲流引起的发热症状方面与达菲同样有效，某些方面甚至优于达菲。该项研究以科学的方法向世界展示了中医药在人类应对新发呼吸道传染病和突发公共卫生事件中的作用，并得到了国际上的认同与关注，是中医药研究走向世界进程中具有标识性的重要事件，具有里程碑式的意义。王米渠教授认为，中医的科学研究应努力从现代数学、物理、天文、地理、生物等基础学科中汲取养分，尤其是充分利用人类基因组学研究技术，拓展中医前瞻性研究的思路。

所以，我们既要坚持应用传统的中医研究方法，传承中医，提升学术；又要借鉴先进的方法和手段开展研究，不断推动中医学术发展与进步。

其三，人才培养需要多种类型。人才培养是支撑中医发展的根本，长期以来，中医对人才培养的争论主要集中在两个问题上，一是培养中医特色的人才还是能中会西的复合型人才，二是怎样培养中医特色人才。

其实，社会对人才的需求是多种多样的，不同的地域、不同层级的医院对中医人才有不同的知识结构要求。譬如，在民间有的需要有一技之长的中医师。在社区卫生服务中心、乡镇卫生院等基层卫生医疗机构，一部分人从事中医门诊，需要的是中医基础理论扎实，中医临床能力过硬；还有一部分是在内科、妇科等中西医结合科室工作，面对各种常见病、多发病的诊治，需要用中西医两套方法治病；有的还要承担防疫、科普宣传等任务，需要中西医等多学科知识。在省一级的三甲医院，一部分从事中医专科门诊的，需要的是厚实的中医理论知识和专科疾病诊治能力，而大部分在病房工作的则需要较高层次的能中会西的两套本领。因此，我们中医人才培养必须适应现实社会多类型、多规格的需要。如果我们不培养能中会西的中医人才，我们就会失去中西医结合优势，就会失去许多临床阵地，就会影响中医的临床研究，从而影响中医事业的发展。

如何培养有中医特色的人才，主张师承型人才培养方法的学者认为现行的院校教育开设了过多的西医学及外语等课程，忽视了中医经典课程的学习；临床跟师实践时间太少，没有遵循中医教育实践性强的规律等。客观地讲，师承与院校教育都各有利弊，师承教育重视实践，动手能力强，但传一师之技、一家之言，知识面偏窄；院校教育知识结构比较系统，临床技能比较全面，但跟师实践时间少，缺乏个性，易造成"千人一面"。其实师承教育与院校教育并非完全对立、水火不容。培养有中医特色的人才，同样可以把现代院校教育的特色和师承教育的优点有机结合起来。有学者对中医师承教育与院校教育做了比较分析后提出"在院校教育中导入师承模式"。目前国内一些中医药大学对此做了一些有益的尝试。北京中医药大学中医学实验班以自主选拔录取为主要途径，以中医名家子弟为基础，实行"院校教育－师承教育－家传教育"相结合的中医人才培养模式，配备国学导师组、经典导师组和校外导师，执行课程整合后的全新教学计划，使用先进的教学理念和教学方法，采取以能力评价为核心的评价标准和激励机制，建立互动性、开放式的教育教学体系，开办 8 年来，取得了不错的成绩。浙江中医药大学开设的七年制（现八年制）中医何任班，实施"读经典－跟名师－做临床"的院校和师承相结合的教育模式，采取强化中医基础、加大中医经典课程、从二年级开始配备名中医跟师学习等措施，激励学生早临床、多临床、反复临床，着力培养经典功底深厚、临床能力强的中医传承人才，目前已开办 3 年，也已初见成效。

因此，培养不同类型的中医人才，是中医药事业发展的需要。无论是院校型培养，还是师承型培养，都可按岗位所需进行选择，有时可两者兼顾，取长补短。

其四，面向国内外需要多元思维。中医临床治病大多用复方汤药，传统的中药剂型有丸、散、膏、丹等。自 1996 年国家实施中医药现代化研究项目以来，从中药中提取有效成分的新药逐渐增多，康莱特注射液、复方丹参丸等是其代表，中医界有的学者对以有效成分制成的新药颇多微词，一是认为没有把所有有效成分都利用起来，二是认为没有充分体现中药复方君臣佐使的优势。

其实，我国幅员辽阔，不同地域对中药有不同的要求，而中药剂型也要适应不同地域的社会需求。譬如一些偏远贫困地区，中草药资源丰富，但交通、医疗条件落后，药品短缺，防病治病可就地取材，使用新鲜草药、民间单方验方治病，体现了中医简、便、廉、验的特点。而且，这种方法在发生重大自然灾害时的防疫治病中会发挥非常重要的作用。2013 年 7 月甘肃定西发生 6.6 级地震，针对救灾官兵和灾区居民发生的阴囊湿疹，采用苦参、马齿苋、黄柏煎汤外洗，取得很好的效果。但对于经济比较发达的长三角、珠三角地区，都市白领工作节奏快、工作压力大，中医药防病治病剂型多用中药复方汤剂代煎配送或者是中药配方颗粒剂。中药配方颗粒剂尽管价格比较高，但它具有不需煎煮、服用量少、直接冲服、携带方便、疗效确切等优点，被越来越多的都市白领青睐。可以看出，不同的地域对中药剂型也有不同的需求。

随着疾病谱的变化，面对医疗模式的改变及化学药物带来的不良反应，中医学天人相应的整体观念，辨证施治、因人制宜的个性化治疗思想，防重于治、治未病的积极的预防医学思想，越来越受到世界医学的关注。这为中医药走向世界提供了极好的发展机遇。虽然国外科技界逐渐接受中医复方，但现阶段更多被认可的是成分明确的中药。如将成分明确的中药推向世界，无疑会对中医发展起到极大的推动作用。值得欣喜的是，由浙江中医药大学李大鹏院士领衔的科研团队开发研制的抗癌中药——康莱特注射液，历经 10 多年的努力，已在美国完成治疗胰腺癌的 Ⅱ 期临床试验，并经美国食品药品管理局（FDA）评审，同意进入 Ⅲ 期临床试验。由天士力集团生产的复方丹参滴丸也已经进入美国 FDA Ⅲ 期临床试验中的患者募集阶段。

显然，传统的中药复方汤剂、丸、散、膏、丹为社会所需要，而研制成分明确的中药新药既是走向世界的需要，又是中药现代化的重要途径。

总而言之，范永升认为要用中医多元发展来对待争论。范永升已充分认识到围绕中医的发展，展开学术争论，不同观点进行交流与碰撞，有利于集思广益。但是，也应该看到不必要的过多争论，既消耗精力，影响团结，有时还会干扰政府部门的决策，影响中医事业的发展。客观地讲，过去中医药行业有关人员在临床诊治模式、科学研究方法、人才培养类型、中药剂型改革等方面的争论，都是从各自工作岗位角度，为发展中医药而展开的，出发点大多都是好的，只是认识问题的思路和方法有待商讨，有待改进。

想要正确认识中医发展，关键是要站在国家中医药发展的高度看待问题。假如我们只是站在自身局部的立场上看问题，就会各执一词，难以形成共识，从而形成无谓的争论。但要做到从国家中医药发展的全局看问题就必须注重学习。一方面要学习党和政府的方针、政策，2003 年国务院颁布的《中华人民共和国中医药条例》、2009 年国务院 22 号文件《国务院关于扶持和促进中医药事业发展的若干意见》、2015 年国务院办公厅发布的《中医药健康服务发展规划（2015—2020 年）》等文件，对中医药在医疗、科研、产业、人才等方面工作都有许多明确的意见。近年来，习近平总书记等党和国家领导人对中医药工作先后做了许多重要的批示和讲话，只要认真学习，许多疑问都可迎刃而解。另一方面，我们还要学习现代科学（包括西医学）的有关知识，丰富自己的知识结构。潘云鹤院士说过，创造性思维来源于其独特的知识结构。同样，正确的思想认识也离不开合理的知识结构。通过上述分析，我们可以体会到，面对学科的特殊性、面对医疗卫生体系中西医并存的现状、面对人民群众对防病治病的更高期盼、面对走出国门的繁重任务，中医药在临床医疗、科学研究、人才培养等方面都需要多元发展。只有这样，才能更好地适应社会需要，才能更好地促进中医药事业的全面进步。同时，陈可冀院士在中国中医科学院主办的中医药发展讲坛上也提倡多元发展模式。

第二节　学术成就

一、扎根风湿，引领行业

1988 年范永升公派到日本国立佐贺医科大学留学。在日本，凭借出国前十多年的中医临床实践经历，经冷静比较分析中医学与西医学的优势和不同之处之后，他做出了影响他一生的重大选择：把中医药有独特治疗优势的风湿免疫性疾病（旧称"胶原病"）作为自己的主攻方向。他当时以敏锐的眼光看到了西医所存在的不足和弊端，因为包括 SLE 在内的风湿免疫性疾病主要依靠 GC 和免疫抑制剂，而这些药物存在很多不良反应，如骨质疏松、胃溃疡、肝肾功能损伤、糖尿病、高脂血症、水钠潴留等，最严重的还会继发感染，甚至危及生命。因此，如何发挥中医药在治疗风湿类疾病中的优势，同时又该如何使中西医两套治疗方式有机结合，相得益彰，成为他毕生奋斗和前行的目标。他学成归国后，怀抱梦想，一心致力于风湿免疫性疾病中西医结合防治，并创建了省内最早的中医风湿免疫科。科室及其团队在他的带领下，始终秉承"传承，包容，仁爱，团结"的理念与文化内涵，诊治了一批又一批风湿病患者，赢得了社会广泛赞誉和良好口碑。

（一）解毒祛瘀滋阴法的建立

SLE 是一种典型的自身免疫性疾病，其主要的病理特征是血管炎，可出现在身体各个器官和系统，主要的免疫学机制是 T 细胞功能紊乱、B 细胞异常活化及多种自身抗体产生。SLE 的发病原因尚不完全清楚，可能与遗传、环境、病毒感染、药物作用和内分泌激素等有关。SLE 临床表现复杂多样，大部分患者会逐渐出现多系统损害，其中肾脏损害较为突出。SLE 是严重影响人民身心健康的重大难治病，在我国 SLE 的患病率约为 70/10 万，以女性多见，尤其是 15～45 岁的育龄女性，且呈逐年上升的趋势。在天津、浙江、北京、上海等多数省市都已将 SLE 同恶性肿瘤一起纳入特殊医疗病种。

西医学对 SLE 仍缺乏根本的去病因疗法，迄今为止 GC 依然是临床上治疗 SLE 的关键和基础药物，但长期或较大剂量使用 GC 可引起许多不良反应，如肾上腺皮质醇增多症（向心性肥胖、满月脸、水牛背、皮肤紫纹、痤疮、多毛等类库欣综合征表现）、代谢紊乱（激素性糖尿病、高血压病、高脂血症、水电解质紊乱）、消化性溃疡、骨质疏松、继发性感染、肾上腺皮质功能不全、精神异常等。因此，如何减少 GC 治疗 SLE 的不良反应和提高其疗效是西医学的重大难题和亟须解决的临床问题。

为此，范永升以典型的难治性风湿免疫性疾病 SLE 作为重点研究对象，以中西医结合研究与诊治作为切入点，在西医学科研成果和诊治的基础上，发挥中医药特色与优势。从 20 世纪 80 年代末期开始，范永升领衔的团队综合文献研究和多年临床实践认为，SLE 在中医学中类似于"阴阳毒""蝴蝶斑""日晒疮""痹证""温毒发斑"等病证，其病因病机为素体禀赋不足、肾精亏损为本，感受外界的热毒之邪、瘀血阻滞为标，虚实互为因果。育龄女性气血失调，多有阴虚内热，加之邪毒外袭，"邪入阴则痹"，病久虚火灼津，阴血亏结。故本病总以肝肾不足为本，以热毒、血瘀为标，这三者又相互联系，可以互为因果。解毒祛瘀滋阴法是中医治疗 SLE 的基本法则。为此针对 SLE 热毒内盛，阴液不足，伴有瘀血内阻的证候筛选出"干地黄、炙鳖甲、升麻、七叶一枝花、青蒿、积雪草、赤芍、炒薏苡仁、佛手片、生甘草"组成解毒祛瘀滋阴方。全方以干地黄清热凉血滋阴为君药，七叶一枝花、升麻清热解毒消斑为臣药，炙鳖甲滋阴退热，赤芍、积血草活血散血，共为佐药，青蒿退热除蒸，甘草解毒护中，佛手疏肝解郁，炒薏苡仁健脾祛湿兼有通痹之功，共为使药。其中，干地黄、赤芍与积雪草相伍，凉血散血，凉血而不留瘀；升麻与鳖甲相合，既散在表之毒邪，又清阴亏之内热，互为协同，相得益彰。诸药合用，共奏清热解毒、凉血散瘀、益肾养阴之功。其中，青蒿能清热凉血，解暑除蒸，性寒而不伤脾胃，阴中有阳，降中有散，主肝肾三焦血分之病，适宜于本病肾阴亏虚基础上的热毒为病，现代药理学研究显示其具有抗菌消炎，促进脾脏调节性 T 细胞（Ts）增殖功能，抑制外周血 T 淋巴细胞、B 淋巴细胞的作用，可以防治 SLE 细胞及体液免疫异常及治疗过程中的继发感染；七叶一枝花能清热解毒，消痈散结，利水除湿，具有抗菌、增强肾上腺皮质功能及镇痛镇静作用，可以防治 SLE 之热毒为病、肢体红斑、肢体溃烂、狼疮性肾炎之水肿及 GC 所致的痰湿、机体抗感染能力下降、肾上腺皮质功能下降等；升麻能发表透疹，清热解毒，升举阳气，具有抗炎解热镇痛及降血压、升白细胞、抑制血小板的聚集和释放功能，可以防治 SLE 导致的发热、继发感染、关节肌肉疼痛、热毒耗损正气所致的白细胞减少、耗伤阴津所致的血液高凝状态。

临床上以解毒祛瘀滋阴方联合 GC 治疗 SLE，取得了良好的协同作用。与单用 GC 治疗相比，前者能更显著地改善发热、关节痛、皮损、口腔溃疡、脱发、月经不调等症状，降低抗核抗体（ANA）、抗 ds-DNA 和升高补体 C3、血小板等指标，改善外周血 T 细胞亚群比例和内分泌及性激素免疫调节环路，从而减少 GC 的用量；同时 GC 的减量可以减少感染、骨质疏松、高脂血症等并发症。可见在应用 GC 等西药治疗 SLE 的基础上，并用解毒祛瘀滋阴方可以减少 GC 激素的用量，起到良好的增效减毒作用（表 2-1）。

表 2-1 SLE 治疗前后临床表现改善情况

	并用中药组（n=92）	单用 GC 组（n=57）
	治疗后恢复例数 / 治疗前例数（%）	治疗后恢复例数 / 治疗前例数（%）
发热	56/73（76.71）*	21/44（47.73）
皮损	59/76（77.63）*	29/48（60.42）
口腔溃疡	33/41（80.49）*	18/26（69.23）
关节痛	47/78（60.26）*	15/49（30.61）
脱发	13/44（29.55）	7/27（25.93）
光过敏	15/37（40.54）	9/24（37.50）
雷诺现象	12/39（30.77）	6/25（24.00）
月经不调	70/84（83.33）*	21/53（39.62）
肾脏病变	11/25（44.00）	6/16（37.50）
肝脏病变	10/27（37.04）	6/16（37.50）
心、肺病变	7/13（53.85）	4/8（50.00）
浆膜炎	5/8（62.50）	3/6（50.00）
精神异常	4/7（57.14）	2/4（50.00）

注：与单用 GC 组治疗后比较，*$P<0.05$。

"有志者，事竟成"，正是范永升及其所带领的团队的不懈努力与奋斗，才取得了以上科研和临床成果。2011 年"从毒瘀虚论治 SLE 的增效减毒方案构建与应用"获得国家科学技术进步奖二等奖。本项目围绕 SLE 的主要病机与证候、治法开展了系统深入的研究，率先系统提出解毒祛瘀滋阴法是治疗 SLE 的主要治法，并构建了以解毒祛瘀滋阴法为主，包含结合病证特点、随症加减等内容的增效减毒治疗方案，突破了前人多以清热解毒等单一方证为主的局限性，深化了对病机的认识。并对解毒祛瘀滋阴法治疗 SLE 的方案进行多中心、大样本的随机对照的临床研究，证实该方案提高了 SLE 临床疗效、减轻了 GC 等的不良反应，并揭示了从毒瘀虚论治 SLE 的作用机制，构建了解毒祛瘀滋阴法治疗 SLE 的临床方案，并被确定为国家中医药管理局治疗轻型 SLE 临床路径，成为国家中医药行业标准。该项目获批国家发明专利 4 项，发表论文 68 篇，获省部级奖励 6 项，培养硕士研究生及博士研究生 65 人。解毒祛瘀滋阴法治疗 SLE 的临床方案已在南方医科大学南方医院、浙江大学医学院附属第二医院等 22 家医院推广应用，共计治疗 SLE 患者 3 万余人次，同时培训了 300 多名风湿免疫病专科医生，均取得了较好临床疗效，获得了良好社会效益。

（二）二型九证法的构建

"虽比高飞雁，犹未及青云"，虽然范永升带领的团队在前期运用中医药治疗 SLE 上取得了一定成绩，但其病情复杂，累及系统多，证候类型多且不易辨，因此仍需进一步深入探索。前期临床研究结果是从热毒血瘀阴虚型患者入手，评价解毒祛瘀滋阴方治疗轻、中度的 SLE 患者的疗效及其机制，相对于 SLE 多系统损害导致的复杂多样的病机和证候具有一定的局限性。于是精益求精的范永升带领其团队查阅了近 30 年的文献，分类整理后发现 SLE 的不同证候分型竟多达 83 种，而出现频次较高的证型也多达 10 余种。同时不同的医家分型也不尽相同，少则四五型，多则八九型。这些纷繁复杂的证型不利于临床一线风湿免疫性疾病中医师掌握，特别是年轻的风湿免疫性疾病中医师。罗天益将黄疸分为阳黄和阴黄，朱丹溪将水肿分为阳水和阴水。受此启发，针对复杂的证型，范永升认为要抓住主要矛盾和矛盾的主要方面，执简驭繁，纲举目张。因此，范永升参考西医的 SLE 分类标准，先分轻重缓急，将该病分为轻重两型：轻型 SLE 主要指诊断明确或高度怀疑者，但临床症状稳定，所累及的靶器官功能正常或稳定；重型 SLE 则主要指重要器官或系统，包括循环、呼吸、神经、泌尿等系统受累，病情急性活动，或狼疮危象而危及生命。将 SLE 分为轻重两型有利于疾病预后的判断，对于重型 SLE 医生应提高警惕，大剂量激素及免疫抑制剂的使用对于挽救患者的生命是极其必要的，在这期间，中药起协同作用，可以减少部分西药的不良反应，提高患者的生活质量。对于轻型初发 SLE 患者，预后一般较好，有的完全可单用中药治疗，这样不仅可以避免激素等西药的不良反应，而且能起到同样的治疗效果。因此，在临床上对 SLE 首先分清轻型还是重型，有利于对病情的把握，也有利于临床治疗和预后判断。

范永升将 SLE 在分轻重型的前提下，进一步提出了"辨九证论治"。在辨证方面，轻型中以关节疼痛为主要症状的可归为风湿痹阻证，继而可根据四肢肌肉关节疼痛局部有无红肿热痛等以辨其寒痹或热痹等；以白细胞、血小板减少伴体倦为主，可辨为气血亏虚证；以低热、脱发等为主，可辨为阴虚内热证。重型中临床表现以红斑皮疹、高热为主的，为热毒炽盛证；以心悸为主，检查可见心包积液等，为饮邪凌心证；以胸闷、气喘为主，检查可见间质性肺炎或肺部感染等，为痰瘀阻肺证；以胁部胀滞不舒为主，伴肝功能受损等，为肝郁血瘀证；以四肢浮肿为主，伴大量尿蛋白的，为脾肾阳虚证；以眩晕头痛、抽搐为主，合并神经系统损害的，为风痰内动证。在治疗方面，轻型：①风湿痹阻证：主要表现为四肢关节肌肉游走性疼痛，临床检查血沉、抗"O"偏高，一般可用独活寄生汤治疗。若伴有关节局部红肿热痛，舌质红苔黄腻，脉滑或滑数，为热痹，治宜祛风化湿，清热通络，可用白虎加桂枝汤。若局部关节无明显红肿，伴畏风，舌淡胖有齿印，脉细弱者，为寒痹，治宜祛风散寒通络，可加用桂枝附子汤。药物加减：对于关节疼痛剧烈者，可加制川乌，一般先煎 1 小时以上为宜，另外，可加白芍、知母等以监制其温热之性；若其风邪偏盛，可加蕲蛇，以祛风通络；如湿邪偏重，关节肿痛明显，可加苍术、黄柏、薏苡仁等以清利湿热，还可选用豨莶草、青风藤、鬼箭羽等；又如上肢、颈部关节痛，加桑枝、桂枝、羌活、姜黄、葛根等，下肢关节痛加独活、牛膝等；若伴有雷诺病者，可用黄芪桂枝五物汤或当归四逆汤以益气温阳通络。②气血亏虚证：主要表现为神疲乏力，心悸，气短，自汗，头晕眼花，舌质淡红，苔薄白，脉细弱。血常规检查一般为白细胞、血小板或红细胞偏低。治宜益气养血，代表方剂归脾汤。一般黄芪用量较大，多30g以上，还应加丹参养血活血，或用赤小豆当归散，不可拘泥于血小板减少易出血而忌用活血之品。另外，仙鹤草、鸡血藤、黄精等亦是常用之品。③阴虚内热证：主要表现为低热，盗汗，面颧潮红，局部斑疹黯褐，口干咽燥，腰膝酸软，脱发，眼睛干涩或视物模糊，月经不调或闭经，舌质红，苔少或光剥，脉细或细数。治宜滋阴清热，解毒祛痰，代表方剂青蒿鳖甲汤。药物加减：肾阴虚明显，前方加六味地黄汤；若伴有低热，可加银柴胡；口干、眼干者，可加枸杞子、麦冬、谷精草等；脱发明显，可加制首乌、旱莲草等；腰膝酸软，可加川牛膝、杜仲等；口腔溃疡者，可加生甘草、黄芩、黄连、干姜，取甘草泻心汤之义。重型：①热毒炽盛证：主要表现为红斑或皮疹，斑疹色红，可伴发热，面赤，烦躁，甚或谵语神昏，关节肌肉酸痛，小便黄赤，大便秘结，舌质红，苔黄燥，脉滑数或洪数。治宜清热解毒，凉血消斑，代表方剂犀角地黄汤。药物加减：热毒盛者可加大青叶、七叶一枝花、白花蛇舌草、升麻等；伴有发热，可加羚羊角粉；红斑明显者，选用凉血消斑之品，如凌霄花、紫草等；若伴痉病可加蝉蜕、僵蚕、徐长卿等以祛风；还可加青蒿，以清透热毒。②饮邪凌心证：主要表现为心悸，检查有心包积液等，伴心烦神疲，面晦唇紫，肢端怕凉隐痛，重者喘促不宁，舌质暗红，苔灰腻，脉细数或细涩结代。治宜利水宁心，益气行血，代表方剂木防己汤合丹参饮。药物加减：胸闷明显，可加栝楼薤白半夏汤；伴有胸腔积液，可用苓桂术甘汤，益气温阳利水。③痰瘀阻肺证：主要表现为胸闷，咳嗽气喘，咳痰黏稠，检查有间质性肺炎、肺部感染等，舌质红，苔黄腻，脉滑数。治宜宣肺化痰，祛瘀平喘，代表方剂麻杏石甘汤合千金苇茎汤。药物加减：咳痰黏腻胶着者，治以清肺肃降，除千金苇茎汤外还可加野荞麦根、瓜蒌皮、鱼腥草等清热化痰。此外，祛瘀活血之品亦不可少，如丹参、积雪草、郁金等；若大便干结者，可加桃仁、制大黄等，不仅活血通络，还能通便，使肺气得以宣肃。④肝郁血瘀证：主要表现为胁肋胀滞或刺痛，纳差，或胁有癥块，黄疸，女性月经不调甚至闭经，肝功能检查谷丙转氨酶、谷草转氨酶升高，抗线粒体抗体阳性等，舌质紫暗有瘀斑，脉弦细或细涩。治宜疏肝解郁，活血化瘀，代表方剂茵陈蒿汤合四逆散。药物加减：热盛者，可加龙胆草、黄柏、垂盆草等清热之品；湿盛者，可加茯苓、车前草、滑石等利湿之品；疏肝理气，还可选用川楝子、枳实、郁金等理气之品。若月经不调，可选用益母草、香附、丹参、当归等活血调经之品。⑤脾肾阳虚证：主要表现为面目四肢浮肿，伴有面色无华，畏寒肢冷，腰酸，尿浊，尿少或小便清长，尿蛋白（++）～（+++），24小时尿蛋白定量大于1g，舌质淡红边有齿痕或舌体嫩胖，苔薄白，脉沉细。治宜温肾健脾，化气行水，代表方剂真武汤合金匮肾气丸。药物加减：利湿解毒，加半枝莲、七叶一枝花、白花蛇舌草；活血化瘀，加桃仁、川芎、莪术等。如伴有大量或顽固性蛋白尿者，可加雷公藤，其能通行十二经，而有通络散结之功。同时雷公藤在使用中应注意以下几个方面：年轻未育者应慎用，如需使用时间应短；可配伍疏肝活血药，如柴胡、垂盆草、益母草等以减轻不良反应；雷公藤一般用量在5～15g，须久煎半小时以上，以减少其毒性。此外还应避免长期大量连续服用。⑥风痰内动证：主要表现为眩晕头痛，面部麻木，重者突然昏仆，抽搐吐涎，临床检查多伴有神经系统损害，舌质暗苔白腻，脉弦滑。治宜涤痰息风，开窍通络，代表方剂天麻钩藤饮合止痉散。药物加减：肝火盛，心情烦躁者，可加龙胆草、川黄连；心情抑郁者，可加淮小麦、炙甘草、红枣；寐差者，可加酸枣仁、首乌藤等。如发病急骤，可先以安宫牛黄丸、紫雪丹镇痉息风，开窍定惊（图2-1）。

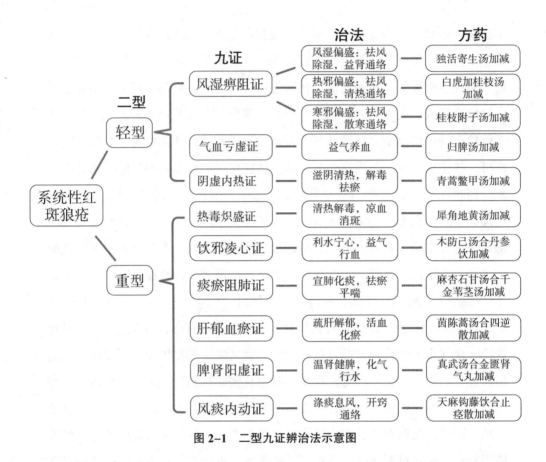

图 2-1 二型九证辨治法示意图

辨证论治是中医诊治疾病的基本法则，SLE 的治疗也不例外，但是目前在临床上更应注意把西医学的诊断（辨病）和中医学四诊合参的辨证有机结合起来。首先，SLE 的二型九证辨治法就是在长期的临床实践过程中归纳和总结出来的。九种证候仅是对 SLE 临床比较常见证候的概括，并非全部。其次，二型法的轻型和重型是以是否影响内脏为主判断 SLE 病情轻重的一种分型方法。将风湿痹阻、气血亏虚、阴虚内热作为轻型，将热毒炽盛、饮邪凌心、痰瘀阻肺等作为重型也是据此划分。但这仅仅是一般规律。实际上气血亏虚既有属于轻型的也有属于重型的，例如白细胞波动在（3.0～4.0）×10⁹/L 之间，可以认为是轻型，但白细胞下降至 2.5×10⁹/L 以下则又可能属于重型，红细胞和血小板数量都有类似情况，应予区分。再次，实验室检查指标与证候的寒热虚实有时会有一些对应的规律。例如狼疮性肾炎表现为肾病综合征类型，大多属脾肾阳虚证。但是也有属于肝肾阴虚等证型的。因此，最终的辨证应以患者的症状、体征及舌脉综合而定。最后，SLE 在其发病过程中，可表现为不同的证型，其中证型兼夹有之，如 SLE 病情急性活动时，表现为热毒炽盛证，同时又因免疫功能低下造成肺部感染，而兼有痰瘀阻肺证；证候转化亦不少见，如以热毒炽盛发病者，经过激素治疗后表现为阴虚内热证，而后又转化为脾肾阳虚证，以上这些兼夹、转化不一而足。因此，在 SLE 的诊治过程中，应根据不同证型，灵活论治，随证施治，如兼夹者按证候相兼论治，转化者又应按转化的证候治疗，这样才能收到好的疗效。

二型九证辨治法是把西医学的诊断和中医学四诊合参的辨证有机结合起来的一种实践，从临床实际出发，先理轻重缓急，将该病分为轻、重两型，并在此前提下，进一步提出了二型九证辨治 SLE。目前，SLE 的二型九证分类标准写入《阴阳毒（系统性红斑狼疮）中医临床路径》。这不仅有利于对 SLE 病情的把握，而且对提高临床诊治 SLE 的疗效将大有裨益。此外，在范永升的主导和带领下，大样本、多中心的中医二型九证辨治 SLE 的前瞻性队列研究也已开题，并将正式进入研究轨道，这一课题的完成将还原临床上中医药治疗 SLE 的真实世界，系统评价中医病证结合方案治疗 SLE 的增效减毒的优势，形成对 SLE 长期随访观测和远期疗效评价机制，优化二型九证辨治 SLE 的系统诊疗方案。

（三）三维一体理论体系的形成

前面已经讲述，GC 目前仍是治疗 SLE 的关键药物，但它就像是一把"双刃剑"，在治疗疾病的同时，又存在诸多不良反应，有的不良反应甚至是致命的，如继发感染等。那么，如何发掘中医药的优势，减少 GC 的用量和不良反应，是范永升几十年如一日努力的方向，也是他毕生的追求。范永升领衔的团队，前期以 SLE 的热毒血瘀阴虚证为研究切入点，并创制解毒祛瘀滋阴方加减治疗，通过临床多中心、大样本、随机双盲对照研究，结果发现 GC 联合解毒祛瘀滋阴方治疗 SLE 6 个月以上的疗程后，每天平均可少用 5mg 泼尼松，该成果已获国家科学技术进步奖二等奖。但范永升的脚步并不止于此。面对西医学治疗 SLE 的现状，他继续带领团队在科研之海中前行，勇立潮头，争做时代弄潮儿。

目前国际公认的 SLE 治疗可分为诱导缓解和巩固维持两个阶段，治疗的主要目的在于控制 SLE 的活动，保护重要脏器的功能，防止复发、不良转归和延缓疾病的进展。而这两个阶段 GC 的用量是完全不同的，前者以足量为主［泼尼松 ≥ 1mg/（kg·d）］，甚至是冲击治疗，而后者以维持剂量为主［泼尼松 ≤ 0.5mg/（kg·d）］。为此范永升不断在思考，SLE 本身存在不同的中医证型，不同的病情阶段证型会不会呈现不同的演变趋势，不同治疗阶段时外源性 GC 的应用会不会干扰证候的演变规律？于是范永升带领课题组继续深入挖掘和研究。前期从 SLE 的中医辨证分型方面对近 14 年来的临床文献进行了检索和分析。为了确保结论的科学性和可靠性，从文献的资料来源、诊断标准、证型分类标准等方面，进行文献评价、取舍和合并，最终纳入文献 31 篇，累计 1356 例患者。结果发现激素各使用阶段主要证型分布分别为大剂量阶段为热毒炽盛型（31.26%）、血瘀型（27.85%）和阴虚内热型（16.74%）；减量阶段为血瘀型（36.09%）、肝肾阴虚型（19.09%）和阴虚内热型（16.92%）；维持量阶段为血瘀型（35.12%）、脾肾阳虚型（24.57%）和肝肾阴虚型（16.5%）。因此，SLE 本身的证型当以热毒炽盛和阴虚内热为主；GC 治疗后，大剂量阶段会加重内热，减量阶段会导致阴虚或气阴两虚，维持量阶段则易出现气血两虚，甚至阴虚及阳，而血瘀型则在不同阶段都有体现。

发现和总结 GC 使用不同阶段证候演变规律后，范永升根据证候规律制定了临床上行之有效的中医治疗策略。SLE 因激素使用量的不同而呈现不同的证候特征，因此，临床上中医治疗亦应当采用相应的思路和措施。在激素大剂量阶段：由于纯阳之激素容易助阳化热、迫血妄行，患者往往兼见烦躁易怒、面色潮红、口渴、舌红、脉数等症，治以清营凉血、滋阴降火之法，方用犀角地黄汤等加减治疗，药选水牛角、生地黄、赤芍、牡丹皮、石膏、知母等。减量阶段：由于前期的激素大剂量使用，阳热伤阴，导致阴虚内热或气阴两虚，患者往往兼见口干心烦、自汗盗汗、舌红少津、脉细数等症，治以滋阴清热、益气养阴之法，方用二至丸合大补阴丸或杞菊地黄汤等加减治疗，药选女贞子、旱莲草、熟地黄、山药、枸杞子、白菊花、知母、黄柏、龟甲等。维持量阶段：由于外源性激素应用日久对下丘脑－垂体－肾上腺轴的反馈性抑制导致肾上腺功能减退，激素撤减后出现相对的阳气不足现象，加之阴血为激素长期应用所伤，患者往往兼见神疲乏力、面色无华、畏寒肢冷、纳少便溏、舌淡苔白等症状，治以益气养血、健脾温肾之法，方用真武汤等加减治疗，药选附子、肉桂、白术、茯苓、生姜、白芍、泽泻等。维持量日久，加之大剂量及减量阶段的应用，容易出现气机不畅，瘀血停滞，导致气滞血瘀，故治疗上往往还需要配伍活血化瘀之品，以改善微循环，调节血液黏稠度，得以祛瘀生新。此外，范永升还针对激素不良反应的不同临床表现制定了中医药的治疗策略：继发性感染时，以扶正祛邪为治则，以益气养阴、清热解毒为治法，并根据不同的感染部位选用不同的药物，如呼吸道感染，则加麻黄、杏仁、鱼腥草、石膏等；泌尿系感染则加黄柏、车前草、半枝莲等。出现消化性溃疡时，则以制酸止痛为主，常选用海螵蛸、煅瓦楞子、佛手等药物。继发骨质疏松及股骨头坏死时，则以补肾活血、舒筋通络为主，常选用补骨脂、骨碎补等药物。继发高血糖时，则以滋阴解毒为主，常用天花粉、石斛、葛根、怀山药等药物。继发高凝状态时，则以活血祛瘀为主，常选用丹参、莪术、桃仁、红花、赤芍等药物。出现库欣综合征时，则以益气养阴、清热利湿为主，常选用麦冬、黄柏、猪苓等药物。出现兴奋失眠时，则以养血安神、镇静安神为主，常选用炒酸枣仁、柏子仁、淮小麦等药物。

　　当然，辨证施治是中医治病的核心原则，同样也适用于减少激素不良反应的治疗。其实不同激素剂量选用不同的中药进行防治，本身也体现了辨证施治的思想。但是疾病是复杂多变的，患者的个体差异也很大，更应注意辨证施治。譬如，大剂量激素用于狼疮性肾炎时，有的并不表现为热毒炽盛证，而反映出脾肾阳虚证，此时的治疗，仍以辨证施治为主。因此，以辨证施治为主，结合 GC 不同剂量阶段、不同不良反应表现，在前期研究基础上创造性地提出了三维一体 GC 减副法，并在临床上逐步形成了一套完整的 SLE 诊治体系，即 SLE 三维一体诊治体系。在这一理论的指导下，运用中医药联合 GC 治疗 SLE 能起到良好的增效减毒作用，有利于提高疗效，有助于 GC 的撤减，减少病情的反复，值得临床推广应用（图 2-2）。

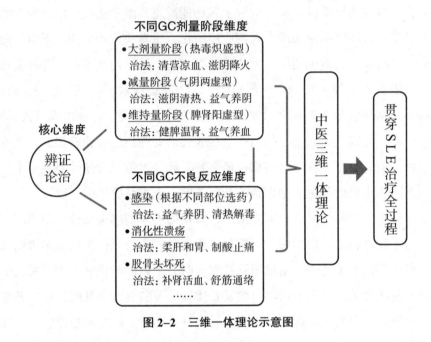

图 2-2　三维一体理论示意图

二、国家重点学科——《金匮要略》

1978 年至 1981 年，范永升作为浙江中医药大学首届硕士研究生，在何任教授的指导下，围绕中医古典医著学习研究了 3 年。留校工作以后，范永升在何任教授的指导与影响下，围绕《金匮要略》学科，带领团队人员开展了一系列研究，在传承何任教授学术成就的基础上，守正出新，取得了一系列丰硕成果。以《金匮要略》研究为特色的中医临床基础学科成为浙江省属高校首个教育部命名的国家重点学科。

（一）主编《金匮要略》教材，创"辨治要领与思路"栏目

范永升长期从事《金匮要略》的教学工作，自 2003 年开始至 2021 年，先后主编了全国中医药行业规划教材《金匮要略》（第 7～11 版），以及成人教育和自学考试的《金匮要略》教材。《金匮要略》作为中医临床基础的

主体课程，是连接基础学科与临床学科的桥梁，其中包含诊法学、辨证学、治疗学等多方面的内容，考虑到中医药院校课堂教学与临床教学存在脱节的现状，他创新编写体例，首次增设"辨证要领与思路"栏目，在每一段原文后，都加入这一板块，重点提炼张仲景临床辨治思维，有利于学生掌握张仲景辨治疾病的规律与要领，有助于学生临床能力的培养。比如，《百合狐惑阴阳毒病证治第三》第1条关于百合病脉症病机的条文，"辨证要领与思路"指出，辨别百合病的主要临床依据首先是心肺阴虚内热引起的心神不宁及饮食行为失调等症状，其次是阴虚内热所致的口苦、小便不利、脉微数。百合病的基本治则是养心润肺、滋阴清热，但需要因人而异，随证治之。这些思路、要领，提纲挈领，使学生更好地透过条文，理解仲景的深意。范永升指出："辨证治疗要四诊合参，望闻问切，这是它的核心。我们可以将原文背诵，将其与临床挂钩。但更重要的是抓住它的辨证要领、病机及病变的本质。将这些辨证要领提炼出来，学生们才能更好、更快地掌握要点的内容。"对于该教材的创新也得到了全国同行专家的认可与好评。

（二）主编《金匮百家集注》，成研究之大观

《金匮要略》被古今医家称为方书之祖、医方之经，治疗杂病的典范。但自汉代《伤寒杂病论》问世后，因为战乱等原因，一度散失不全。晋代王叔和《脉经》、巢元方《诸病源候论》、孙思邈《备急千金要方》等都载录了部分原著的条文，直到宋代林亿对《金匮玉函要略方》进行校订编次而成《金匮要略方论》，明代赵开美寻获校刻，流传至今。1985年，何任教授承担了卫生部（现国家卫生健康委员会）中医司下达的主编《金匮要略校注》的任务。范永升有幸加入了中青年骨干教师组成的项目研究组。经过5年的辛勤工作，1990年《金匮要略校注》由人民卫生出版社正式出版，1992年该项目获国家中医药管理局科技进步奖二等奖。在这前后，范永升的研究聚焦于《金匮要略》。他研读《金匮要略》各家注本，收集现代研究《金匮要略》的文献。例如1340年元代仿宋刻本《新编金匮方论》、1956年中国中医研究院（现中国中医科学院）的内部教材《金匮语释》、1984年中华全国中医学

会（现中华中医药学会）上海分会编写的《金匮讲座资料选编》等资料。他广泛收集文献，细致分类，先后主编出版了《金匮文摘》《金匮要略现代研究文摘》，为从事《金匮要略》教学、临床、科研的工作人员提供方便。另外，《金匮要略》方药的现代研究取得了不少成绩，如大黄附子汤治疗慢性肾衰竭，桂枝茯苓丸治疗子宫肌瘤等，这些都值得扩充到新的《金匮要略》的研究著作中。20世纪30年代出版的吴考槃的《金匮要略五十家注》及50年代黄竹斋的《金匮要略方论集注》都是《金匮要略》研究的集大成者。有感于此，范永升一方面希望更加系统地梳理古今中外对《金匮要略》条文的注解，使后来者对《金匮要略》原文有更加全面的了解，另一方面希望全面反映《金匮要略》研究的动态，他多年来一直带领学科人员专注于《金匮百家集注》编写，现在已经进入收尾阶段，相信《金匮百家集注》的出版，会成为研究《金匮要略》之大观。

（三）创建国家重点学科，医教研协同发展

范永升作为何任教授学术思想的传承人，不忘初心、牢记使命，奋勇前行，几十年来一直围绕《金匮要略》开展医、教、研等方面的工作，并取得了一系列丰硕成果。1988年范永升远赴日本国立佐贺医科大学留学，学习和研究"胶原病"的防治，1990年学成归国后，致力于《金匮要略》研究与临床风湿免疫性疾病诊治相结合，开设了浙江省内首家中医风湿病专科门诊。由于范永升熟悉中西医两种理论和方法，并将两者有机结合，取得了较好的临床疗效，患者逐渐增多。两年后，当时已经是浙江中医学院（现浙江中医药大学）基础部主任的范永升，抓住国家重视中医药事业发展的契机，在当时的浙江中医学院大学路老校区的西医教学楼创建了浙江中医学院专科门诊部。该门诊部的创立，进一步扩大了中医风湿病专科的影响。经过11年的努力筹备和人才培养，于2004年风湿免疫科在现浙江省新华医院（浙江中医药大学附属第二医院）正式挂牌成立，并开设病房收治住院风湿病患者。"千淘万漉虽辛苦，吹尽狂沙始到金"，正是在范永升的带领下，不畏艰难，通过艰苦卓绝的努力与奋斗，风湿免疫临床、科研与教学团队才取得一系列

丰硕成果。2007 年获建国家中医药管理局"十一五"重点专科，2011 年获建国家卫生部（现国家卫生健康委员会）临床重点专科，2014 年获建国家中医药管理局中医风湿病协同创新中心，2018 年牵头国家重大疑难疾病系统性红斑狼疮中西医临床协作试点项目，还作为医院的重点病种获得国家第二批中医临床研究基地。2022 年他作为医院首席专家申报的国家中医药传承创新中心获得国家发展和改革委员会、国家中医药管理局批准。在范永升的精心培育下，浙江中医药大学附属第二医院风湿病科已逐渐成长为在全国具有较大影响的风湿病专科；同样，《金匮要略》学科作为浙江中医药大学的传统优势学科，在范永升的带领下，1994 年获得了浙江省重点学科，2001 年成为国家中医药管理局重点学科，2005 年成为浙江省政府"重中之重"学科，2007 年以《金匮要略》为主的中医临床基础学科获得国家重点学科，这也是浙江省属高校中首个国家重点学科，极大地推动了该学科的发展。

三、中基教改，敢为人先

（一）教学方法的创新

在中医教学方面，范永升师古而不泥古，早在 20 世纪 80 年代初期，踏上工作岗位不久的范永升就倾心于中医教学的创新，思考如何让艰涩难懂的传统知识更为形象直观、更容易让初学者接受与领悟。1983 年前后，当时的全国《中医基础理论》在教学上普遍是课堂理论讲授，缺少图文等形象化教育，影响教学效果，这引起了时任中医基础理论教研室主任、基础部副主任范永升的深思。在上级领导的支持下，范永升带领同事借用现代手段，在国内《中医基础理论》学科率先拍成了一部 25 分钟的电教片《六淫》，因其画面形象、解说通俗，深受高校同行与学生欢迎，在全国颇有影响。

1. 运用取类比象，优化教学内容

范永升团队利用电视屏幕特有的视觉效果，运用找同构系统的方法，把风、寒、暑、湿、燥、火的自然现象作为人体病因的同构系统，来探讨、分析人体的致病原因及症状，形象地反映出"取类比象"这种中医认识病因的

特有方法。如对于风性数变这一特性，被处理成画面：开始微风吹拂柳枝，湖面碧波荡漾，既而狂风大作，飞沙走石，海面上波浪滔天，展示了一幅自然风多变的画面。滔天的海浪中叠印出满背是风疹块的患者。画面在显示了手、身、腿多个部位的风疹团块后，又转向患者不断搔痒、满是搔破血痂的镜头。至此，自然界风性数变的特性和风邪致病变幻无常、发展迅速的特性有机地结合在一起。

此外，范永升团队利用画面层次取类比象，揭露病邪致病的不同特点。如在讲述湿邪三大致病特性时，根据湿为水之渐，水为湿之甚的观点，镜头上依次出现了满天阴霾的大雾，挂满晶莹水珠的松针，潺潺下流的溪水，一条布满浮萍、水面发黑的小河，分别把湿为阴邪，湿性趋下，湿性黏滞、重浊这些特性有层次地揭露出来。

2. 采用大量病例，深化六淫内涵

范永升尽可能使六淫致病特点表述得更加系统和深入。如在表现火热的特性时，选用了高热、神昏、口舌生疮、角弓反张、皮肤发斑、两目红赤、咽喉红肿、下肢溃疡等十几例病例，揭示了火邪致病的四大特点。每一特点之下都有相应若干病例，使某些原来课堂教学难以直接看到的体征，一目了然地呈现在学生面前。

3. 结合现代科学，处理教学难点

六淫致病特性中，有的条目比较抽象，难以理解，如"寒性凝滞"。为此，范永升团队制作了显微镜甲皱微循环及毛细血管管襻变形的模型，让学生清晰地看到因寒邪引起血流缓慢和血管变形的情景。又通过冰天雪地中的冰凌，让学生进一步了解"凝滞"二字的意义和现象，从而理解寒邪侵犯是因，其性凝滞、凝而不通、不通则痛是果的内涵。

4. 根据调查表格，测知学生反馈

范永升团队调查了93级中医本科、针灸本科、骨伤本科、中西医结合专业的234名学生，发现94%的同学观看电教片后，"对六淫的认识是否比原先更清楚""对以六淫所引起的临床症状有无更直观的感性认识"和"对掌握六淫理论有无帮助"三个问题持肯定态度。说明电教片的直观形象教学

能与理论课相结合，教学效果更为理想。

电教片《六淫》还在 1984 年 10 月召开的"华东地区中医院校中医基础理论教学研讨会"上进行了展播，得到了广大同行的认可和好评。随后，兄弟院校《中医基础理论》学科的同行受此启发，便联合起来，从阴阳五行到预防治则，将《中医基础理论》的课程拍成了系列片。这给艰涩的中医理论教学开辟了新的途径，其他的学科如《伤寒论》等纷纷进行了效仿。该电教片于 1988 年获得了浙江省卫生厅科技成果三等奖，并于 1995 年范永升撰稿写成《电教片〈六淫〉制作有感》，发表在 1995 年第 3 期的《中医教育》杂志上，与广大中医教育同行分享心得体会。

除了制作电教片，范永升对中医教学考试形式也进行了改进。1985 年左右，范永升和同事们在国内率先运用计算机命题，建立了《中医基础理论》题库。学生可以利用计算机进行随机自测，任课教师则可以利用题库编制考卷。《中医基础理论》计算机辅助教学系统也于 1988 年获得了浙江省科委的计算机优秀软件三等奖。此外，范永升对中医实验动物模型也进行了探索创新。他们将蟾蜍置于冰块上一段时间后，打开腹腔，观察腹腔血管血流速度，可见流速明显减慢，验证了"寒性凝滞"理论；然后将冰块移除，对其进行复温，又可见腹腔血管流速加快，验证了"热性鼓动"理论。这种寒热病因动物教学模型在全国也是较早的教学实验。

（二）教学内容的完善

范永升不仅勇于创新教学方法，在教学内容上也有独到的见解。1994 年，由上海科学技术出版社出版的高等教育中医药类规划教材（第五版）《中医基础理论》，范永升作为编委负责编写了"病因"这一章节，经过充分的整理和不断提炼，在原先第四版的基础上新增了"结石""药邪""医过"三部分内容，分别从基本概念、形成过程、致病特点三个方面详细进行了介绍。

1. 结石

范永升认为，凡体内湿热浊邪，蕴结不散，或久经煎熬，形成砂石样的病理产物，称为结石，如胃结石、胆结石、肾结石等。结石是在疾病过程中形成的病理产物，但又可成为某些疾病的致病因素。结石形成的原因有三：一是饮食不节，偏嗜肥甘厚味，偏啖酒酪，会影响脾胃运化，内生湿热，蕴结肝胆，湿热煎熬，久瘀而为胆石；留于下焦，气机不利，则湿热瘀结而为肾石；若空腹过食柿子或枣子，则易阻遏胃的腐熟、通降功能，瘀结而为胃石。二是情志失调，肝胆气郁，会使肝失条达之性，胆汁疏泄不利，湿热蕴结，日久煎熬，形成结石。三是药物使用不当，如长期服用钙、镁、铋等药物，可影响胃的腐熟、通降功能，形成胃结石，而长期服用碱性药物，如磺胺类，可影响肾、膀胱的气化功能，水道不利，形成肾结石。

结石的主要致病特点：①多发于六腑等脏器，临床多见的结石主要是胆结石、胃结石、膀胱结石，这些均为六腑等空腔脏器。②病程较长，症状不定。临床上由于结石的大小和停留的部位不同，可产生不同的症状，一般来说，结石小，病情较轻，有的甚至无任何症状；反之，结石大，则病情较重，症状也更明显复杂。③易阻滞气机，损伤脉络。结石为有形病理产物，停留在脏器内，多易阻滞气机，影响气血、水谷、水液等的运行与排泄。如胃内结石，阻滞气机，影响水谷的腐熟和传输，甚则结石下移，阻滞肠道，引起上下不通的关格证。④甚则发生绞痛。结石停留体内，可影响气血的运行，一般可见局部的胀痛、酸痛。然一旦结石导致通道梗阻，则可发生剧烈的绞痛。如胆结石梗阻时，可见右胁腹绞痛牵及右肩部。

此外，范永升还从病因、致病特点等方面对痰饮、瘀血、结石三种病理产物进行了系统的比较，拓展了教科书的内容。

2. 药邪

范永升认为，药邪是指用药不当造成疾病的一种致病因素。药物本身用于治疗疾病，但是如果医生不熟悉药物的性味、功效、常用剂量、不良反应、配伍禁忌，则不仅治不好疾病，反而会导致其他疾病的发生。药邪形成的原因有四：一是用药过量，特别是一些毒性药物，过量则会中毒，如生川乌、生草乌、马钱子、细辛、巴豆、生半夏、雄黄等。二是炮制不当，有些含有毒性的药物经过适当炮制可减轻毒性，如乌头火炮或蜜炙，半夏姜制，附子水煮，就能减轻毒性。三是配伍不当，某些药物相互合用则会使毒性增加，古人概括为"十八反""十九畏"，如黎芦与人参、水银与砒霜等。四是用法不当，如妇女妊娠时使用了本该禁忌的药物也会变生他疾，伤及胎儿。

药邪的主要致病特点：①多表现为中毒症状，误服或过服有毒性的药物，临床上多表现为中毒症状，并且程度与药物成分、剂量有关。轻者表现为头晕心悸、恶心呕吐、腹痛腹泻、舌麻等症状，重者可出现肌肉颤动、烦躁、黄疸、发绀、出血、昏迷，乃至死亡。②发病急，病势易趋危重状态，误服或过服有毒性的药物，往往会引起急性中毒，发病急骤，若不及时采取正确的解毒治法，会加速疾病恶化，对人体造成严重损伤。③加重病情，变生他疾，药物使用不当，会助邪伤正，一方面使原有的病情加重，另一方面还会引起新的疾病，如妇女妊娠用药不当会引起流产、畸胎，甚至死胎等。

3. 医过

范永升认为所谓医过是指医生的过失，可造成疾病加重或滋生他疾，也属于引起疾病的原因之一。《黄帝内经》中就有一篇专门论述医生过失的专论，称为《素问·疏五过论》。医过形成的原因众多，以下举例一二：①语言不妥，医生使用美好的语言有利于增强患者战胜疾病的信心，能起到辅助治疗作用，反之，医生讲话不注意场合、分寸，或言语粗鲁，均会增加患者的思想负担，加重病情，甚至产生新的病症，即西医学所说的医源性疾病。②文字不规范，医生开处方，药名要通俗易懂，字迹要工整清晰，反之，医生故意开些别名、僻名，则易使配药人员难以理解，在危急之际，会贻误病机。③误治，由于医生临床辨证不正确导致治法、用药的错误。如明为实证而判为虚证，误用补药，实为虚证而判为实证，误用泻药，不仅旧病难以治愈，反又添新疾。④操作不当，诊治患者必须认真细致，一丝不苟。《素问·宝命全形论》在谈到针刺得气应专心致志时比喻为"如临深渊，手如握虎"，这样才是称职的医生。不同的医过方式致病特点不同，言语不妥与七情致病特点相近，文字不规范、误治对患者造成的损害则类同于药邪，操作不当与外伤的致病特点较为相似。

这些内容既符合临床实际，又对指导医生做好临床工作十分重要。它的补充，使中医病因学说更为系统和完善。2001年范永升还在人民卫生出版社出版的 21 世纪课程教材《中医基础理论》担任了副主编。

四、上火研究，首开先河

上火是临床常见的一种轻微但易反复的疾病，包括口腔溃疡、牙龈肿痛、口燥咽干、鼻衄、目赤，并可伴有小便短赤、大便干燥等症状，多由精神紧张、过度疲劳、辛热药食等所诱发。从西医学看，上火既包括一些亚健康的状态，也包含头面部某些器官皮肤黏膜的炎症性病变，如复发性口腔溃疡、慢性牙龈炎等。

"怕上火喝王老吉"，这是一句中央电视台家喻户晓的广告词，也说明中医对防治上火有独特的作用。其实，上火不仅是人民群众所关心的话题，而且是伟人和科学家关注的项目。20 世纪 50 年代末，毛泽东主席与山东著名老中医刘惠民交谈时就问："上火怎么解释？"刘惠民用中医学理论做解答，但毛泽东主席没有理解，刘惠民就提出，让"西医学了中医，再用中医的话讲出来，主席就懂了"。毛泽东主席听后高兴地说："关键的问题在于西医学习中医。"北京大学医学院韩济生院士在 2005 年接受《中国科技史杂志》的专访时，也提到研究中医降火的机制、用现代科学术语描述中医上火的概念很有意义。上火在日常生活中看似简单、平常，但有时却是一些难治性疾病的先兆症状。美国哈佛大学营养学教授康景轩是一位华裔科学家，他认为中医的上火往往是体内有炎症的表现。美国国立卫生研究院研究证实，长期不消退的慢性炎症是现代多种疾病的共同诱因，这些疾病包括癌症、脑卒中、冠心病、糖尿病和阿尔茨海默病。2016 年我们曾在附属医院做过小样本的问卷调查，发现极少数的肿瘤患者在发病前有长期反复口腔溃疡病史。汤钊猷院士也认为炎症有很多促癌因素，防治慢性炎症也可预防某些肿瘤的发生。2018 年 8 月，美国 *Cancer Medicine* 杂志发表了由中国大陆和台湾地区学者共同研究的学术论文，题目为"复发性阿弗他口炎可能是特定癌症的一种前兆或危险因素"。可以看出，研究上火不仅有助于揭示中医学理论的科学内涵，推动中医药的交流与合作；而且为更有效防治上火提供科学依据，减少某些难治病的发生，提高人民群众的健康水平。

2013 年，范永升作为首席科学家牵头承担了国家科技部"上火机制与防治研究"的 973 计划项目。项目组首先对上火的相关古今文献进行了系统整理，并针对上火的诱因、临床表现、证候特点等开展了大规模的流行病学调查，同时又组织相关专家进行了问卷调查与咨询、论证，在明确上火的内涵及诊断标准基础上，进一步围绕上火的生物学基础从能量代谢、氧化应激、免疫稳态、肠道菌群等方面开展了系统而深入的研究。

（一）制定上火诊治标准

"上火"其实是一种俗称，概念源于中医学对人体和疾病的认识，中医学中无专门论述，其内容散见于中医火热病证中，西医学至今还未有与之相对应的病名，人们对上火的概念认识也比较笼统含糊，在预防和治疗上也缺乏科学依据和规范化、系统化的诊治标准。因此，明确上火的定义，制定上火的诊治标准是上火防治研究的重要目标和任务。

"上火"一词由"上"和"火"组成，"上"作为名词，表示方位，指位置在高处；"上"作为动词，有点燃、发生、出现等意。"火"表示中医"火热"的病机或临床表现。因此，上火作为名词时，表示人体上部的火热病证；作为动词时，表示发生火热状态。前者代表疾病，范围相对较小；后者代表病机，涉及面广，从某种意义上讲它包括了所有火热病证。科学研究不可能漫无边际，作为国家的研究项目更有明确的研究范围和目标要求。2013 年国家重点基础研究发展计划（973 计划）"上火"的机制与防治项目的招标指南指出：明确"上火"的辨证标准，研究"上火"的现代表征方法，揭示"上火"的生物学基础，阐明清热泻火、滋阴降火等防治方法的作用机制，为提高中医预防和有效治疗"上火"提供科学依据。显然，这里的上火并不是指广泛地发生火热，而是一定范围的火热病或证候。《现代汉语词典》对上火的解释是"中医把大便干燥或鼻腔黏膜、口腔黏膜、结膜等发炎的症状叫上火"。与我们的理解较为接近。前期的文献研究，查阅"中国学术期刊数据库（CNKI）""中文科技期刊全文数据库（维普）""万方全文数据库""中国优秀博硕士学位论文全文数据库"等数据库，以及相关的图书资料的内容，共检索上火相关文献 5630 篇，查阅 1356 部古今中医典籍，在此基础上结合临床探讨，使项目团队初步认识到上火与饮食、劳倦、气候有关，其症状多发生在头面部，并且具有反复发作的特点。为了获得这方面准确的信息及规律，2014 年在范永升的带领下，项目团队与浙江省体育局、天津中医药大学合作，完成了浙江省 11 个地市 11281 例居民、12627 例在校大学生上火流行病学调查，结果发现居民排在前八位的高频上火症状分别是口干渴、眼干涩、咽喉肿痛、咽干、口腔溃疡、牙龈肿痛、大便燥结、面部丘疱疹。在校大学生上火的口腔溃疡症状较居民为多，列第 2 位。从上火的诱发因素看，饮食辛辣、饮水量少排在最前面，其次是剧烈运动、心理压力大、失眠和熬夜，最后是极度忙碌、过度疲劳。从发病季节来看，夏季发生上火最多，占 35%。并在此基础上，继续深入研究了上火的内涵，提出上火的辨证，以及实火、虚火不同证候的判定和辨证标准，先后通过了 5 轮 168 人次《中医诊断学》《中医内科学》《内科学》《统计学》《循证医学》等不同学科和领域的专家论证，初步确定上火的诊断标准，并不断修订与完善。最后把上火定义为指因精神紧张、过度劳累、辛热药食等引起的，以人体头面部口、舌、牙龈、咽喉、眼、鼻等部位皮肤黏膜出现红肿热痛、溃疡症状为主，并可伴有全身症状、反应的一种轻微的易反复的疾病。该定义包括 4 层含义：①说明上火是一种中医疾病。②精神紧张、过度劳累、辛热药食为其主要诱因。③头面五官部位皮肤黏膜的红肿热痛、溃疡为其主要症状。④上火是一种病，是一种易于反复、症情轻微的病，相当于西医学中一部分亚健康状态。上火还可分为虚实 2 类，虚证有气虚、阳虚及阴虚火旺；实证，有外邪上扰、邪热内盛、湿热内蕴、气郁化火等。病名下面可分列证候，这样也符合中医辨病与辨证相结合的辨治规律。

"功夫不负有心人"，在范永升及其团队锲而不舍地辛勤努力下，2017 年 11 月 14 日经中华中医药学会批准，《上火的诊断和治疗指南》团体标准正式发布。该指南涵盖了上火的定义、诊断、辨证、治疗、预防与调摄、转归与预后等内容，为系统规范地预防和诊治上火提供了重要科学依据，同时也必将有利于提高中医学术水平，有利于增加辨证论治的准确性，切实提高中医临床疗效，有利于促进百姓健康，助力"健康中国 2030"。

（二）探究上火发生机制

范永升认为，任何科学研究要想达到目标必须要有正确的研究思路和方法。上火作为一种火热病证，其与寒证最直观的区别主要在于能量代谢的高低，无论实热证还是虚热证，人体的能量代谢相对于正常人都应该发生了明显的变化。上火主要表现为皮肤黏膜的红肿热痛、溃疡等症状，这与免疫关系密切，而且能量代谢与免疫两者又是互为关联，免疫反应需要能量代谢的维持，而异常的能量代谢也会诱发免疫反应。因此，围绕能量与免疫将是研究上火生物学特征及中医药作用机制的关键所在。腺苷酸活化蛋白激酶（AMP-activated protein kinase，AMPK）是调节能量代谢与免疫的关键因子，围绕 AMPK，项目团队针对糖、脂肪等能量代谢，Th17/Treg 免疫平衡等方面，运用代谢组学、蛋白组学、转录组学、基因组学等方法开展系统的相关研究。另外，皮肤黏膜中存在大量的微生物，作为人体的有机组成部分，有时也是重要的致病因素。为此，项目团队还开展了肠道微生态方面的研究。

1. 上火与能量代谢

项目组利用气相色谱–质谱联用及液相色谱–质谱联用技术对上火人群开展了代谢组学研究。经多变量分析发现，与正常人群比较，上火人群血清代谢谱出现了显著的变化，多种氨基酸、碳水化合物、有机酸、磷脂等代谢发生紊乱。三羧酸循环是机体获得能量的主要方式，柠檬酸、琥珀酸与苹果酸等是三羧酸循环的中间代谢物，上火人群外周血中 ATP 含量明显上升，三羧酸循环中间代谢物显著增加，反映了上火后机体能量代谢处于比较旺盛的状态。上火后，促甲状腺激素水平升高，促进脂肪组织分解，使血中多种长链脂肪酸，如月桂酸、亚油酸、油酸、十五酸、十七酸及甘油出现了不同程度的上调。此外，上火人群多发生局部炎症，如溃疡、咽炎、牙龈炎等，炎症部位物质分解代谢加快，组织耗氧量增加，同时局部出现微循环障碍，影响氧供应，引起无氧呼吸增强，释放的乳酸未能及时被清除，发生堆积，导致血中乳酸出现上调的趋势。代谢组学研究表明上火后人体血清代谢谱发生了特异性改变，这些改变与脂质、能量、氨基酸异常有关，总的表现为代谢加速、产能增加的状态。

2. 上火与氧化应激反应

正常情况下，人体的氧化与抗氧化水平处于动态平衡状态。当机体遭受各种有害因素刺激时，体内自由基产生过多，氧化程度超出抗氧化物的清除能力，氧化系统和抗氧化系统出现失衡，便可导致氧化应激反应。项目组在本研究中发现，上火人群的活性氧自由基（O_2^-）脂质过氧化产物丙二醛（MDA）较健康人群显著升高，而上火人群体内的抗氧化物质、超氧化物歧化酶（SOD）、谷胱甘肽（GSH）含量显著下降。同时利用多维质谱、鸟枪法、脂质组学分析技术还发现上火人群人体神经酰胺 SN-2 型溶血磷脂含量上升，各类缩醛型磷脂下降。这些都提示上火状态下体内出现较强的氧化应激反应。与此同时，研究数据还显示，实热上火人群体内 MDA 含量升高较阴虚上火人群更明显，而阴虚上火人群中 SOD 含量下降更显著，说明实热上火氧化损害更严重，而阴虚上火抗氧化能力减弱更明显。

3. 上火与人体免疫功能

选用 Ray Biotech 生物素标记抗体芯片检测实热上火和阴虚上火患者外周血细胞因子的差异表达，发现阴虚上火组的细胞因子与实热上火组的细胞因子存在差异表达。进一步通过流式细胞术检测发现，实热上火组 Th17 细胞含量升高并有统计学意义，同时血清中激活素、E 选择素及 IL-17 等升高明显，表现出免疫激活的特点。而阴虚上火组 Treg 细胞含量的升高具有统计学意义。细胞因子芯片显示阴虚上火组中与调节性 T 细胞相关的细胞因子 TGF-β 升高，表现出激活作用的 Activin A 含量下降，同时 IL-17R 也显示降低。另外通过荧光定量 PCR 和蛋白免疫印迹技术检测发现，阴虚上火组的外周血淋巴细胞的 Foxp3、TGF-β、IL-10 mRNA 的表达均相对明显升高，其差异有统计学意义。这些都提示阴虚上火人群具有某些免疫抑制的特点。

人体的免疫功能，与脂质代谢、氧化应激反应及凝血系统都有千丝万缕的联系，为此范永升团队通过 iTRAQ 技术研究了上火患者的血清蛋白质组学特征，结果显示促炎因子载脂蛋白 C3 的表达上调，抗炎抗氧化的载脂蛋白 A4 的表达下调，结合临床生化检测 CRP 等指标的升高，说明上火人群炎症反应与脂质代谢异常有密切关联。同时将实热上火和阴虚上火人群与对照组相比，提示参与凝血系统作用的相关酶的活性发生了改变。进一步将阴虚上火人群与健康人群相比较，发现凝血系统蛋白因子抗凝血酶（gene name：SERPINC1）、凝血酶原（gene name：F2）、血小板糖蛋白（gene name：GP5）表达均显著下调，提示阴虚上火人群的鼻衄、齿衄与凝血功能的改变有关。

4. 上火与肠道菌群

2015 ～ 2017 年，项目组采用横断面调查研究方法，收集了 129 例上火人群的粪便样本。同时根据年龄、饮食和性别等因素，匹配收集了 85 名健康志愿者粪便样本。粪便中提取 DNA 及采用 Illumina MiSeq 测序检测肠道菌群的结构。比较上火与健康人群的肠道菌群差异，明确上火人群肠道菌群结构特征。相比于健康人群，上火人群肠道菌群多样性降低，拟杆菌门与厚壁菌门比例改变，肠道致病菌（颤螺菌属、红球菌属和嗜血杆菌属）丰度上调，肠道土著菌（多形杆状菌属、韦荣球菌属）丰度下调。同时，研究过程中将上火人群分为实热和阴虚上火。阴虚上火人群特异改变的肠道菌群是放线菌属、斯莱克菌属和链球菌属；实热上火人群不具有特异改变的肠道菌群。上火人群变化的肠道菌群功能研究表明，糖代谢、脂生物合成等和免疫系统疾病相关功能显著上调；甘氨酸等氨基酸代谢、运输和分解代谢、信号转导、蛋白折叠和过氧化物酶体等基础代谢相关功能下调。

5. 上火与辛热药食

项目组在浙江中医药大学共招募了 40 名志愿者，每人每天服用含 3g 高丽红参的胶囊 5 粒，服用时间最长不超过 16 天。最终，有 30 人符合实热上火诊断标准，平均上火时间为（13.9±2.72）天，并出现了大便干、口渴、目赤干涩、鼻腔干燥、鼻疮疖、咽喉肿痛、口腔溃疡、牙龈肿痛等症状。通过采集这 30 位志愿者服用红参前及服用红参上火后的血液样本，应用气相色谱 – 质谱联用技术检测其血浆差异代谢物。提示服用红参上火后与服用红参前的代谢谱存在显著差异，并发现了 17 个差异代谢物。其中，在服用红参上火后上调趋势的代谢物有尿素、十八酸磷酸、十六酸、缬氨酸、葡萄糖、丝氨酸等，下调趋势的有胆固醇。说明在实热上火状态下，机体的内环境发生了改变，集中表现为三羧酸循环的加快，表明机体能量代谢处于旺盛的状态。此外，项目组还建立了药食上火的大鼠动物模型，开展了相关研究。同时，还在临床上以单纯性疱疹性唇口炎为例，研究了上火与病毒的关系。这些研究都反映出上火的炎症反应与脂质代谢、氧化应激反应及免疫功能失调等有着密切的关系。

通过上述研究，项目组发现上火是易感人群在疲劳、精神紧张、辛热饮食等一系列诱因作用下，导致机体发生以能量代谢加快、氧化应激反应增强、菌群失调、免疫稳态破坏为主的内环境紊乱，使人体头面部口、舌、牙龈、咽喉、眼、鼻等部位皮肤黏膜发生炎症反应，从而出现红肿热痛、溃疡等表现，并可伴有全身症状的一种轻微且易反复的疾病。该项研究基本阐明了上火的发生机制，为中医预防和治疗上火提供了科学依据。

（三）建立"三期合一"的上火防治方法

随着社会进步、经济发展及人民生活水平的不断提高，生命的质量和数量得到人们越来越多的关注。预防为先的理念亦逐步深入到人们的生活理念之中，成为备受各界关注的新议题。无论是从以最高的效率维持较好的健康状态方面，还是从获得疾病防治最佳效果的角度，抑或是从控制卫生资源投入的视野来看，实行疾病预防都是应对卫生瓶颈和难题的最优策略。自20世纪80年代开始，许多发达国家已经开始考虑从国家层面出发实施"预防为先"的健康管理战略，并从中受益诸多。中医学的精髓是"治未病"，这在很大程度上弥补了现代疾病预防手段的不足，其在预防疾病方面的作用已被大量的医学实践所证实。

"治未病"是中医学核心理念之一，其理论源自《素问·四气调神大论》，曰："圣人不治已病治未病，不治已乱治未乱，此之谓也。夫病已成而后药之，乱已成而后治之，譬犹渴而穿井，斗而铸锥，不亦晚乎！""治未病"虽只有三个字，但其有着丰富的内涵，深入发掘和提炼治未病思想，对提升现代防病治病理念有着重要的意义。"治未病"主要有以下三种情况：

①"未病先防"，这也是"治未病"第一要义。而防病之道，莫过于养生。养生主要从日常饮食起居做起。诚如唐代医家孙思邈说："善养性者，则治未病之病，是其义也。"又如金元时期的朱震亨所言："与其救疗于有疾之后，不若摄养于无疾之先。盖疾成而后药者，徒劳而已。是故已疾而不治，所以为医家之法；未病而先治，所以明摄生之理。"②"既病防变"，这是"治未病"的第二层含义。在古代，主要针对疾病欲发之先兆而言，即《黄帝内经》所谓"上工救其萌芽"。金元时期的朱震亨也有类似之论："见颊之赤，先泻其肺经之热，则金邪不能盛。此乃治未病之法。"这一层主要强调防微杜渐的重要性，防止疾病的传变与加重。③"瘥后防复"，指通过生活调摄及治疗防止复发，《素问·热论》中云"病热少愈，食肉则复，多食则遗，此其禁也"。即在久病初愈阶段，注意调摄，促进完全康复，防止复发。

范永升中医功底深厚，师古而不泥古，将上火防治的研究与中医经典论述有机联系，基于未病先防、既病早治与防变、瘥后防复，结合临床实际，首次系统建立了防治上火的"三期合一"方案：①未病先防：前期通过流行病学调查显示，不同中医体质类型的人群中，阴虚和湿热体质更容易上火；从上火诱因上看，心理压力、熬夜、辛热药食、每日饮水量少于 500mL 是诱发上火的主要因素。因此，根据流行病学调查的结果分析，阴虚、湿热体质的人更应注意调摄，易于上火人群应尽量减少心理压力、熬夜、辛热药食，适量增加饮水，即可概括为"三减一增"；同时，根据因时制宜的原则，易于上火人群在夏天更应注意防暑降温，以减少上火的发生。②既病早治与既病防变：对已上火的人群，要早治疗，防传变，采取内外兼治的方式。外可用冰硼散、西瓜霜等进行外治。内则根据虚实的不同分为七种证型进行辨证治疗，即"二型七证"，实证：外邪（风热、燥热）上扰证，其中风热上扰证予银翘散治疗，燥热上扰证予桑菊饮治疗；邪热内盛证，若胃火内盛者，则用清胃散加减治疗，若心火内盛者，则用导赤散合泻心汤加减治疗；湿热蕴结证中脾胃湿热者，则用甘草泻心汤加减治疗，若肝胆湿热者，则用龙胆泻肝汤加减治疗；气郁化火证，若为肝郁化火者，则用丹栀逍遥散加减治疗。虚证：阴虚内热证，若为肾阴虚内热者，则用知柏地黄汤加减治疗，若为肺胃阴虚内热者，则用沙参麦冬汤加减治疗；气虚证，若为气虚下陷者，则用补中益气汤加减治疗；阳虚证者，若为肾阳虚浮者，则用金匮肾气丸加减治疗。③瘥后防复：主要从调摄饮食劳逸等方面进行以防止上火的复发。在饮食方面，上火愈后宜饮食清淡或素食为主，饮食少量渐增，不可勉强多食，少食多餐；在劳逸方面，应注意休息，特别应避免劳累，适当运动，促进气血流通；在情志方面，应放松精神，保持平静，避免精神刺激，过度紧张；其他方面的调摄，适寒温，及时增减衣服，室内注意通风，避免去人多的公共场所。"三期合一"方案的建立，对系统防治上火、改善亚健康状况、减少难治病的发生、助推"健康中国 2030"战略目标有着重要作用。

五、浙派中医，勇当旗手

2017 年 7 月 1 日，是《中华人民共和国中医药法》正式实施之日，同一日由浙江省中医药学会举办的第六届之江中医药论坛发布了浙江中医药行业期盼已久的重大消息：浙江中医学术流派综合称谓为"浙派中医"。"打出'浙派中医'这张名片，唱响了传承浙江传统医学流派的主旋律，旨在把老祖宗留给我们的中医药宝库保护好、传承好、发展好，着力推动浙江中医药振兴发展。"浙江省中医药学会会长肖鲁伟如是说。浙江省中医药管理局局长徐伟伟认为："'浙派中医'称谓的正式命名，对浙江中医药传承创新具有里程碑意义，将对浙江全面实施'中医药健康服务工程'产生积极的影响。"国医大师葛琳仪也表示："打出'浙派中医'旗帜有利于讲好浙江中医药故事，传播浙江中医药正能量。"中医药行业著名记者章关春在 2018 年第 4 期《浙江中医药·新闻纪事》中称：范永升是"当今擎起'浙派中医'的旗手"。

范永升作为中医人，时常为浙江中医药在历史上的辉煌成就感到自豪。1990 年从日本留学归来后，他最想做的一件事，就是整理历史上浙江各流派名医的临床经验特色，以指导今人的临床。1995 年，18 万字的《浙江名医诊疗特色》出版，第一次系统地介绍了自宋代到清代浙江中医临床各科有代表性的名医 25 家。2009 年是浙江中医药大学建校 50 周年，在校庆前夕，作为校长的范永升思绪万千，浙江中医药源远流长，如果拿不出一部像样的能够充分展示浙江中医药学术成就的专著，那就愧对古人。于是他组织了浙江中医药大学的连建伟、叶新苗、温成平、徐珊、李如辉、徐小玉、王樟连、俞欣玮等8位教授及校友刘时觉教授，夜以继日，不辞辛劳，耗时9个月，编写了一部67万字的《浙江中医学术流派》，并将书稿呈给当时的国家中医药管理局局长王国强，王国强局长看了之后对书给予高度评价，郑重写道："浙江是中医药大省，浙江中医药历史源远流长，历代名医辈出，流派纷呈，在中医药发展史上具有重要的地位和作用。"由此可见，浙江中医药历史悠久、流派众多。但流派多了不能适应新时代下的浙江中医药在国内乃至国际上宣传交流和发展。范永升始终是一个追梦人，因此，提炼一个既代表浙江中医药学术流派，又涵盖浙江全域的综合称谓，同时又有利于促进浙江中医药的对外宣传交流及发展与创新，成了范永升的又一梦想。

（一）提炼称谓

广东有岭南医学，江苏有孟河医派，上海有海派中医，安徽有新安医学，黑龙江有龙江医学，湖南则有湖湘中医……那么，浙江的中医药流派又是什么称谓呢？然而，浙江中医药源远流长、学派众多，在吴山有"钱塘一派"、在义乌有"丹溪学派"等。范永升认为，如果不为其进行统一命名，对外则不方便宣传交流，不利于扩大浙江中医药在全国的影响力；对内则会影响浙江中医药的传承与创新，也不利于指导临床实践。如何提炼一个既能代表浙江中医药学术流派，又能涵盖浙江全域的综合称谓？这一具有历史意义的重大课题便摆在了范永升的面前。为了保持浙江中医药的生机与活力，发挥其在"健康浙江"创建过程中的作用。在浙江中医药学会会长肖鲁伟的支持下，范永升牵头成立课题组，着手浙江中医药流派的命名研究工作。给浙江中医药流派统一名称不是一件简单的事，命名过程堪比给小孩取名字，甚至更"麻烦"。为了做好浙江中医药流派的统一称谓工作，首先范永升便与业界专家同道一同确定了命名的四大原则：一是体现地域特色，即能反映浙江全域范围的中医药特色；二是包容各家学术，也就是能够涵盖浙江各中医学术流派；三是契合他学称谓，即与现有的浙江学术或艺术流派的名称相一致；四是发音朗朗上口，即音韵协畅、平仄相和，读起来响亮。

在这一原则的指导下，范永升首先查阅相关历史文献资料，多方征求有关专家意见，对收集到的及考虑到的名称——进行比较分析。若用"吴越医学"这一称谓，优点是充分体现历史悠久，但范围超出了浙江；"江南医学""越医学派"的称谓亦是如此，虽朗朗上口，但也越界。"两浙医学"是以宋代浙江分浙东、浙西两大区域而提出的，但与今天的浙江简称为"浙"做对比，又显得不够明确，易于混淆；"钱塘医学"或"之江医学"涵盖范围较窄，且"钱塘医学"容易和"钱塘医派"（从明末清初延续到清光绪年间的、在杭州论医注经的钱塘医派）相混淆；此外，"浙江医学"或"浙江医派"的称谓过于直白，"浙医流派""浙医学派"则发音不够响亮。

"看似寻常最奇崛，成如容易却艰辛"，正是在这四条原则的指导之下，范永升牵头的课题组对历代名称进行了反复比对，先后多次利用书面、会议形式征收意见，前后共召开了5次会议，在考虑"吴越医学""江南医学""两浙医学""钱塘江医学""之江医学"等一系列名字之后，征求了国内外专家的意见，最后正式确定的称谓为"浙派中医"。这一称谓既包容了浙江全域的中医药学术流派，发音朗朗上口，且与浙江省内其他学科的流派命名特点相吻合，譬如以黄宾虹、潘天寿为代表的浙派绘画；以沙孟海、刘江为代表的浙派书法；驰名中外的西泠印社的篆刻，称为浙派篆刻。还有徐天民的浙派古琴、赵松庭的浙派竹笛。此外，浙派中医的大医精诚、厚德仁术，与浙江提倡的务实、守信、崇学、向善的价值观（精神），也是一脉相承，所以浙派中医是一个比较理想的称谓。浙派中医的提炼前后经历一年半左右时间，先后多次利用书面、会议形式征收意见，还邀请国内著名专家帮助把关，经过反复提炼，最后经过浙江省中医药学会第六届理事会第五次会长会议表决通过，正式成为浙江省各中医药流派对外交流的统一称谓。

（二）十大流派与八大特色

1. 十大流派

浙派中医有着深厚的历史积淀、众多的学术流派。早在 2009 年，范永升就将浙江中医药概括为十大流派。

一是丹溪学派，以元代义乌朱丹溪为代表人物。丹溪为金元四大家中滋阴派的代表，并作为"医之门户分于金元"的重要标志，影响深远。丹溪学派弟子众多，其代表人物有赵道震、戴思恭、楼英、王履等；私淑代表弟子有王纶、汪机、薛己、孙一奎等。

二是永嘉学派，是南宋时期永嘉（今温州）地区形成的一个主要医学流派，以陈言为代表。陈言著《三因极一病证方论》，提出病因学说中著名的"三因论说"。其代表人物有王硕、孙志宁、施发、卢祖常、王暐等。

三是绍派伤寒，系发源于绍兴地区有关外感病证治的一个学术流派。该流派发端于明代张介宾《景岳全书·伤寒典》，形成于清代俞根初《通俗伤寒论》。其传承代表人物有何秀山、何廉臣、曹炳章、徐荣斋等。

四是钱塘学派，是明末至清，浙江钱塘（今杭州市）地域形成的一个医学流派。该流派起源于明末卢复、卢之颐，通过张卿子、张志聪、张锡驹、高世栻、仲学辂等人努力，在侣山堂等处切磋医技、交流学术、培养人才，前后达 200 余年。

五是医经学派，是指以明代医家张介宾为代表，研究《黄帝内经》的一个学术流派。据现有文献，宋代沈好问著《素问集解》，元代滑寿撰《读素问钞》，明代张介宾著《类经》，马莳有《素问注证发微》《灵枢注证发微》，清代张志聪、高世栻等集体著《黄帝内经素问集注》《素问集解》等。

六是伤寒学派，是以研究《伤寒论》为重点的一个学术流派。代表人物有宋代朱肱、明代陶华、清代柯琴等，分别著有《南阳活人书》《伤寒六书》《伤寒来苏集》等，均影响深远。

七是温病学派，是研究温热病的一个学术流派，代表人物为清代海宁人王孟英。王孟英著温病学集大成之作——《温热经纬》。此外，还有雷丰《时病论》、何廉臣《重订广温热论》。

八是本草学派，是研究中药性味、功效、炮制、应用等为主要内容的一个学术流派。黄帝时期桐君采药识性，著《桐君采药录》。唐代宁波人陈藏器拾《新修本草》之遗，著《本草拾遗》。宋代杭州人裴宗元等受命编撰《和剂局方》。清代钱塘人赵学敏作《本草纲目拾遗》，收载716种《本草纲目》未收载或叙述不详之药，成为本草研究又一丰碑。

九是针灸学派，是从事针灸临床治疗与研究的一个学术流派。宋代瑞安人王执中著《针灸资生经》为首部针灸临证专著，嘉兴人闻人耆年撰《备急灸法》为常见急病的灸法专著。元末余姚人滑寿将任督二脉归入十二正经，始有十四经之称。明代四明人高武著《针灸聚英》、衢州人杨继洲著《针灸大成》等，均领先于全国。

十是温补学派，是倡导并善于用温养补虚方法治疗虚损病证的一个学术流派。代表人物为明代绍兴张介宾、鄞县赵献可等。张介宾创制左归丸（汤）、右归丸（汤）作为治疗命门先天水火不足的主方。赵献可著有《医贯》等，善用六味丸、八味丸加减调补阴阳。对后世温养补虚有积极的作用。

2. 八大特色

当然浙派中医并不局限于上述十大流派，按临床学科分类，尚有内科、妇科、伤科、儿科等流派。此外，浙派中医不只是一个简单学术流派的名称，而是有丰富学术内涵及鲜明特色。范永升匠心独具，反复斟酌，将其提炼为八大特色。

（1）源远流长

早在七千年前的新石器时代，余姚河姆渡遗址中发现的骨器，说明生活在此的人们已掌握了简单外科工具的制造技术，并学会用它们来穿刺引流，治疗简单的外科疾病。黄帝时期桐君在美丽的富春江畔桐君山上，采药识性，著《桐君采药录》。金元四大家之一的朱震亨，出生在浙江义乌赤岸镇的丹溪旁，被后世医家尊称为"丹溪翁"或"丹溪先生"。明代著名医学家会稽（绍兴）人张介宾著有《类经》《类经图翼》《类经附翼》等著作。清代的雷少逸，祖籍福建，后徙居浙江衢州，著有《时病论》。中华人民共和国成立之后，在何任、杨继荪、潘澧澄等诸位先生的率领下，浙江中医成绩斐然。而今，国医大师、全国名中医、浙江省名中医等群贤辈出，这些均反映浙派中医源远流长、长盛不衰的历史。

（2）学派纷呈

浙江人杰地灵，被誉为文物之邦，在中医药领域学派众多、名医辈出，中华民国以前，浙江名医有史可考者，计有1700多位；中医药著作有案可稽者，有1800多种。医灯续焰，学术创新与传承千百年的浙江中医药学术流派约有丹溪学派、绍派伤寒、永嘉医派、钱塘学派、医经学派、伤寒学派、温病学派、温补学派、针灸学派、本草学派。除了上述学派外，浙江还有很多中医临床学派，例如妇科就有萧山竹林寺妇科、陈氏女科、宋氏妇科、何氏妇科等，骨伤科有陆氏伤科、黄氏伤科、张氏骨科等，儿科有董氏儿科、宣氏儿科等。这些学派蕴含着丰富的学术思想、独特的诊断治疗方法及制方用药规律，值得进一步深入挖掘整理研究。

（3）守正出新

创新是一个民族进步的灵魂。创新，对于中医来讲更是其发展的核心。

元代朱丹溪一方面针对当时医学界忽视《黄帝内经》理论、方书泛滥的状况，认为《和剂局方》的根本弊端在于理论方药脱节，"操古方以治今病，其势不能以尽合"，提出"苟将起度量，立规矩，称权衡，必也《素》《难》诸经乎"。另一方面，他在学习刘完素、张从正、李东垣三大名家基础之上，结合江南土地卑湿，湿热相火为病甚多的地理特点，以及人多情欲过极，戕伤气血的社会风气，独创阳有余阴不足论，成为滋阴学派的代表。丹溪的学术思想改变了整个医学界的风气，对明清时期的温病学派都有直接的影响。明代张介宾学识渊博，他根据临床阳气不足出现的病证及阴阳互根的理论，又创造性地提出"阳非有余，阴常不足"论，对后世补虚扶正影响深远。可见，浙派中医都是在传承经典的基础之上，不断创新的。

（4）时病诊治

在外感病论治方面，东汉南阳张仲景创立了伤寒六经辨治方法，清代江苏叶天士、吴鞠通等分别创立了卫气营血、三焦辨证治疗温病方法，彪炳千秋。浙江清代医家俞根初临床经验丰富，他针对江南地域实际情况撰著《通俗伤寒论》，名曰伤寒，实为治疗四时感证而设。他提出"以六经矜百病"，主张伤寒温病辨治体系统一，倡导寒温一统新论。何廉臣《重订广温热论》总结提炼了一因、二纲、四目的伏气温病辨治体系，衢州雷丰感叹"从古至今医书充栋，而专论时病者盖寡"，遂以四时为主轴，论述不同季节外感时病发生发展的机制和证治特点，著《时病论》，发前人所未发，体现了浙派医家在时病论治上的贡献。俞根初诊断四时感证，强调四诊合参，尤以望目与腹诊为其专长；何廉臣则有看舌十法和辨苔十法，在临床上均有极其重要的诊断价值。俞根初还针对江南湿温，主张因地制宜。《通俗伤寒论》所载101方，方方皆佐渗利，或芳香宣透之药饵。在立法方药上都紧扣江浙地域感邪的特征。

（5）学堂论医

明末清初，钱塘学派的开山鼻祖卢之颐以他所撰著作为讲义，开讲医学，听讲者颇众。张志聪于清康熙三年（1664年），在杭州城隍山脚，建造了一座书院式建筑，名侣山堂，更把卢之颐的讲学事业推上高峰。《清史稿》记载"志聪构侣山堂，召同志讲论其中，参考经论，辨其是非。自顺治中至康熙初，四十年间，读轩岐之学者咸归之"。生动反映了张志聪建堂办学、论医讲经的盛况。志聪故后，高世栻主持侣山堂。侣山堂延续百年的讲学，不仅广泛传播了《黄帝内经》《伤寒杂病论》等经典著作，而且培养了一大批人才，福建陈修园称"武林为医薮"，江苏徐灵胎赞"大作推钱塘"。

清光绪十一年（1885年），陈虬、陈介石、陈葆善、何迪启等人为推行改良维新主张，首次引进西方医学的教育内容与方法，在浙江瑞安创办了新式中医学堂——利济医学堂。办学19年，培养了300余名优秀中医师，在全国颇有影响。

1919年，浙江兰溪药业公会创办兰溪中医专门学校，后重金聘请张山雷来校主持教务。张山雷编写病理学讲义、内科学讲义、女科学讲义、古今医案平议等。学校办学18年，受业学生多达550余名，培养了针灸名家邱茂良等一批中医优秀人才。至1937年，因日寇飞机轰炸兰溪，学校停办。

（6）本草增辉

浙江本草学发展历史悠久，可远溯跨湖桥、河姆渡、良渚文化，这些遗址出土有保存完好的几十种药食同源的动植物。浙江本草学成就卓著，尤其是两部本草"拾遗"著作，犹如两座丰碑，彰显出浙江本草学的辉煌。739年，中国第一部由政府颁布的药典——《新修本草》刊行，这也是世界上最早的药典。80年后，宁波人陈藏器以个人之力完成巨著《本草拾遗》，拾《新修本草》之遗漏，并创言本草分类"十剂说"。明代李时珍的《本草纲目》为我国古代药物学的丰碑，清代赵学敏作《本草纲目拾遗》，收载药物921种，其中716种是《本草纲目》所未收载或叙述不详的，为我国本草史上又一座丰碑，也被誉为中国七大本草著作之一。宋代杭州人裴宗元、绍兴人陈师文等受命编撰《和剂局方》，后更名《太平惠民和剂局方》，为首部国家中成药及中药处方专著。从古至今，浙江药事兴旺发达，尤其是"北有同仁堂，南有庆余堂"的胡庆余堂，是晚清闻名海内外的大药店，100多年过去了，胡庆余堂国药号始终秉承"戒欺"祖训、"真不二价"的经营方针，已成为保护、继承、发展、传播千年中药文化精粹的重要场所，是浙江人文历史不可或缺的重要组成部分。

浙江医药资源丰富，最近的调查发现，浙江药用动、植、矿物资源2385种，道地中药资源总数居全国第三，是东南药用植物宝库。浙贝母、延胡索、白术、杭白芍、玄参、杭白菊、浙麦冬和温郁金八味道地药材，俗称"浙八味"。2018年年初，浙江省公布了新"浙八味"中药材培育品种名单，确定铁皮石斛、衢枳壳、乌药、三叶青、覆盆子、前胡、灵芝、西红花为新"浙八味"中药材培育品种。新"浙八味"中，有不少是行业的隐形冠军，铁皮石斛、西红花在全国都占有举足轻重的地位。

（7）善文载道

浙江具有乐耕好读，崇学重教的风尚，在这片肥沃的土地上浙派中医也具有善文载道的特色，一方面他们善于总结临床经验，勤于著书立说；另一方面又重视古籍的整理研究，善于创办刊物，交流与传播中医学术。宋代永嘉学派陈无择著《三因极一病证方论》计18卷。明代张介宾先著《类经》32

卷，后撰《景岳全书》64卷，为中医学中的鸿篇巨制。清代张志聪撰《黄帝内经素问集注》等著作8种，凡45卷计173万言。民国期间，何廉臣先后编著《重订广温热论》《感症宝筏》《全国名医验案类编》等，影响深远。仅此，浙派中医著述之宏富，可见一斑。

清末至中华民国年间，陈虬主编的《利济学堂报》是我国近代最早出版的中医期刊之一。绍兴裘吉生先生与何廉臣、曹炳章创办《绍兴医药学报》，学术活动十分活跃，国内名家张锡纯、张山雷等均在此刊发表论述，成为中医界主要学术园地。裘吉生先生于1923年成立的三三医社，出《三三医报》，后编成《三三医书》共三集，每集各33种。1936年，他在精选珍贵孤本基础上，刊行《珍本医书集本》第一集，贡献巨大，可谓开近代中医文献学之先河。

（8）厚德仁术

古人云："医者，仁术也。"绍兴"三六九"伤科为浙江传世著名伤科，自清光绪年间起，每逢农历三、六、九日在绍兴城宝珠桥观前，二、五、八日在萧山城凤堰桥，设流动船诊，并以鸣锣为号，需要医治的患者只要在岸上招手即停，似现在的流动车医院，大大方便了患者的就医。民谚有"清明时节雨潇潇，路上行人跌一跤；借问伤科何处有，牧童遥指下方桥"。"三六九"伤科之名家喻户晓，妇幼皆知，在百姓中传为佳话。

王孟英性耿直，虽贫但不事权贵，不慕荣利，以治病疗疾，活人济世为己任。在患者危急时刻，每能挺身而出。如治石诵羲一案，患者经多方医治，病情日增，延请王孟英医治，王据证拟方，以石膏为主药。次日，病者父告知石膏不敢服用，王孟英细心劝导。第三天复诊，患者诉说胸中一团冷气，又未服药，王孟英还是耐心劝导。第四天王孟英再次复诊，只见群贤毕至，议论纷纷，患者仍未服药。王孟英本想与众商榷，又怕节外生枝，贻误病情，于是就不谦让，援笔立案："病既久延，药无小效，主人方寸乱矣。予三疏白虎而不用，今仍赴召诊视者，欲求其病之愈也。夫有是病则用是药，诸君不必各抒高见，希原自用之愚。古云……肺移热于大肠，则为肠澼，是皆白虎之专司，何必拘少阳而疑虚寒哉？放胆服之，勿再因循，致贻伊戚也。"见王孟英有此卓识，其他医生纷纷告退，患者取王孟英药煎服，三剂就痊愈了。这个案例，说明医生治病不仅需要精湛的医术，更需要救人疾苦的崇高精神境界。

（三）推广与宣传

浙派中医对外公布之后，浙江省中医药学会随后启动"浙派中医"宣传巡讲活动。由范永升为主的我省中医药专家学者、当地卫生部门负责人、中医药界相关人士组成的巡讲团，冒着炎炎烈日开启了这场巡讲活动，巡讲团先后巡走绍兴、温州、金华、衢州、杭州、富阳、缙云、兰溪、嘉兴、宁波10个城市（区、县），历时半年之久，行程达到3000km，仅讲座就开设53场。巡讲团每到一地，结合当地医学流派特点，由全省中医药名家进行"浙派中医"演讲，演讲内容包括了"浙派中医"和浙江中医药各大学术流派的探源、传承、现状和发展。当地均将本次的巡讲当作是一次推动卫生文化事业，特别是中医药发展，提高居民健康水平的良好契遇，除了高度重视、主动积极地推动、参与活动，多地更是由巡讲衍生出吸引居民、中医药企业参与的展示、义诊等各种活动。因此，会场外人潮涌动，即使炎炎夏日也未能阻挡大家参会的热情；会场内常常是听众满席，上下互动，应者如云，场面热烈，在当地引发了一波又一波"中医药热"。这场由浙江省中医药学会主办的声势浩大、收效显著的浙江中医药大推广——"浙派中医"宣传巡讲活动，打响了浙江中医药——浙派中医的品牌，推动了浙派中医大旗下各大中医流派的挖掘、整理、传承和创新，以及向社会推广和普及了中医药的新形象和知识。

"待到山花烂漫时，他在丛中笑"，范永升面对当前浙派中医所取得的丰硕成果，他的内心是喜悦的，是为之自豪的，但也深感任重道远，唯恐力有不逮，作为临床医生、科研及中医教育工作者的他，将始终不渝地把中医药的临床研究的应用、中医人才的培养、"浙派中医"的推广作为自己的神圣责任。放眼未来，浙派中医在不远的将来必将更加增强其在全国的影响力，推动浙江中医药的传承与创新，促进一批又一批浙江中医的后起之秀的崛起。

第三章 临证技法

第一节 用药特点

一、圆机活法，辨治风湿

范永升根据结缔组织病常见的临床症状，结合辨证论治的临床体会，提出了清热解毒、凉血散血、养阴生津、祛风通络、温阳散寒是治疗结缔组织病的五大治法。如红斑狼疮出现面部蝶形红斑、皮肤红斑及白塞病出现口腔、眼、生殖器溃疡，并伴舌红苔黄，脉数有力时，均属于热毒内蕴，应采用清热解毒方法治疗。常用的方剂有黄连解毒汤、五味消毒饮、甘草泻心汤等。常用的药物有黄连、黄芩、黄柏、金银花、大青叶、半枝莲、白花蛇舌草、连翘、蒲公英、升麻、苦参、龙胆草、生甘草等。结缔组织病有时不仅表现为血热的证候，而且往往伴有不同程度的血瘀证。如当红斑狼疮出现发热，面部蝶形红斑或四肢皮疹；皮肌炎、混合性结缔组织病出现发热，暗红色皮疹，肌肉关节疼痛；结节性红斑表现为下肢伸侧红肿、硬结、疼痛，并伴有烦躁不安，舌质红绛或舌下静脉迂曲，脉数；这些情况皆属于热在血分，血热煎熬成瘀，当用凉血散血法。常用的方剂有清营汤、犀角地黄汤等。常用的药物有水牛角片、生地黄、赤芍、牡丹皮、当归、桃仁、玄参、丹参、凌霄花、紫草、茜草、积雪草等。干燥综合征临床上多见两目干涩，口舌干燥，大便干结等津亏液少的证候；系统性红斑狼疮患者当泼尼松用量每日减至 20mg 以下的维持量时，常表现面部潮红，脱发，咽干，腰酸，耳鸣，夜寐不安，舌红，少苔等肝肾阴虚的证候。应滋补肝肾，养阴生津为治。常用的方剂为六味地黄丸、增液汤、一贯煎等。常用的药物有生地黄、麦冬、山萸肉、何首乌、枸杞子、北沙参、石斛、天花粉、蒲公英等。在各种结缔组织病发病过程中，也常可出现程度不同的关节疼痛、畏寒怕冷等症状，因此常常使用祛风通络法。由于结缔组织病病程长，病久正虚，故在祛风通络时，常应兼顾补益肝肾。常用的方剂为独活寄生汤。常用的药物有羌活、独活、杜仲、牛膝、秦艽、细辛、防风、桑寄生、威灵仙、豨莶草、乌梢蛇、海桐皮等。部分结缔组织病如硬皮病、系统性红斑狼疮及干燥综合征等，在深秋和冬春季节，由于寒冷刺激，肢端小动脉痉挛，表现出指端发白、发紫、疼痛等雷诺现象。这些征象属阳虚寒凝。当患者同时出现畏寒肢冷，舌淡或暗，苔白，脉沉细或濡时，均可采用温阳散寒法治疗。常用的方剂为当归四逆汤、阳和汤等。常用的药物有鹿角片、麻黄、桂枝、干姜、细辛、川芎、白术、当归、赤芍、红花、黄芪、丹参、鸡血藤等。

结缔组织病中的任何一种病在其发病过程中，因其所处的阶段不一，均可表现为不同的证型，应当灵活选用不同的治法。例如当系统性红斑狼疮处在高热、蝶形红斑、关节疼痛、蛋白尿的活动期，应以清热解毒为主。反之，当其处于咽干、体倦、舌红少津的稳定期时，则应养阴生津为主。毫无疑问，当同一患者在某一阶段表现为多种证候时，治疗就应数法合用。如清热解毒合凉血散血、清热解毒与养阴生津并用等。此外，当数种结缔组织病的患者表现为同一证型时，就应采用同一种治法。这些均应灵活对待，不可拘泥不变。

二、辨病选药，随症治之

范永升在审证选药的基础上，也非常重视辨病选药、随症治疗。辨病选药方面，如伴狼疮性肾炎尿蛋白明显者，常选用生黄芪、金樱子、鹿衔草、半枝莲、积雪草等益气固涩，解毒祛湿；血尿明显者，选用仙鹤草、小蓟、旱莲草、白茅根等凉血止血，清热利尿；伴多发性关节炎关节痛明显者，常选用麻黄、桂枝、附子、细辛、片姜黄、川芎等辛温药祛风散寒，蕲蛇、乌梢蛇、土鳖虫、僵蚕等虫类药祛风通络，以及雷公藤、马钱子、制川乌等毒性药祛风湿止痹痛；伴血细胞减少明显者，选用黄芪、仙鹤草、鸡血藤、黄精、丹参等益气健脾，滋阴养血。在随症治疗方面，如伴口腔溃疡明显者，选用皂角刺、苦参、蒲公英等清热解毒，消肿排脓；伴月经不调者，选用柴胡、益母草、当归等疏肝行气，活血通经；脱发明显者，选用制首乌、枸杞子、川芎等补肝肾，养肝血；红斑明显者，选用凌霄花、紫草、七叶一枝花等解毒祛瘀；高热不退，甚或抽搐、惊厥者，选用羚羊角粉、大青叶等清热解毒，平肝息风。

三、巧用药对，提高疗效

范永升治疗风湿病时，巧用药对，尤其喜欢使用张仲景的药对，针对风湿病的证候特点，结合中药的功用特色，善用药对可大大提高临床疗效。现列举范永升治疗系统性红斑狼疮的几个常用药对。

（一）青蒿、鳖甲

青蒿味苦、辛，性寒，入肝走血，长于清透虚热，又能清血中伏火，凉血除蒸；鳖甲味甘、咸，性寒，能滋补至阴之水而兼养肝阴。青蒿气味芬芳，达表则透发肌间郁热，入里则退骨中之火；鳖甲甘咸寒属阴，长于滋阴潜阳，软坚散结，清退骨间蒸热。两药相伍，清虚热，退伏邪。范永升善于利用本药对治疗阴虚兼热毒的患者。

（二）羌活、独活

两者属同类相从药对，均有祛风湿、止痹痛之功。羌活味辛、苦，性温，发汗解表，祛风除湿；独活味辛、苦，性微温，祛风胜湿，宣痹止痛。羌活上行力大，行上焦而理上，偏于疗腰以上风湿痹病；独活下行力专，行下焦而理下，长于祛下半身风湿。二药伍用，一上一下，既增强祛风胜湿、通络止痛的作用，又兼顾表里上下之病位。范永升善于利用本药对治疗表现为风湿痹痛的患者。

（三）赤小豆、当归

赤小豆具有清热利湿、解毒排脓之功，当归活血，祛瘀生新，二药伍用，共奏解毒排脓、活血生新之功，主治血虚夹热毒。二药组成赤小豆当归散（《金匮要略》）、当归赤小豆散（《三因方》）及赤小豆散（《医心方》）等经方。其中《金匮要略》中的赤小豆当归散为狐惑病眼部化脓及痔疮出血而设。范永升多将本药对用于治疗结缔组织病伴有目睛发红或皮肤结节性红斑的患者。

（四）黄芪、桂枝

黄芪甘温益气，补益在表之卫气，桂枝辛温通阳散寒，本药对益气与温通并用，见于《金匮要略·血痹虚劳病脉证并治第六》"血痹阴阳俱微，寸口关上微，尺中小紧，外证身体不仁，如风痹状，黄芪桂枝五物汤主之"。范永升运用本药对于阳虚寒凝血滞的"血痹""脉痹"及"皮痹"等病症，或合并雷诺现象、多发性关节炎或多发性神经炎属气血亏虚型患者。

（五）白芍、甘草

白芍味苦、酸，性微寒，具有养血柔肝、缓急止痛之功。甘草性味甘平，具有补脾益气、缓急止痛、调和药性的功效。二药伍用，组成芍药甘草汤，可有酸甘化阴、缓急止痛之功。范永升利用本药对的缓急止痛之功，常用于治疗系统性红斑狼疮、干燥综合征等结缔组织病合并各种痛证，如红斑狼疮合并多发性关节疼痛、腹痛、胁肋作痛等症。利用本药对"酸甘化阴"的特点，治疗以肝阴亏虚为主要证候的狼疮性肝炎，或肝病乘土为主要病机的狼疮相关的胃肠炎等。

（六）金樱子、芡实

金樱子味酸、涩，性温，具有固精缩尿、涩肠止泻的功效；芡实味甘、涩，性平，具有益肾固精、健脾祛湿的功效。二药合用，组成水陆二仙丹，脾气健则水湿去，肾气旺则精得固，用于治疗肾虚不固所引起的腰膝酸软、尿浊、夜尿频多等症。范永升利用本药对的健脾益肾固精之功，临证主要治疗以蛋白尿为主要表现的狼疮性肾炎。

（七）附子、芍药

两者属相反相成药对。附子辛温大热，走而不守，温经除湿，散寒止痛；芍药善走阴分，补血通络，与附子配伍，既能解其毒性，又能延长药效。二药相伍，一寒一温、一收一散，相互制约。如《金匮要略》乌头汤可见此药对。范永升利用本药对的一收一散，相互制约，临证常用于治疗类风湿关节炎寒湿痹痛证。

（八）牡丹皮、赤芍

两者属相辅相成药对。牡丹皮能清热凉血，活血散瘀；赤芍活血行滞，祛瘀消肿，《本草求真》有"赤则能于血中活滞"之说。两者相须为用，更显清热凉血、活血除痹之效，如犀角地黄汤包含本药对。范永升将本药对临证主要用于红斑狼疮、皮肌炎等血管炎性疾病热入营血之皮肤斑疹、紫癜等证候。

（九）白附子、全蝎

两者属相辅相成药对。白附子辛、甘，温，具有燥湿化痰、祛风止痉、解毒散结的功效；全蝎辛、甘，平，具有息风止痉、解毒散结、通络止痛的功效。二药均有小毒，相伍为用，共奏祛风止痉、解毒散结、化痰通络之功，主要用于狼疮性脑病或神经系统损害之风痰内动证型，以继发性癫痫、抽搐、唇口肢体麻木等为主要表现者。

四、分病论治，各具特点

（一）系统性红斑狼疮

第一，范永升根据有无脏器受累将其分为轻型和重型。故临床又可分为二型九证（详见前文）。虽然中医对系统性红斑狼疮（SLE）的治疗有以上诸多分型，但临床 SLE 患者往往既有先天禀赋不足，即肾精不足，同时后天又多感受温毒之邪。热毒易伤阴，热毒与阴亏又导致血瘀的发生，故临床上热毒内留、肾阴亏虚、瘀血内阻等情况往往会交织在一起。所以 SLE 患者既有红斑、皮疹、烦躁、发热等热毒症状，又有腰酸耳鸣、月经不调、脱发等肾阴虚表现，同时又伴有斑疹色暗、闭经、脉涩等血瘀之候，反映出本病肝肾阴虚为本，热毒、血瘀为标的特征。从治疗学角度来看，清热解毒有利于阴液的恢复，补益肾阴增强正气也有利于祛除热毒之邪，而祛瘀既有利于祛除热毒之邪，也有利于阴液滋生，故清热解毒、滋阴益肾、活血祛瘀在治疗本病过程中是并行不悖，相得益彰的。针对 SLE 热毒阴虚血瘀这一类证型，范永升提出了解毒祛瘀滋阴法，取得了良好的治疗效果。实验研究也表明，解毒祛瘀滋阴方具有调节免疫、抗炎、调节内分泌等作用。

第二，善于辨病用药，增强疗效。临床与实验研究发现不少特异治疗 SLE 的中药。如雷公藤具有抗炎、抑制体液和细胞免疫、扩张血管、改善微循环和类激素样作用，并能降低血沉和免疫球蛋白、尿蛋白，有改善贫血等作用；青蒿的有效成分青蒿素、青蒿琥酯对体液免疫有抑制作用；白芍对淋巴细胞及巨噬细胞功能呈双向调节作用；黄芪可双向调节免疫功能，还具有减少蛋白尿、促进蛋白质合成、降血压、促进胰岛素分泌、促进骨髓造血的作用。

第三，善于灵活应变，对症治疗。SLE 临床表现复杂多样，所以范永升在辨病辨证基础上，对主症灵活加减，以变应变：①皮肤红斑明显者，多为血分有热毒，加青蒿、鳖甲、升麻、紫草、凌霄花、七叶一枝花等凉血解毒化斑。②关节痛，热象明显者常用白虎加桂枝汤加减，寒象明显者加姜黄、桂枝、细辛，肾虚明显者加杜仲、牛膝、桑寄生；上肢、颈部关节痛加桑枝、桂枝、羌活、姜黄、葛根等，下肢关节痛加独活、牛膝、木瓜等。③失眠者，常加北秫米、姜半夏、首乌藤等；《素问·逆调论》云"胃不和则卧不安"，《灵枢·邪客》又云"今厥气客于五脏六腑，则卫气独卫其外，行于阳不得入于阴。行于阳则阳气盛，阳气盛则阳跷陷，不得入于阴，阴虚故目不瞑"，SLE 患者常见失眠，尤其是应用激素后，多有阴虚火旺之证，以半夏、北秫米（半夏秫米汤）调阴阳、和胃安神，首乌藤养心安神。④有口疮者，多参甘草泻心汤化裁，常用生甘草、黄连、黄芩、半夏、干姜等辛开苦降。⑤脾肾亏虚，热毒湿蕴，瘀血阻滞是狼疮性肾炎（LN）的基本病机，对LN 的蛋白尿多用生黄芪、金樱子、芡实、半枝莲、鹿衔草、积雪草等健脾固肾，解毒利湿，活血化瘀，以标本兼顾，扶正祛邪。⑥雷诺现象多为寒凝血瘀，常参以黄芪桂枝五物汤及当归四逆汤以益气温经通脉。⑦顾护中焦，减轻西药的胃肠反应，常用炒白芍、炙甘草、川厚朴花、佛手、沉香曲等理气和胃。⑧贫血、白细胞减少者，常加制黄精、鸡血藤、当归、生黄芪等以补气生血。

（二）类风湿关节炎

类风湿关节炎（RA）的治疗原则为扶正祛邪，标本兼顾。扶正主要从补益肝肾和益气健脾入手，祛邪则根据风寒湿热及痰瘀等邪气的夹杂和盛衰分别或联合运用祛风、散寒、除湿、清热、化痰和通络等治法。根据范永升临床经验，RA 主要可分为风寒湿痹型、风湿热痹型、肝肾不足型及气阴亏虚型等四种基本证型。风寒湿痹型常用乌头汤合黄芪桂枝五物汤加减，散寒除湿，温经通络；风湿热痹型常用白虎加桂枝汤合宣痹汤或四妙丸加减，清热除湿，祛风通络；肝肾不足型常用独活寄生汤加减，补益肝肾，祛风除湿；气阴亏虚型常用生脉饮合四神煎加减，益气养阴，祛风通络。范永升认为，尽管 RA 临床分型众多，临床必须灵活运用辨证论治的原则，不可拘泥于以上几个基本证型或几个方剂。范永升临床治疗 RA 又常常选用甘草附子汤、桂枝附子汤、白术附子汤、防己黄芪汤、桂枝芍药知母汤、苓桂术甘汤等经方加减治疗，临床辨证准确，常常收到良好的临床疗效。

在辨证论治的基础上，范永升临证用药也颇有特点。

首先，常用祛风药。风能胜湿，湿退则经通。风为百病之长，外感诸邪，常喜风为伴，临证时范永升常用防风、羌活、独活、威灵仙、豨莶草、秦艽、徐长卿、乌梢蛇等辛散药，祛风除湿通络，将盘踞于关节、肌肉的风寒湿等病邪祛除在外，以达到较快缓解临床症状的目的。

其次，喜用温通法。阳气不足是 RA 发病的内在因素，因此祛风散寒、除湿通络等祛邪法的应用要在阳气充足的基础上。脾胃健运，气血充盈，才能运化水湿，推动经络；肝肾充足，筋骨方可强健。常用之品有生黄芪、茯苓、桂枝、白术、炙甘草、杜仲、桑寄生等，以达到益气温阳、除湿通络的目的。温补之时常佐以川芎、片姜黄、当归等行气活血之品以求补而不滞，协同通络。

最后，善用有毒药物。RA 病程漫长，急性发作期关节肿痛明显，疾病后期毒瘀互结，缠绵难愈，一般药物难以奏效，此时范永升往往选用一些有毒药物加强通络止痛的作用。常用的有淡附片、细辛、川乌等温阳补火止痛，常先煎、久煎，并配伍炙甘草、炒白芍以减毒，兼制其燥热之性；也常选用雷公藤制剂如雷公藤总苷片、昆仙胶囊等祛风解毒，通络止痛；虫类药物中，蜈蚣、全蝎有毒，多用于体质强壮者，多数情况下，范永升喜用乌梢蛇等咸平无毒之品祛风通络，症状较重者，则用咸温之蕲蛇透骨搜风。

（三）干燥综合征

范永升认为，干燥综合征（SS）虚实夹杂，病位在脾、胃、肺，久则累及下焦肝、肾。病因病机为内伤燥热，耗气伤津，阴虚不能温润、濡养四肢百骸；燥热犯肺，临床也可出现"肺热叶焦"而成"肺痿"，出现胸闷、气短、干咳等证候；或见阳虚津不上承，出现口干、眼干、咽干、干咳、关节疼痛等证候表现；或见阳虚"肺冷"咳吐浊唾涎沫证候；或日久出现下肢瘀点瘀斑，舌暗红，脉涩等血瘀证候。

本病以阴虚燥热证多见，临床多出现口干、眼干、干咳、舌红干裂等证候，处方常用沙参麦冬汤、一贯煎等，药物常用甘寒、甘润之品，如麦冬、北沙参、生地黄、石斛、玉竹、天花粉、枸杞子等以清燥润肺，养阴生津。燥热耗气伤津，伴随神疲乏力、短气、纳差、便溏、舌淡苔少、脉沉细等气阴两虚证候，常配以甘温润泽之品，如黄芪、太子参、山药、白术、茯苓、大枣、炙甘草等以健脾益气养阴。临床也可见阳虚，津不上承的证候，如怕冷、口干不欲饮水、舌淡胖、苔白、脉沉等，常用苓桂术甘汤加减，健脾温阳化气。

燥毒是本病发生的重要原因，SS病程迁延难愈，常可入里伤及脏腑，属内伤燥毒为病。《证治准绳·伤燥》认为，本病为内燥伏久为毒为害，此燥毒其本为热、为毒，其标为燥、为干。因此，是燥毒引起干燥，而非干燥引起燥毒。针对临床见发热、结节性红斑、口腔溃疡、腮腺肿大、舌质红绛等证候，范永升临证常用清热解毒之品：伴有发热，常加用生石膏、知母等清热养阴；伴有结节性红斑常加用金银花、生地黄、牡丹皮、赤芍及赤小豆当归散清热凉血散瘀；伴有口腔溃疡，常加用蒲公英、白花蛇舌草、半枝莲等清热利湿；伴有腮腺肿大，常加用七叶一枝花、升麻、白僵蚕等解毒化痰。

SS常合并间质性肺炎，出现胸闷、气短、咳喘等症状，范永升常参以宣利肺气的药物，如炙麻黄、杏仁、桔梗、炙百部、瓜蒌皮、地龙、桃仁等宣肺化痰通络；若见阳虚"肺冷"咳吐浊唾涎沫之症，则用甘草干姜汤温阳，累及下焦则加用肉桂、附子、蛤蚧、五味子等温肾纳气；若出现血瘀证候，可用丹参、赤芍、牡丹皮、桃仁、制大黄等凉血活血药物，或咸寒之土鳖虫、地龙、水蛭等虫类药清热活血。

（四）炎症性肌病

炎症性肌病患者发病的根本因素在于先天禀赋不足，正气亏虚，复因湿热毒邪侵袭而致病，总属虚实夹杂之证。范永升认为，热毒、血瘀、脾虚是疾病发生的主要病机。急性期中医治疗原则以清热解毒、清营凉血、祛风通络为主，合并间质性肺炎时兼顾清热宣肺，化痰通络。缓解期中医治疗原则为扶正祛邪，扶正以扶脾肺之气为主，宗"培土生金"法，兼顾养阴；祛邪包括清热解毒、凉血通络、祛风除湿等。

范永升针对炎症性肌病的用药特点如下。

第一，急性期强调清热解毒法。在疾病急性期，热毒炽盛，热入营血较甚，范永升常应用清热解毒凉血药物配伍应用，如水牛角与生地黄、生地黄与赤芍、生石膏与知母等配伍以加强清热解毒、凉血通络的效力，常用水牛角 30 ～ 45g，生石膏 30 ～ 60g，白花蛇舌草 30g 等。水牛角必须先煎 1 小时才能起到清营凉血的效果。实验研究发现，水牛角热提液具有明显的解热、镇静作用，而冷浸液解热作用较弱；白花蛇舌草能抑制 TNF-α 和 IL-6 的水平，缓解胶原诱导性关节炎大鼠症状，控制炎症。

第二，重视活血散瘀法的应用。临床上常用赤芍、郁金、丹参等药物活血散瘀；若累及皮肤，常用牡丹皮、赤芍、凌霄花凉血养血祛风；若累及肺部，常用桃仁、地龙、丝瓜络等活血祛瘀通络。范永升用赤芍量较大，常用30 ～ 45g。实验研究发现，赤芍总提物能抑制血小板聚集、明显延长部分凝血活酶时间，作用优于白芍总提物。

第三，注意阴液的顾护。热毒易于耗伤津液，叶天士云“留得一分津液，便有一分生机”，因此疾病急性期须时常顾护阴津。热邪耗伤阴液，使血液黏稠，血液循环缓慢，在血脉中凝聚成瘀。养阴药具有生津液的功效，降低血黏度，改善血循环，因此养阴药有散瘀之功，如吴鞠通云“地黄去积聚而补阴”。范永升常应用生地黄、麦冬、玄参、南沙参、北沙参等养阴生津。研究发现，养阴药生地黄、玄参、麦冬对血栓形成抑制作用最强，说明养阴生津方药对血瘀证具有良好的治疗作用。

（五）硬皮病

根据中医理论及西医学对本病的认识，范永升认为，硬皮病总的病机特点为阳虚寒凝，肺脾不足，络脉痹阻，终致皮肤失养。本病的性质为本虚标实，本虚主要为阳气亏虚，脾肺不足，标实主要为寒凝、血瘀，并提纲挈领地概括为“虚、寒、瘀”。范永升根据硬皮病阳虚寒凝血瘀的病机特点，总结出治疗硬皮病的基本法则为温阳散寒，通络祛瘀，培补肺脾。

第一，温阳散寒法主要针对阳气亏虚，复感寒邪凝滞经络肌腠这一病理基础。大部分硬皮病患者以阳虚寒凝为主要表现，阳气亏虚，则脏腑肌表经络失于温煦，复感于寒邪，则腠理闭塞，肺气不宣，不能输精于皮毛，加之经脉气血为寒邪所凝闭，气血运行不畅，皮失所养而发病。此时，患者常有面白、畏寒及手指或足趾出现发白发紫发冷的“雷诺现象”，并伴有不同程度的肢端和面部皮肤肿胀变硬。故治疗首应温阳散寒，常用药物有生黄芪、桂枝、淫羊藿、杜仲、续断、细辛、淡附片等。

第二，通络祛瘀法主要是针对络阻血瘀的病理状态。皮肤的荣润依赖于气血的濡养，瘀血阻滞，脉络不畅，气血运行受阻，不能畅达于肌表而致皮肤失于濡养，继而出现皮肤硬化萎缩。瘀血内结是在寒凝和气虚基础上形成的病理产物，同时也是本病发生发展过程中的重要病理环节和必然结果，即所谓的"瘀不去则气血不通，气血不通则皮肤不荣"，故化瘀通络是治疗本病的重要方法。此时，如不祛瘀，但见皮肤失润硬化，便谓气血不足所致肌肤失养，而一味补益气血，殊不知瘀阻得补反而愈瘀，阻碍气机，气滞则血行更不畅，如此便形成恶性循环。常用化瘀通络的药物有积雪草、地龙、丹参、鸡血藤、川芎、赤芍、郁金、凌霄花、穿山甲等。因"气行则血行"，范永升在运用活血化瘀药的同时，常佐以芳香理气之品，如佛手、香附等。其中积雪草是常用之品，现代药理研究发现，积雪草不仅能抑制成纤维细胞的增殖，而且可以抑制成纤维细胞合成胶原，发挥抗纤维化作用，这在某种程度上也体现了范永升辨证论治与辨病论治相结合的思想。

第三，培补肺脾法则是针对肺脾不足的临床证候。肺为气之本，具有宣发和肃降的功能，其在体合皮，其华在毛，所以肺气的盛衰关系到整个疾病的发病过程。若肺气充足，则能宣五谷味，熏肤、充身、泽毛，若雾露之溉；若肺气不足，则不能有效宣发水谷精微物质以润泽肌肤，从而出现皮肤失润硬化之症，同时肺气不足，容易使邪气累及肺脏，从而出现肺间质纤维化，即所谓"皮痹不已……内舍于肺"。脾为后天之本，为气血生化之源，人体的四肢百骸、脏腑皮肉皆有赖于气血的荣养。若脾健，气血生化有源，则肌肤有所濡养而不失润；若脾衰，气血生化乏源，则皮肤失去赖以濡养的物质基础，从而出现皮肤失润硬化的表现。脾五行属土，肺属金，脾为肺脏之母，故通过健脾，不仅可以达到生化气血的目的，还能协助补益肺气，可谓一举两得。范永升常用的培补肺脾的药物有生黄芪、太子参、炒白术、茯苓、山药、薏苡仁、甘草、大枣、炒鸡内金等。此外，这类扶助正气的药物可以改善人体的免疫功能，使机体处于紊乱的免疫状态得以稳定，如黄芪对免疫功能具有双向调节的作用。

硬皮病发病除有皮肤病变外，常可累及其他系统，其中消化道是常累及的部位，也可以是硬皮病的首发症状；其次是肺脏的受累。其中消化道受累的患者常出现反流性食管炎，表现为胸骨后烧灼感、恶心、呕吐、饱胀感等症状，此时，范永升会加用姜半夏、炒海螵蛸、延胡索、佛手等和胃降逆，制酸止痛。若累及肺脏时，患者出现肺间质纤维化，并常伴发肺动脉高压，临床主要表现为咳嗽、胸闷、气急等症状，此时，范永升善用炙麻黄、桔梗、苦杏仁、瓜蒌皮等开宣肺气，宽胸理气以恢复肺脏的宣肃功能。若合并干燥综合征，燥咳明显者，则加用北沙参、麦冬、天花粉、桑叶、川贝母粉等以润燥止咳；若伴有肺部感染，痰热明显者，则加用竹沥、半夏、黄芩、鱼腥草、芦根等清热化痰；若寒痰明显者，则加用细辛、姜半夏、干姜、五味子等以温化寒痰；若兼有气阴两虚者，则重用太子参，加用麦冬、五味子、北沙参等以益气养阴；若出现肺肾气虚，肾不纳气者，则加用灵磁石、沉香、蛤蚧、五味子等以助肾纳气。

（六）强直性脊柱炎

范永升认为，肾虚督寒、脾虚湿阻、风湿痹阻是强直性脊柱炎（AS）发病的基本病机，温肾通督、健脾运湿及祛风通络是本病的基本治法，临证要灵活运用，不可拘泥。

第一，温肾通督为根本治法。不论疾病哪个阶段，肾虚督寒贯穿疾病始终，因此，时时不忘温肾通督为范永升治疗该病的特点之一。补肾温通之品，能壮腰膝、强筋骨、祛风湿、通经络。常用之品有杜仲、菟丝子、桑寄生、淫羊藿、续断、鹿角片、川牛膝等温肾通督、祛风除湿药物。范永升喜用杜仲补肝肾，祛风湿。杜仲属甘温之品，为腰痛之要药。动物实验表明，杜仲叶醇提取物可通过增强小鼠巨噬细胞吞噬能力，而增强小鼠免疫功能。

第二，重视健运脾胃。因脾能运湿，脾胃虚弱，不能正常运化水液，而生湿邪，久则化热，可形成湿热；或脾胃阳虚，湿从寒化，形成寒湿。因此，范永升常从内湿之根源的脾胃为突破口，处以健脾除湿之品。常用之药有黄芪、茯苓、白术、炙甘草、姜半夏、陈皮、石菖蒲等，并常常佐以佛手、川厚朴花、炒枳壳等行气之品以求补而不滞。

第三，善用温通之法。本病属阳虚之体，湿浊内生，湿为阴邪，非阳药不能除。寒湿或阳虚明显之时，常取淡附片、制川乌、细辛、桂枝、麻黄等辛温之品以温阳散寒，祛湿通络。湿郁化热常用防己、黄柏、苍术、薏苡仁、虎杖、土茯苓、姜半夏、滑石等药清利湿热。

第四，善用风药。风能胜湿，风为百病之长，外感诸邪为病，多以风为引。范永升临证之时，在辨证论治基础上，常用防风、羌活、独活、威灵仙、豨莶草、秦艽、徐长卿、乌梢蛇等药物祛风除湿通络，以达到较快缓解临床症状的目的。范永升喜用威灵仙、豨莶草这组药对，动物实验研究表明豨莶草可通过调整机体免疫功能，改善局部病理反应而达到抗风湿作用。

（七）白塞病

范永升认为，本病的发生主要是由于在脾胃虚弱基础上出现心火和湿浊内蕴，火热交织，热毒上攻，而为口疮、目赤，湿热下注而出现生殖器溃疡，热入营血、熏蒸肌肤而出现结节性红斑等。白塞病慢性期或复发性口腔溃疡多为虚实夹杂，寒热并见的病症。白塞病病机以脾胃虚弱为本，阴火湿热为标，治疗应攻补兼施，寒热并用。

范永升善用经方治疗本病。常用《金匮要略》之甘草泻心汤、当归赤小豆汤及苦参汤。甘草泻心汤寒热并用，辛开苦降；具有健脾胃、清心火、祛湿热、标本兼治之功。方中黄连、黄芩苦寒降泄以清热泻火，干姜、半夏辛温开结以祛湿，人参、炙甘草、大枣甘温益气以补其虚。诸药合用，甘温升补与苦寒降泄并用，具有标本兼治之功。现代药理研究显示，甘草有类似肾上腺皮质激素的作用，黄连有抗病原微生物及抗原虫、抗菌作用，黄芩具有抗氧化、清除自由基、抗炎、抗病毒、抗过敏等作用，干姜有镇静、抗炎、抗凝和影响肾上腺皮质功能的作用。当归赤小豆汤具有活血排脓之功效。苦参汤乃仲景治狐惑病蚀于下部的熏洗方药，一般畏其味苦难服，嫌其峻烈，而多外用，少入煎剂。但毒疮恶癞非此莫除，其清热燥湿之功与黄芩、黄连相似，但其味苦更甚，性燥愈烈，力达诸窍，较之黄芩、黄连更胜一筹。范永升认为，辨证准确，内服亦佳，对于湿热毒邪尤重的患者，在甘草泻心汤基础上加入苦参，收效甚捷，诚为治狐惑之要药也。

在应用经方的基础上，范永升又善于汲取西医学的研究成果，如常加用皂角刺、蒲公英、七叶一枝花等药物治疗白塞病。皂角刺味辛，性温，功能消肿排脓、祛风杀虫，用于痈疽疮毒及皮癣，具有燥湿排脓的作用。蒲公英味苦，性寒，具有清热解毒、利湿通淋的功效，为治乳痈要药。蒲公英有广谱抑菌作用，尚有利胆、保肝、抗内毒素作用，体外试验提示其有激发机体免疫功能的作用。七叶一枝花，味苦，性微寒，为治蛇毒常用药，其解毒消肿力强，有广谱抗菌作用，对化脓性球菌的抑制优于黄连。

（八）痛风

范永升认为，脾虚痰湿体质是痛风发生的基础，本病病机为肝、脾、肾三脏功能失调为本，湿、浊、痰、瘀胶结为标。尿酸过多相当于中医之湿浊内蕴。脾失健运则湿浊内生，肾失气化则排泄不及，肝失疏泄则气机不利，致使湿浊流注于关节，局部气血运行不畅，不通则痛，湿郁化热。日久湿浊与血热相壅，湿浊之邪受热煎熬成痰，痰瘀交结，常致关节漫肿畸形，并出现痛风石。痛风发作多与饮酒、嗜食肥甘厚味相关，主因脾失健运，湿浊内生，聚湿生痰，日久成瘀。同时风寒湿之邪乘虚入侵关节经络，其性凝滞、收引，易闭阻气机，"阳遭阴则为痹热""不通则痛"。《儒门事亲》曰："痹病以湿热为源，风寒为兼。"范永升认为，湿浊既是病理产物，也是痛风急性发作的病机关键。用药特点如下。

首先，清热利湿法贯穿本病治疗始终。范永升常用《成方便读》之四妙散加味。四妙散清热利湿之力显著，在此基础上，可加用土茯苓、车前草、泽泻等除湿之品。土茯苓可通利关节，车前草、泽泻均可导湿热之邪从小便而出，现代动物实验研究表明，土茯苓、车前草具有促进尿酸排泄功能。《本草纲目》言"泽泻，气平，味甘而淡，淡能渗泄，气味俱薄，所以利水而泄下"，范永升常重用泽泻30g，以达利水渗湿泄热之功。现代药理研究显示，高、中、低剂量泽泻对高尿酸血症均有显著的降血尿酸作用，且与模型组比较，不同剂量组之间有显著差异。

其次，善用解毒通络法。湿浊流注关节筋骨，痰瘀阻滞脉络，湿热、痰瘀痹阻，故常用山慈菇、忍冬藤等解毒散结，祛风通络。除此之外，范永升常用祛风通络之法，临床配伍片姜黄、独活、威灵仙、豨莶草、乌梢蛇等药物。动物实验证实威灵仙可以明显改善尿酸性肾病大鼠的肾脏损害，认为其可能与降低血清尿酸有关。

在痛风的缓解期，脾虚湿阻是基本病机，湿、痰、浊、瘀、虚交相为害，污浊凝聚，不得运行而作痛，病位以脾为主，继之影响肾。因此，健脾温中化湿是痛风缓解期的主要治法，范永升常用苓桂术甘汤为基础健脾温中祛湿，加用土茯苓、泽泻、薏苡仁、荷叶等淡渗利湿，姜半夏、厚朴花芳香化湿等。

（九）成人斯蒂尔病

成人斯蒂尔病的基本病机为风湿热毒，痹阻气血。该病因素体阳盛，脏腑积热，复感风湿热毒等邪气，循卫气营血内传，或侵犯关节、经络，或累及脏腑，痹阻气血而发病。初期以邪实为主，多为风、湿、热、毒；后期伤及正气，出现阴虚内热、气阴亏虚之证候，久病出现瘀血阻络之征象。

本病初期，邪犯肺卫，应疏风清热，解肌透邪，常选用柴葛解肌汤合银翘散加减治疗；进展期，湿热毒蕴，应清热祛湿，解毒通络，常选用宣痹汤合四妙散加减治疗；极期，邪入气营，当清营凉血，透热转气，常用柴胡桂枝汤、白虎汤合犀角地黄汤加减治疗；恢复期，当养阴清热，散瘀通络，常选用青蒿鳖甲汤合增液汤加减治疗。尤其在疾病活动期，临床表现为寒战高热，起伏不断，汗出，口渴，喜冷饮，肢体红斑皮疹随热而出，瘰疬灼热肿痛，关节疼痛较剧，尿黄，便干，舌红苔黄燥或红绛少苔，脉滑数或洪数，范永升常用柴胡桂枝汤、白虎汤合犀角地黄汤加减，清热泻火，清营凉血，常常起到良好的临床疗效。用药特点如下。

一是强调清热解毒。本病传变迅速，极易由气分入营血，故及早应用清热解毒药有利于疾病向好转归。范永升法取吴又可《温疫论》"客邪贵于早逐""邪不去则病不愈"的思想，常用白虎汤清气分热，犀角地黄汤清营凉血。对于阳明热结证，则用承气汤急下存阴。

二是注重祛除湿邪。本病湿邪为患，病程缠绵，故范永升注重湿邪的祛除，临床用药除了应用黄柏、黄芩、土茯苓等苦寒药外，常配伍苍术、半夏、石菖蒲、厚朴、砂仁等苦温药以除湿邪，清热解毒、苦温燥湿与芳香化湿药物并用以期达到良好的祛湿疗效。同时，范永升也十分重视应用利湿通阳法。叶天士《温热论》曰："湿热病救阴犹易，通阳最难……通阳不在温，而在利小便。"吴鞠通《温病条辨》亦言："治湿不利小便，非其治也。"故常用茯苓、薏苡仁、车前子、泽泻等化湿药淡渗利湿，利水通阳，使湿热之邪从小便而去，则邪有出路。

三是善用和解之法。本病有"往来寒热和壮热"的特点，邪气往往在半表半里及气分流连，故范永升常常应用柴胡桂枝汤合白虎汤和解清气。柴胡桂枝汤出自《伤寒论》"伤寒六七日，发热，微恶寒，支节烦疼，微呕，心下支结，外证未去者，柴胡桂枝汤主之"，是桂枝汤和小柴胡汤的合方，用于治疗太阳少阳合病。动物实验研究发现，柴胡桂枝汤解热作用优于桂枝汤或小柴胡汤；白虎汤加减灌肠对温病气分热证内毒素有强大的清除作用，能够有效地治疗温病气分热证内毒素血症。

（十）自身免疫性肝病

范永升认为，自身免疫性肝病的发生，往往由于情志不遂，肝失条达，气机不利，气滞血瘀，或肝郁脾虚，水液运化失职，津液停聚，继而出现积聚、鼓胀；或饮食不节，嗜食膏粱肥腻，烟酒无度，日久脾胃受伤，运化失职，湿浊内生，阻滞中焦，土壅木郁，胆汁被阻，不循常道，浸淫肌肤而出现黄疸。该病的病位在肝，涉及脾、肾两脏。肝郁血瘀是形成本病的基本病机。气滞、血瘀、水停互为因果，疾病进一步发展，阴损及阳，阳损及阴，最终导致气血阴阳亏虚。本病病变的性质是本虚标实，本虚主要为肝脾肾阴阳亏虚，标实主要为气滞、血瘀、水停。

自身免疫性肝病早期按"胁痛"论治，治则以疏肝理气健脾为主；进展期发黄按"黄疸"论治，以清热祛湿退黄为主，不发黄者按"肝着"论治，以疏肝理气祛瘀为主；晚期按"鼓胀"论治，以活血化瘀利水为主。用药特点如下。

第一，重视清热祛湿法。尤其是病情活动期常可见身目发黄、小便黄赤、大便秘结等湿热郁阻的临床表现，若热重于湿，舌苔黄腻，常选用茵陈蒿汤加垂盆草、虎杖、白英等清热祛湿；若湿重于热，舌苔白腻，酌加苍术、川厚朴花、姜半夏等温化湿邪。叶天士《温热论》曰："湿热病救阴犹易，通阳最难……通阳不在温，而在利小便。"故范永升常选用滑石、茯苓、猪苓、泽泻、生薏苡仁等利湿以退黄。

第二，注重疏利肝胆法。肝为刚脏，《素问·灵兰秘典论》曰"肝者，将军之官，谋虑出焉"，其性喜条达而恶抑郁，主疏泄。本病气机疏泄失常，不得条达，抑郁不畅而出现黄疸、肝酶升高等症状。木郁达之，故当疏肝理气利胆。范永升常用大剂量炒白芍（常用30～45g）、炙甘草、柴胡、炒枳壳、佛手等养阴柔肝，疏肝理脾，以及金铃子散疏肝泄热，活血止痛。范永升根据《金匮要略》"夫肝之病，补用酸，助用焦苦，益用甘味之药调之"之原则，喜用芍药甘草汤，取芍药、甘草酸甘化阴，而肝为刚脏，体阴而用阳，故两药合用有补肝体之功效。动物实验研究发现，白芍的有效成分白芍总苷对多种实验性肝损伤模型具有明显的抗炎、保护急性肝损伤和免疫调节作用。临床研究表明，白芍总苷能改善免疫性肝损伤患者病情，阻止肝纤维化进程，减轻患者症状和体征，并能调节患者的免疫功能。

第三，强调活血祛瘀法。本病起病隐匿，发展缓慢，久病入络，气滞日久，必有血瘀。因此，范永升常酌加郁金、赤芍等行气活血祛瘀药物，尤其擅长运用大剂量赤芍（常用30～45g）凉血活血。研究表明，高、中剂量赤芍对 α–萘异硫氰酸酯诱导的大鼠急性淤胆型肝炎有显著的保护作用，能显著降低血清中谷丙转氨酶、谷草转氨酶、总胆红素、直接胆红素、碱性磷酸酶和总胆汁酸水平，升高胆汁流量并改善肝脏病理改变。研究也发现，单味郁金水煎剂可能通过抑制肝组织细胞因子 IL-1β、IL-18 和 TNF-α 的表达，调节小鼠肝脏免疫功能而减轻 CCl₄ 所致的急性肝损伤。

（十一）皮肤病

范永升也十分擅长治疗各种皮肤病，如荨麻疹、银屑病、结节性红斑、口腔扁平苔藓、红斑型天疱疮、多形红斑等。范永升常常根据临床病症的实际情况，依据风、寒、湿、热、血瘀等病邪及患者的体质情况辨证应用祛风解表法、调和营卫法、清热解毒法、清解湿热法、清营凉血法及养血活血法等治疗。范永升治疗皮肤病也有自身的临床特色，重视辨证与辨病相结合，既针对皮肤病急性发病时以热毒、血瘀为主的病机特点，确立清热解毒、凉血祛瘀为核心治法。同时范永升临证重视病机，辨证施治，灵活运用仲景经方如桂枝麻黄各半汤、麻黄连翘赤小豆汤、升麻鳖甲汤、赤小豆当归散、茵陈蒿汤和甘草泻心汤等，温病学派的方剂如银翘散、犀角地黄汤、清营汤、清瘟败毒饮、化斑汤、升降散等，以及后世行之有效的方剂如黄连解毒汤、仙方活命饮、四妙勇安汤、消风散、当归饮子和龙胆泻肝汤等，常常获得良好的临床疗效。

第二节　核心方药

一、系统性红斑狼疮的核心方药

范永升带领其团队综合文献研究和多年临床实践认为，系统性红斑狼疮（systemic lupus erythematosus，SLE）在中医学中类似于"阴阳毒""红蝴蝶疮""蝶疮流注""日晒疮""温毒发斑"等病，其基本病机为素体禀赋不足、肾精亏损为本，感受外界的热毒之邪、瘀血阻滞为标，虚实互为因果。本病好发于育龄女性，因育龄女性气火旺盛，多有阴虚内热，加之邪毒外袭，"邪入阴则痹"，病久虚火灼津，阴血亏结。故本病总以肝肾阴虚为本，以热毒、血瘀为标，这三者又相互联系，可以互为因果，"解毒祛瘀滋阴法"是中医治疗 SLE 的基本法则。

范永升结合《金匮要略》升麻鳖甲汤、《外台秘要》犀角地黄汤及《温病条辨》青蒿鳖甲汤，并结合临床实际，针对 SLE 热毒血瘀阴虚证创制了由"干地黄 15g，炙鳖甲 12g，升麻 9g，七叶一枝花 9g，青蒿 30g，积雪草 30g，赤芍 15g，炒薏苡仁 30g，佛手片 9g，生甘草 9g"等药物组成的解毒祛瘀滋阴方，并以此作为 SLE 治疗的核心方药。

功效：清热解毒，祛瘀滋阴。

主治：系统性红斑狼疮，属热毒血瘀阴虚证。

临床证候：面部红斑或皮疹，或面颧潮红，局部斑疹黯褐，或伴发热，或关节痛，或口腔溃疡，或口眼干燥，或脱发，或腰膝酸软，或月经不调，或伴有脏器受累，舌质红或暗红，苔薄或偏少，脉细或细数。

方义解析：全方以干地黄清热凉血滋阴为君药，七叶一枝花、升麻清热解毒消斑为臣药，炙鳖甲滋阴退热，赤芍、积雪草活血散血共为佐药，青蒿退热除蒸，甘草解毒护中，佛手疏肝解郁，炒薏苡仁健脾祛湿兼有通痹之功，共为使药。干地黄与赤芍、积雪草相伍，凉血散血，凉血而不留瘀；升麻与鳖甲相合，既散在表之毒邪，又清阴亏之内热，互为协同，相得益彰。诸药合用，共奏清热解毒、凉血散瘀、益肾养阴之功。其中，青蒿能清热凉血除蒸，性寒而不伤脾胃，阴中有阳，降中有散，主肝、肾、三焦血分之病，适宜于本病肾阴亏虚基础上的热毒为病，其清热解毒、抗菌消炎、促进脾脏 Ts 细胞增殖、抑制外周血 T 淋巴细胞和 B 淋巴细胞的作用，可以防治 SLE 细胞免疫和体液免疫异常及治疗过程中的继发感染；七叶一枝花能清热解毒，消痈散结，利水除湿，具有抗菌、增强肾上腺皮质功能及镇痛镇静作用，可以防治 SLE 之热毒为病、肢体红斑、肢体溃烂、狼疮性肾炎之水肿，以及 GC 所致的痰湿、机体抗感染能力下降、肾上腺皮质功能下降等；升麻能发表透疹，清热解毒，升举阳气，具有抗炎解热镇痛及降血压、升白细胞、抑制血小板的聚集和释放功能，可以防治 SLE 的发热、继发感染、关节肌肉疼痛、热毒耗损正气的白细胞减少、耗伤阴津的血液高凝状态。

前期通过多中心大样本临床试验证实，解毒祛瘀滋阴方结合 GC 治疗

SLE 取得了较好的协同作用。与单用 GC 治疗相比，前者能更显著地改善发热、关节痛、皮损、口腔溃疡、脱发、月经不调等症状，降低 ANA、抗 ds-DNA 抗体和升高补体 C3、血小板等指标，改善外周血 T 细胞亚群比例和内分泌及性激素免疫调节环路，同时有助于 GC 的减量和减少感染、骨质疏松、高脂血症等并发症。可见在应用激素等西药治疗 SLE 时，并用解毒祛瘀滋阴方可以减少激素的用量，起到良好的增效减毒作用。

临症加减：伴有发热加生石膏、知母，高热不退加羚羊角粉；神昏、谵语加安宫牛黄丸；面部斑疹色红加凌霄花、大青叶；关节痛加威灵仙、豨莶草；低热加银柴胡、胡黄连；口腔溃疡加黄芩、蒲公英；口干、眼干加麦冬、枸杞子；脱发加制首乌、旱莲草；月经不调加益母草、柴胡；胸闷、心悸加瓜蒌皮、丹参；咳嗽加炙麻黄、苦杏仁；肝酶升高，或有黄疸，加茵陈、垂盆草；紫癜、尿血加小蓟、白茅根；腰酸浮肿、泡沫尿加芡实、金樱子；头晕目眩加天麻、钩藤；肢体麻木、抽搐加白僵蚕、全蝎。

二、类风湿关节炎的核心方药

类风湿关节炎（rheumatoid arthritis，RA）是以侵蚀性、对称性多关节炎为主要临床表现的慢性、全身性自身免疫病。中医可属于"痹证""历节病""尪痹"等范畴。《素问·痹论》说："风寒湿三气杂至，合而为痹也。其风气胜者为行痹，寒气胜者为痛痹，湿气胜者为著痹也。"又曰："其寒者，阳气少，阴气多，与病相益，故寒也。其热者，阳气多，阴气少，病气胜，阳遭阴，故为痹热。"《金匮要略·中风历节病脉证并治第五》说："寸口脉沉而弱，沉即主骨，弱即主筋，沉即为肾，弱即为肝。汗出入水中，如水伤心。历节黄汗出，故曰历节。"根据《黄帝内经》和《金匮要略》对痹证或历节病的论述，范永升认为脾主四肢肌肉，肝主筋，肾主骨，故 RA 的病位在肝、脾、肾。RA 的病因病机有内外两个方面：内因为肝肾不足或气血亏虚，外因为风寒湿热等邪气杂而为病。在疾病发展过程中，必然出现痰瘀等病理产物，而又成为致病因素。

范永升根据 RA 的发病机制，制定了扶正祛邪的治疗原则，临床常以益气温经、通阳散寒、活血通络为治疗 RA 的基本大法。核心处方为黄芪 30g，桂枝 9g，炒白芍 30g，干姜 5g，威灵仙 30g，豨莶草 15g，北细辛 3g，片姜黄 9g，川芎 12g，乌梢蛇 9g，佛手 9g，炙甘草 9g，大枣 10g。

功效：益气温经，祛风通络。

主治：类风湿关节炎，属气血亏虚、风寒湿痹证。

临床证候：四肢关节作痛，晨僵明显，体倦，怕冷，舌淡红苔薄白，脉沉细。

方义解析：方中用黄芪、桂枝、干姜、细辛等益气温阳，散寒止痛，其中用大量黄芪益气扶阳，其他辛温药物药量较小，取"少火生气"之义；用一味白芍量大滋养营阴，与片姜黄、川芎并用有和血通痹、养血活血之功；威灵仙、豨莶草为祛风除湿常用药对；乌梢蛇祛风通络；佛手行气和胃；炙甘草、大枣和中。诸药配伍，共奏益气温经、散寒止痛、祛风通络之功效。范永升法黄芪桂枝五物汤益气温经治其本，辅以祛风通络治其标。方中白芍用量常倍于桂枝，有黄芪建中汤之义，充分体现了温中扶阳的学术思想。《素问·阴阳别论》说："所谓阳者，胃脘之阳也。"《素问·阴阳应象大论》说："清阳实四肢。"脾主四肢、肌肉，脾胃虚弱，失于健运，营卫气血亏虚，则清阳不升，四肢关节、肌肉会出现疼痛、肿大、麻木，或关节畸形等症。所以范永升的学术观点与《黄帝内经》重视胃气的观点不谋而合。

临症加减：阳虚较重或寒邪较甚，出现关节疼痛较剧、雷诺现象较重时常加重桂枝剂量，常用 12～15g，或加附子、制川乌、麻黄等温阳散寒；四肢关节游走作痛，常加羌活、独活、防风祛风除湿；关节出现畸形，或见血瘀证候，加延胡索、乳香、没药等活血行气，乌梢蛇改为蕲蛇加强祛风通络之效；合并干燥综合征出现口干、眼干时常减少桂枝剂量至 6g，白芍剂量常用 30g 养阴柔肝，加用沙参、麦冬、枸杞子等滋阴润燥。

三、干燥综合征的核心方药

干燥综合征（sjogren's syndrome，SS）是一种主要累及泪腺、唾液腺等外分泌腺体的慢性炎症性自身免疫病，临床主要表现为干燥性角结膜炎，口干燥症，还可累及其他多个器官而出现复杂的临床表现，如皮疹、关节肌肉疼痛、胸闷气短、疲乏无力等症状。本病分为原发性和继发性两类。《素问·阴阳应象大论》说"燥胜则干"，刘完素《素问玄机原病式》说"诸涩枯涸，干劲皴揭，皆属于燥"，因此 SS 属中医"燥痹"范畴。

范永升认为，SS 的病机为阴虚为本，燥邪为标，不离肝郁，故临床常见口干，目干，焦虑多言，或郁郁寡欢，或胸胁胀痛，舌红苔少或有裂纹，脉弦细。阴虚内热、肝郁气滞贯穿 SS 的整个病程，治疗上当以滋阴清热，兼以疏肝解郁为根本大法。范永升根据大多数 SS 的临床症状，结合病因、病机，制定了以一贯煎加减的核心处方：生地黄 15g，北沙参 30g，枸杞子 30g，当归 12g，炒川楝子 9g，麦冬 15g，青蒿 20g，生甘草 12g，佛手 9g。

功效：滋阴疏肝。

主治：干燥综合征，属阴虚内热、肝气郁滞证。

方义解析：方中生地黄滋阴养血、补益肝肾为君，内寓滋水涵木之意；当归养血活血；枸杞子滋养肝肾之阴，并能明目；北沙参、麦冬滋养肺胃，养阴生津，佐以少量川楝子疏肝泄热，理气止痛，复其条达之性；青蒿养阴透热；佛手疏肝行气；生甘草清热解毒，调和诸药。本方的特点在于补肝与疏肝相结合，以补为主，使肝体得养，而无滋阴碍胃、壅遏气机之虞，且无伤阴血之弊。范永升在治疗 SS 的过程当中紧抓阴虚内热、肝郁气滞这一核心病机，在临床上运用一贯煎加减治疗 SS 取得了显著成效，并根据疾病病机的变化灵活加减应用，值得学习和推广应用。

临症加减：口干明显，酌加天花粉、铁皮石斛、玉竹等养阴生津之品；眼干明显，加用谷精草、菊花、木贼草等清肝明目；伴有关节作痛，常加用威灵仙、豨莶草、乌梢蛇等祛风通络；伴有雷诺现象，常加用生黄芪、桂枝、炒白芍、片姜黄、郁金等益气温经，活血通络；伴有皮疹，加用牡丹皮、赤芍清热凉血；伴有干咳、气短，加用桑叶、苦杏仁润燥宣肺；久服滋腻之药容易滞碍脾胃，影响消化，常加用佛手、厚朴花、鸡内金等疏肝理气，和胃消食。

四、炎症性肌病的核心方药

特发性炎症性肌病是指病因未明的以四肢近端肌无力为主的骨骼肌非化脓性炎性疾病，包括皮肌炎（dermatomyositis，DM）和多发性肌炎（polymyositis，PM）等。中医无"皮肌炎"或"多发性肌炎"病名，《素问·长刺节论》载"病在肌肤，肌肤尽痛，名曰肌痹"，《素问·痹论》言"脾痹者，四肢解堕"，类似于本病。炎症性肌病中医属"皮痹""肌痹""脾痹"等范畴。炎症性肌病患者发病的根本因素在于先天禀赋不足，正气亏虚，复因湿热毒邪侵袭而致病，总属虚实夹杂之证。

皮肌炎疾病活动期，热毒瘀血相互搏结，可出现眶周水肿性红斑，颜面部、躯干、四肢关节伸侧红斑；热毒乘客肺金，肺热蕴毒，常可有皮肤瘙痒、便秘、出汗多；心主血，热毒扰心，热入血分，可致心神躁扰、夜寐不安；舌红苔少，脉细数为热入营血、阴血不足之征象。范永升根据皮肌炎活动时的证候表现，制定了以犀角地黄汤为基础的核心处方：水牛角30g（先煎），生地黄15g，赤芍18g，牡丹皮12g，青蒿30g，凌霄花9g，僵蚕9g，徐长卿30g（后下），金银花12g，乌梢蛇9g，佛手9g，生甘草12g。

功效：清热解毒，凉血透邪。

主治：皮肌炎，属热入营血证。

方义解析：方中用咸寒之水牛角凉血清心解毒；甘苦寒之生地黄清热凉血，一助水牛角清热凉血，二恢复已失之阴血；赤芍、牡丹皮清热凉血，活血散瘀；凌霄花、金银花助犀角地黄汤清热凉血散瘀；僵蚕、徐长卿、乌梢蛇祛风通络；佛手疏肝行气；生甘草清热解毒，调和诸药。

临症加减：皮疹明显，加大青叶、玄参清热凉血；伴有关节作痛，加威灵仙、豨莶草祛风除湿；便秘，加大黄、芒硝清热通便；心神不安、躁扰，加黄连、淡竹叶清心火；寐差，加酸枣仁、首乌藤养心安神，严重者加用生龙骨、生牡蛎镇心安神。

多发性肌炎活动期热毒与风湿痹阻四肢肌肉，多有肌痛、肌无力，或伴有发热、乏力，肌酶升高，舌红、苔腻等证候，常用宣痹汤合当归拈痛汤利湿清热，疏风止痛。宣痹汤出自《温病条辨》，用于治疗湿痹。核心处方如下：防己 12g，姜半夏 9g，滑石 30g（包煎），黄芩 12g，茵陈 30g，垂盆草 30g，薏苡仁 30g，赤芍 15g，羌活 9g，防风 9g，葛根 15g，生甘草 9g，炒白术 15g，厚朴花 9g。

方义解析：方中防己清热利湿，通络止痛，为主药；薏苡仁除湿行痹，通利关节，协助防己通络止痛；茵陈善能清热利湿，《本草拾遗》尚言其能"通关节，去滞热"；姜半夏辛温燥湿化浊，滑石甘寒清利湿热，与苦寒之黄芩合用，除湿而不燥烈；垂盆草清利湿热，降低转氨酶；羌活、防风合用辛温祛风除湿；葛根解肌止痛；赤芍凉血散瘀；炒白术、厚朴花健脾化湿；生甘草清热解毒，调和诸药。

临症加减：肌痛较重，加白花蛇舌草、半枝莲等清热解毒利湿；关节痛较重，加威灵仙、豨莶草、乌梢蛇等祛风通络；乏力明显，加用生黄芪、仙鹤草益气。

五、硬皮病的核心方药

硬皮病又称为系统性硬化症（systemic sclerosis，SSc），是一种临床上以局限或弥漫性皮肤增厚和纤维化为特征，可影响心、肺、肾和消化道等器官的结缔组织疾病。如果病变既累及皮肤，又侵及内脏的，称为系统性硬皮病；若病变只局限于皮肤而无内脏损害，则称为局限性硬皮病。根据临床及病理表现，中医学认为其属于痹证之"皮痹"范畴。范永升认为，硬皮病主要是因为阳气不足，肺脾亏虚，复因寒邪侵袭，凝滞于肌腠之间，寒凝血瘀，痹阻络脉，并可随经脉循行而内舍于脏腑，从而形成复杂多变的症候群。本病在早期主要表现为阳虚寒凝证，中晚期就会出现阳虚寒凝兼夹血瘀。根据中医理论及西医学对本病的认识，范永升认为本病总的病机特点为阳虚寒凝，肺脾不足，络脉痹阻，终至皮肤失养所致。本病的性质为本虚标实，本虚主要为阳气亏虚，脾肺不足，标实主要为寒凝、血瘀，并提纲挈领地概括为"虚、寒、瘀"。

范永升针对硬皮病"虚、寒、瘀"的病机特点,提出了以黄芪桂枝五物汤及当归四逆汤为基础的益气温经通络法。黄芪桂枝五物汤出自《金匮要略·血痹虚劳病脉证并治第六》"血痹,阴阳俱微,寸口关上微,尺中小紧,外证身体不仁,如风痹状,黄芪桂枝五物汤主之",当归四逆汤出自《伤寒论·辨厥阴病脉证并治》"手足厥寒,脉细欲绝者,当归四逆汤主之",此两方针对的证候与硬皮病相似。故范永升综合上述两方,拟定了治疗硬皮病的核心处方如下:生黄芪 30g,桂枝 12g,炒白芍 30g,干姜 6g,当归 12g,细辛 3g,鸡血藤 30g,丹参 30g,积雪草 30g,乌梢蛇 9g,大枣 10g,炙甘草 9g。

功效:益气温经,活血通络。

主治:硬皮病,属阳虚寒凝证。

临床证候:双手指皮肤发硬,局部发凉,麻木不仁,雷诺现象明显,舌淡红苔薄,脉沉。

方义解析:方中黄芪益气固表,补益卫气,《本草纲目》言其为"补药之长""补肺气……实皮毛,益胃气",故可培补肺脾;桂枝功擅温通经脉,助阳化气,与干姜相配,可温阳散寒,治疗阳虚寒凝之证;芍药、当归可养血补血,配伍桂枝以和营通痹;细辛辛温散寒,与桂枝相须为用,增强温阳通脉之效;鸡血藤、丹参、乌梢蛇活血通络;积雪草为辨病用药,现代药理研究证实,积雪草苷具有抑制胶原纤维组织增生的作用;炙甘草、大枣益气补中,生化气血,并调和诸药。

临症加减:消化道受累出现反流性食管炎,表现为胸骨后烧灼感、恶心、呕吐、饱胀感等症状,加用姜半夏、炒海螵蛸、延胡索、蒲公英等以和胃降逆,制酸止痛;累及肺脏出现肺间质纤维化,表现为咳嗽、胸闷、气急等症状,加用炙麻黄、桔梗、苦杏仁、瓜蒌皮等开宣肺气,宽胸理气;合并干燥综合征,燥咳明显者,则加用北沙参、麦冬、天花粉、桑叶、川贝母粉等以润燥止咳;合并肺部感染,出现胸闷、咳嗽、痰黄等痰热明显者,则加姜半夏、黄芩、瓜蒌皮、鱼腥草、芦根等清热化痰;若伴有体倦、乏力明显，兼有气阴两虚者，则重用太子参，加用麦冬、五味子、北沙参等以益气养阴；久病及肾，若出现咳喘、腰酸等肺肾气虚，肾不纳气者，则加用灵磁石、沉香、蛤蚧、五味子等以温肾纳气。

六、强直性脊柱炎的核心方药

强直性脊柱炎（ankylosing spondylitis，AS）是一种以中轴脊柱受累为主的慢性炎症性疾病，以炎性腰痛表现为特点。本病可因韧带、椎间盘钙化，关节滑膜增生，最终发展为骨性强直。中医学归属"大偻""历节病"等范畴。范永升认为，AS 发病病机以肾督亏虚为本，风寒湿热等邪气乘虚而入，深侵肾督，气血运行不畅，阻滞于经络、骨节，病久导致骨质受损，脊柱强直。故临证多见肾虚督寒，寒湿痹阻之证。因此，治疗要着重考虑温肾健脾，祛湿通络。

范永升认为，AS 应当标本同治，攻补兼施，遵从"温肾健脾，祛湿通络"之法。常以桂枝附子汤、苓桂术甘汤及真武汤组合加减。核心处方如下：桂枝 9g，茯苓 15g，炒白术 15g，淡附片 6 ～ 9g（先煎），炒白芍 20g，干姜 6g，杜仲 30g，淫羊藿 12g，川续断 9g，细辛 3g，制川乌 3 ～ 5g（先煎），川芎 12g，乌梢蛇 9g，炙甘草 9g，佛手 9g。

功效：温肾通督，祛寒除湿。

主治：强直性脊柱炎，属肾虚督寒证。

临床证候：腰骶疼痛，或伴有夜间作痛，怕冷，舌淡苔白，脉沉。

方义解析：方中桂枝、附子、干姜、制川乌等大辛大热之品，相须为用，具有协同温阳散寒止痛之效；配伍一味白芍，兼制辛热药的燥烈之性；杜仲、淫羊藿、川续断温肾通督；川芎、乌梢蛇活血通络；茯苓、炒白术、炙甘草健脾祛湿；佛手疏肝理气和胃。

临症加减：颈部僵硬者，加粉葛根以解肌止痛；外周关节游走作痛，加片姜黄、防风祛风通痹；疼痛较甚，加大制川乌剂量至 6 ～ 9g 温阳散寒止痛，并改乌梢蛇为蕲蛇，甚或加用全蝎、蜈蚣等以加强祛风通络之效；上肢关节作痛，加用羌活、桑枝祛风除湿；下肢关节作痛，加用独活、木瓜、川牛膝引药下行。

七、银屑病关节炎的核心方药

银屑病关节炎（psoriatic arthritis，PsA）是一种与银屑病有关的炎症性肌肉骨骼疾病。约 1/3 的 PsA 患者呈急性发作，其关节受累通常不对称，关节症状和银屑病皮损的活动性常一致，指（趾）、远端指间关节受累多见，可有骶髂关节炎和（或）脊柱炎，晚期导致关节强直、畸形。银屑病属中医"白疕"范畴，关节炎属中医"痹证"范畴。范永升认为，本病的发病与感受风湿热毒有关。热毒攻于皮肤肌腠之间，燔灼血分，生风生燥，郁积于皮；热毒伤及营血，变生血燥血瘀，肌肤怫郁失养而成疹，搔之而痒，鳞屑叠起；风湿热毒痹阻关节，不通则痛，甚至出现毁损性关节炎。在疾病活动期，治疗原则为清热解毒凉血，祛风除湿通络。

范永升根据本病发病的基本病机，创制了以犀角地黄汤、消风散为基本方的核心处方：生地黄 15g，牡丹皮 12g，赤芍 15g，防风 9g，徐长卿 30g，僵蚕 9g，当归 12g，土茯苓 30g，乌梢蛇 9g，薏苡仁 30g，生甘草 12g。

功效：清热凉血解毒，祛风除湿通络。

主治：银屑病关节炎，属风湿热毒证。

临床证候：皮疹鲜红或呈黯红色，或有脱屑，皮肤有灼热感，口渴喜冷饮，便干，尿黄赤，四肢关节疼痛剧烈，屈伸不利，舌质红绛，苔少，脉细数。

方义解析：生地黄、牡丹皮、赤芍清热凉血；当归与生地黄相配伍有"治风先治血，血行风自灭"之义；土茯苓、薏苡仁清热解毒利湿；防风、徐长卿、僵蚕、乌梢蛇祛风通络；生甘草清热解毒，调和诸药。诸药相伍，共奏清热凉血解毒、祛风除湿通络之效。

临症加减：皮肤红斑明显，加用水牛角、大青叶清热凉血解毒；皮肤瘙痒明显，加白鲜皮、地肤子清热解毒，祛风止痒；关节红肿热痛，或伴有发热，加用白虎加桂枝汤及威灵仙、豨莶草、北细辛等清热通络，祛风除湿；口苦咽干，舌苔黄腻甚，加龙胆草、黄芩、焦栀子、柴胡清肝胆湿热；伴有腰酸腰痛，加用杜仲、川牛膝补肝肾，祛风湿。

八、白塞病/复发性口腔溃疡的核心方药

白塞病（Behcet's disease，BD）是一种以口腔和外阴溃疡、眼炎及皮肤损害为临床特征，可累及多个系统的慢性血管炎性疾病。复发性口腔溃疡（recurrent oral ulcer，ROU）是一种常见的反复发作性口腔黏膜溃疡性疾病。白塞病或单纯复发性口腔溃疡可归入"狐惑"病范畴。范永升认为，本病的发生主要是由于热毒内攻，脏腑受损，湿热久停，熏蒸气血而致肉腐失养形成口腔溃疡。白塞病慢性期或复发性口腔溃疡多为虚实夹杂，寒热并见的病症。病机以脾胃虚弱为本，阴火湿热为标，治疗应攻补兼施，寒热并用。

范永升根据本病寒热错杂、湿毒内蕴的病机特点，创制了以甘草泻心汤、赤小豆当归散为基本方的核心处方：生甘草12g，黄芩12g，黄连5g，干姜5g，大枣10g，姜半夏9g，苦参10g，皂角刺10g，蒲公英30g，半枝莲15g，赤小豆10g，全当归10g，佛手9g。

功效：清热祛湿，活血解毒。

主治：白塞病/复发性口腔溃疡，属湿热内蕴证。

临床证候：复发性口腔溃疡，或见会阴部溃疡，或见眼红涩痛，伴有心烦，口干欲饮，舌质红，苔黄腻，脉滑数。

方义解析：方中生甘草清热解毒；黄连、黄芩、苦参苦寒降泄以清热泻火，干姜、半夏辛温开结以祛湿；蒲公英、半枝莲合用清热解毒利湿；皂角刺与赤小豆当归散合用活血解毒排脓；甘草、大枣甘温益气以补其虚；佛手理气和胃。诸药合用，辛温发散与苦寒降泄并用以祛湿毒。现代药理研究显示，甘草有类似肾上腺皮质激素的作用，黄连有抗病原微生物及抗原虫、抗菌作用，黄芩具有抗氧化、清除自由基、抗炎、抗病毒、抗过敏等作用，干姜有镇静、抗炎、抗凝和影响肾上腺皮质功能的作用。

临症加减：下部溃疡，加用黄柏、薏苡仁、车前草等清热利湿；目睛红赤、干涩，加谷精草、木贼草、菊花等疏风清热明目；关节痛，加威灵仙、豨莶草等祛风除湿，上肢关节痛，加桑枝、姜黄、秦艽等，下肢关节痛，加

独活、木瓜、牛膝等；寐差，加北秫米、淮小麦、首乌藤等养心安神；疾病日久伤及气血，酌加生黄芪、太子参等益气健脾；应用激素后出现烦热、盗汗、口渴等阴虚内热证，加知母、黄柏、生地黄或青蒿鳖甲汤清热养阴。

九、痛风的核心方药

痛风（gout）是一种单钠尿酸盐沉积所致的晶体相关性关节病，与嘌呤代谢紊乱和（或）尿酸排泄减少所致的高尿酸血症相关。痛风一词首见于元代朱丹溪所著《格致余论》，根据其辨证要点，急性痛风性关节炎属中医"痛风""白虎历节"等范畴。急性痛风性关节炎典型发作表现为起病急骤，多于夜间或受寒后发作，持续数天缓解，疼痛如刀割或咬噬样，受累关节红肿拒按。反复发作会出现痛风石沉积，关节破坏，功能丧失，发展为慢性痛风石，可出现尿酸性肾病、尿酸肾结石，严重影响工作生活，危害人们的健康。

范永升认为，脾虚痰湿体质是痛风发生的基础，湿、痰、瘀是痛风发生的基本病理因素，饮食不节、情志失调、外感风寒湿邪是痛风的诱发因素。痛风患者中来诊者多为急性发作期，可见关节红肿热痛，病机常为湿热蕴结、经脉痹阻，治疗重在清热祛湿，通痹止痛。范永升常用加味四妙丸治疗，加味四妙丸在四妙丸基础之上增加山慈菇、土茯苓、泽泻等。核心处方如下：黄柏9g，炒苍术12g，川牛膝9g，薏苡仁30g，山慈菇9～20g，土茯苓30g，泽泻30g，独活9g，木瓜9g，生甘草9g，佛手9g。

功效：清热祛湿，活血通络。

主治：痛风，属湿热痹阻证。

临床证候：关节红肿热痛，下肢为甚，或发热，或见痛风石，舌红苔厚腻，脉滑数。

方义解析：方中四妙丸清热利湿；山慈菇擅解毒散结，通利关节，现代药理研究发现，山慈菇鳞茎中含有秋水仙碱及秋水仙酰胺等物质，能够干扰吞噬尿酸盐的白细胞趋化性，减少炎性因子释放，缓解临床症状；土茯苓"利湿去热，能入络，搜剔湿热之蕴毒"（《本草正义》），现代药理研究发现，土茯苓所含黄酮类物质可抑制黄嘌呤氧化酶之活性，并可通过利尿以促进尿酸的排泄；泽泻味甘、淡，性寒，与黄柏相须为用，可加强清下焦湿热之力，药理研究亦表明，泽泻可通过抑制巨噬细胞产生一氧化氮发挥抗炎作用；独活、木瓜祛风除湿，引药下行；佛手理气和胃；生甘草调和诸药。

临症加减：关节痛累及上肢，加姜黄、桑枝，下肢为主，加川牛膝；关节肿痛较甚，加忍冬藤清热通络；关节痛剧烈伴有阳虚，加制川乌通阳止痛；皮肤局部紫暗伴瘀血者，加延胡索、赤芍活血通络；有痛风石，加制天南星、白僵蚕化痰通络；久病或关节痛反复发作，加乌梢蛇或蕲蛇祛风通络；伴有便秘，加制大黄、厚朴行气通便；伴有尿路结石，加金钱草、鸡内金清湿热排石。

十、成人斯蒂尔病的核心方药

成人斯蒂尔病（adult-onset still's disease，AOSD）是一组以发热、关节痛和（或）关节炎、皮疹、白细胞增多、淋巴结肿大等为主要临床表现的综合征。范永升就本病的临床特点，即发热、皮疹、关节痛，创造性地提出了"热疹痹"的新病名，并正名如下：热疹痹是指感受风、湿、热毒等邪气，痹阻经络，郁而化热，引起发热、皮疹、关节痛，或伴有瘰疬肿大，甚或伴有脏腑功能损伤的一种疾病。本病的发病与感受风热、湿热毒邪等邪气有关。基本病机为风湿热毒，痹阻气血。该病因素体阳盛，脏腑积热，复感风热、湿热毒邪等邪气，循卫气营血内传，或侵犯关节、经络，甚或累及脏腑，痹阻气血而发病。

范永升根据本病发病时的证候特点，指出其基本病机为热毒内陷少阳阳明，提出清热和解透邪法的基本治法，并创制了以柴胡桂枝汤、白虎汤合升降散为基本方的核心处方：柴胡 12g，黄芩 15g，姜半夏 9g，桂枝 9g，炒白芍 15g，石膏 30g（先煎），知母 12g，僵蚕 9g，蝉蜕 6g，片姜黄 9g，生甘草 9g，大枣 10g。

功效：清热和解，祛风透邪。

主治：成人斯蒂尔病，属热毒内郁证。

临床证候：往来寒热，肢体皮疹时隐时现，关节疼痛，咽痛，淋巴结肿痛，舌红，苔腻，脉弦数。

方义解析：方中小柴胡汤和解少阳；桂枝汤去生姜调和营卫；白虎汤清解阳明热毒；升降散去大黄散邪透热。诸药合参，共奏清解透邪之效。

临症加减：高热不退，神昏谵语，加羚羊角粉 0.6g 清热息风；皮疹隐隐，加生地黄、牡丹皮、赤芍清热凉血；关节疼痛较剧，加忍冬藤、威灵仙、豨莶草祛风湿清热；口渴明显，加天花粉、麦冬清热养阴；烦躁不安，加栀子、淡豆豉清热除烦；便秘，加生大黄、芒硝急下存阴；咽痛甚，加玄参、胖大海解毒利咽；瘰疬肿痛，加夏枯草、玄参、浙贝母清热散结；口干甚，加北沙参、麦冬养阴生津。

十一、自身免疫性肝病的核心方药

自身免疫性肝病是以累及肝脏为主的一类自身免疫性疾病，迄今病因不明，主要包括自身免疫性肝炎、原发性胆汁性肝硬化（又名原发性胆汁性胆管炎）、原发性硬化性胆管炎及三者中任两者的重叠。本病属中医"胁痛""黄疸""鼓胀""癥瘕"等范畴。该病的发生，来势缓慢，往往由于情志不遂，肝失条达，气机不利，气滞血瘀，或肝郁脾虚，水液运化失职，津液停聚，继而出现积聚、鼓胀；或饮食不节，嗜食膏粱肥腻，烟酒无度，日久脾胃受伤，运化失职，湿浊内生，阻滞中焦，土壅木郁，胆汁被阻，不循常道，浸淫肌肤而出现黄疸。该病的病位在肝，涉及肝、脾、肾三脏。肝郁血瘀是形成该病的基本病机。本病病变的性质是本虚标实，本虚主要为肝脾肾亏虚，标实主要为气滞、血瘀、水停。

在疾病活动期，范永升常用疏肝活血解毒法治疗本病。处方以茵陈蒿汤合四逆散加减。核心处方如下：柴胡 9g，炒枳壳 15～30g，赤芍、白芍各 30～45g，炙甘草 9g，茵陈 30g，焦栀子 9g，制大黄 9g，炒川楝子 9g，酒延胡索 9g，郁金 12g，虎杖 18g，土茯苓 30g，白英 10g。

功效：疏肝行气，活血解毒。

主治：自身免疫性肝病，属肝郁热毒血瘀证。

临床证候：面色、身目发黄或晦暗，脘腹胀满，口干口苦，目睛干涩，胁肋胀痛，小便短少，大便干，肢体瘀点瘀斑，或见下肢浮肿，舌暗红，有瘀点瘀斑，脉弦滑。

方义解析：方中用四逆散疏肝行气解郁，其中重用白芍和赤芍两味药，现代药理研究表明，中高剂量的芍药对肝脏有保护作用；茵陈蒿汤合用虎杖、土茯苓、白英清热利湿，活血解毒；金铃子散加郁金清肝活血行气。诸药配伍，共奏疏肝活血解毒之功效。

临症加减：肝酶升高明显者，加垂盆草、五味子清肝降酶；肝郁化火，郁怒明显，加牡丹皮、焦栀子清肝泻火；面目发黄，加猪苓、泽泻利湿退黄；下肢浮肿，加茯苓、车前草利水消肿；伴有便秘，加火麻仁、桃仁活血通便；伴有恶心呕吐，加姜半夏、陈皮和胃降逆；伴有纳差、舌苔白腻，加炒鸡内金、砂仁健胃消食。

第三节　辨治方法

一、系统性红斑狼疮辨治方法

辨证与辨病相结合是中医诊治疾病的特点，但是在目前临床阶段更应注意把西医学的诊断（辨病）和中医四诊合参的辨证有机结合起来。系统性红斑狼疮（SLE）的基本病机为热毒血瘀肾虚，前期用解毒祛瘀滋肾法治疗轻、中度的 SLE 患者取得了较好疗效，但通过长期临床实践发现，相对于 SLE 多系统损害导致的复杂多样的病机和证候，上法具有一定的局限性。于是范永升带领团队继续在临床一线不断探索与实践。参考西医学有关 SLE 分类标准，并结合 SLE 的临床特点，先分轻重缓急，将该病分为轻、重两型：轻型 SLE 主要指诊断明确或高度怀疑者，但临床症状稳定，所累及的靶器官功能正常或稳定；重型 SLE 则主要指累及重要器官或系统，包括循环、呼吸、神经、泌尿等系统，病情急性活动，或狼疮危象而危及生命。将 SLE 分为轻、重两型有利于疾病预后的判断，对于重型 SLE，医生应提高警惕，大剂量激素及免疫抑制剂的使用对于挽救患者的生命是极其必要的，在此期间，中药起协同作用，可以减少部分西药的不良反应，提高患者的生活质量。对于轻型初发 SLE 患者，预后一般较好，有的完全可单用中药治疗，这样不仅可以避免激素等西药的不良反应，而且能起到同样的治疗效果。因此，在临床上对 SLE 首先分清轻型还是重型，有利于对病情的把握，也有利于临床治疗和预后判断。

范永升将 SLE 在分轻、重型的前提下，进一步提出了辨九证论治。在辨证方面，轻型中以关节疼痛为主要症状的可归为风湿痹阻证，继而可根据四肢肌肉关节疼痛局部有无红肿热痛等以辨其寒痹或热痹等；以白细胞、血小板减少，伴体倦为主，可辨为气血亏虚证；以低热、脱发等为主，可辨为阴虚内热证。重型中临床表现为以红斑皮疹、高热为主，为热毒炽盛证；以心悸为主，检查可见心包积液等，为饮邪凌心证；以胸闷、气喘为主，检查可见间质性肺炎或肺部感染等，为痰瘀阻肺证；以胁部胀滞不舒为主，伴肝功能受损等，为肝郁血瘀证；以四肢浮肿为主，伴大量尿蛋白者，为脾肾阳虚证；以眩晕头痛、抽搐为主，合并神经系统损害者，为风痰内动证。如此形成了 SLE 较为完备的二型九证辨治体系，这一辨治体系对指导临床医师辨清 SLE 的寒热虚实、脏腑病位具有重要意义，同时为实现科学而方便的临床辨治，提高临床疗效提供了重要参照。具体内容参见前文。

GC 目前仍是治疗 SLE 的关键药物，但它就像是一把"双刃剑"，在治疗疾病的同时，又存在诸多不良反应，有的不良反应甚至是致命的，如继发感染等。那么如何发掘中医药的优势，减少 GC 的用量和不良反应，使两者结合后相得益彰，是范永升毕生追求的事业。因此，范永升领衔的团队继续探索与实践。SLE 治疗可分为诱导缓解和巩固维持两个阶段，这两个阶段 GC 的用量完全不同，前者以足量为主［泼尼松 ≥ 1mg/（kg·d）］，甚至是冲击治疗，剂量大；而后者以维持剂量为主［泼尼松 ≤ 0.5mg/（kg·d）］，剂量相对较小。SLE 本身的证型当以热毒炽盛和阴虚内热为主；GC 治疗后，大剂量阶段会加重内热，减量阶段会导致阴虚或气阴两虚，维持量阶段则易出现气血两虚，甚至阴虚及阳，而血瘀证则在不同阶段都有体现。发现和总结SLE 糖皮质激素使用不同阶段证候演变规律后，范永升根据证候规律制定了临床上行之有效的中医治疗策略。在激素大剂量阶段：由于纯阳之激素容易助阳化热、迫血妄行，患者往往兼见烦躁易怒、面色潮红、口渴、舌红、脉数等症，治以清营凉血、滋阴降火之法；减量阶段：由于前期的激素大剂量使用，阳热伤阴，导致阴虚内热或气阴两虚，患者往往兼见口干心烦、自汗盗汗、舌红少津、脉细数等症，治以滋阴清热、益气养阴之法；维持量阶段：由于外源性激素应用日久对下丘脑－垂体－肾上腺轴的反馈性抑制导致后肾上腺功能减退，激素撤减后出现相对阳气不足的现象，加之阴血为激素长期应用所伤，患者往往兼见神疲乏力、面色无华、畏寒肢冷、纳少便溏、舌淡苔白等症状，治以益气养血、健脾温肾之法。此外，范永升还针对激素不良反应的不同临床表现制定了中医药的治疗策略：继发性感染时，以扶正祛邪为治则，以益气养阴、清热解毒为治法，并根据不同的感染部位选用不同的药物；出现消化性溃疡时，则以制酸止痛为主；继发骨质疏松及股骨头坏死时，则以补肾活血、舒筋通络为主；继发高血糖时，则以滋阴解毒为主；继发高凝状态时，则以活血祛瘀为主；出现库欣综合征时，则以益气养阴、清热利湿为主；出现兴奋失眠时，则以养血安神、镇静安神为主。如此以辨证施治为主，结合 GC 不同剂量阶段、不同不良反应表现形成的一套完整的 SLE 诊治体系，即 SLE "三维一体" 诊治体系。这一套辨治理论贯穿SLE 治疗的全过程。

二、类风湿关节炎辨治方法

类风湿关节炎（RA）的发生首先是正气不足，或肝肾不足，或气血亏虚，随后风寒湿热等病邪乘虚而入，两虚相得，疾病渐成。范永升认为，RA临床分型众多，临床必须灵活运用辨证论治的原则，并结合病情特点及相关实验室检查。在 RA 发作期，常因外邪入侵，经络痹阻，而表现为不通则痛的实证：表现为关节红肿热痛之湿热痹阻证，可用白虎加桂枝汤加减；热象不显，怕冷，遇寒湿加重之寒湿痹阻证，则可用乌头汤、桂枝附子汤加减；寒热错杂证，用桂枝芍药知母汤加减；中晚期及缓解期，常因疾病日久不愈，邪入于络，口服免疫抑制剂及止痛药等耗伤正气，而表现为脾胃气血不足，不荣而痛，痰湿、瘀血阻络，不通而痛，而见虚实相夹之证，根据虚实分为脾胃虚弱证、肝肾不足证和痰瘀互结证。本病总的治疗原则为扶正祛邪，标本兼顾。扶正主要从补益肝肾和益气健脾入手，祛邪则根据风寒湿热及痰瘀等邪气的夹杂和盛衰，分别或联合运用祛风、散寒、除湿、清热、化痰及通络等治法。

总结范永升临床经验，RA 主要可分为风寒湿痹证、风湿热痹证、肝肾不足证、气阴亏虚证及痰瘀互结证等五种基本证型。

1. 风寒湿痹证

主要表现为四肢关节疼痛较重，晨僵时间较长，或关节游走性疼痛，或关节肿大，皮温不高，或关节重着，畏寒怕冷，无汗，或见雷诺现象，舌淡红，苔白，脉紧或浮紧。治法：祛风散寒，除湿通络。处方：黄芪桂枝五物汤合乌头汤加减治疗。

2. 风湿热痹证

主要表现为四肢关节肿大，皮温升高，甚至红肿热痛，或发热，舌质红，苔黄腻或白腻，脉浮滑或滑数。治法：清热除湿，祛风通络。处方：白虎加桂枝汤合宣痹汤或四妙丸加减治疗。

3. 肝肾不足证

主要表现为腰膝酸软，肢体无力，或肢节屈伸不利，或见畸形，或麻木不仁，畏寒喜温，舌淡红，苔薄白或苔少，脉沉。治法：补益肝肾，祛风除湿。处方：独活寄生汤加减治疗。

4. 气阴亏虚证

主要表现为四肢关节酸楚疼痛，面色萎黄，神疲乏力，胃纳减退，口眼干燥，或心悸失眠，或自汗气短，舌淡，苔少或薄白，脉沉细或细弱。治法：益气养阴，祛风通络。处方：四神煎加味治疗。

5. 痰瘀互结证

主要表现为肌肉关节刺痛，固定不移，关节皮肤紫暗肿胀，按之发硬，或僵硬变形，伴有硬结、瘀斑，可见面色黧黑，胸闷痰多，眼睑浮肿，舌质紫暗或有瘀斑，苔白腻，脉弦涩。治法：祛痰除湿，活血通络。处方：桃红四物汤合二陈汤加减。

范永升认为，尽管 RA 临床分型众多，但临床必须灵活运用辨证论治的原则，不可拘泥于以上几个基本证型或几个方剂。范永升临床治疗 RA 又常常选用桂枝附子汤、甘草附子汤、白术附子汤、防己黄芪汤等经方加减治疗。此外，范永升还十分重视辨病位用药及引经药的应用。如上肢疼痛明显者，用桑枝、姜黄；下肢疼痛明显者，用独活、牛膝；肩颈背部痛者，用葛根、白芍；腰痛者，用杜仲、桑寄生等。范永升运用中医审因辨证治疗 RA 取得较好的疗效，为临床用药提供了有益参考，其学术经验值得推广应用。

三、干燥综合征辨治方法

范永升认为，干燥综合征（SS）虚实夹杂，本病多系先天禀赋不足，阴液亏虚，或感受燥毒，导致脏腑筋骨、四肢百骸、经络九窍不被濡养，而致燥证丛生，病情日久，出现气阴两虚，久病入络，脉络瘀滞，而出现血瘀。临床辨证多以气阴两虚为主，兼有血瘀，故运用益气、养阴、活血的方法治疗，随症加减。

本病以阴虚燥热证多见，临床多出现口干、眼干、干咳、舌红干裂等证候，常用沙参麦冬汤、一贯煎等，应选用甘寒、甘润之品，如麦冬、沙参、生地黄、石斛、玉竹、天花粉、枸杞子等以清燥润肺，养阴生津；燥热耗气伤津，伴随神疲乏力、短气、纳差、便溏、舌淡苔少、脉沉细等气阴两虚证候，常配甘温润泽之品，如黄芪、太子参、山药、白术、炙甘草、大枣等以健脾益气养阴；日久可见阳气亏虚，津不上承的证候，如怕冷、口干不欲饮水、舌淡胖、苔白、脉沉等，常用苓桂术甘汤加减健脾温阳化气；出现胸闷、气短、咳喘等证候，当以宣肺养阴通络为治，可用炙麻黄、杏仁、麦冬、北沙参、玉竹、桔梗、炙百部、瓜蒌皮、地龙等宣肃肺气、清润肺胃、化痰通络之品；若见阳虚"肺冷"咳吐浊唾涎沫之症，则用甘草干姜汤温阳，累及下焦，则加用肉桂、附子、蛤蚧、五味子等温肾纳气；若出现血瘀证候，可用丹参、赤芍、牡丹皮、桃仁、制大黄等凉血活血药物，或咸寒之土鳖虫、地龙、水蛭等清热活血。

范永升在应用西医治疗基础上，运用中医辨病辨证相结合的方法治疗本病，显著改善了患者的临床症状和生活质量，临床辨证准确，常常收到良好的临床疗效，其学术经验值得推广。

四、炎症性肌病辨治方法

范永升在治疗炎症性肌病上，重视中西医相结合，强调辨病辨证相结合。根据疾病不同阶段，急性期，中医治疗原则以清热解毒、清营凉血、祛风通络为主，合并间质性肺炎时，兼顾清热宣肺，化痰通络。缓解期，中医治疗原则为扶正祛邪，扶正以扶脾肺之气为主，宗"培土生金"法，兼顾养阴；祛邪包括清热解毒、凉血通络、祛风除湿等治法。

根据临床实际和范永升临床经验，炎症性肌病常见以下中医证型。

1. 热毒炽盛证

多见于急性期，红斑、肌痛较甚者。表现为肢体多处皮疹、红斑，斑疹鲜红或紫红，高热，或有肌痛、肌无力，舌红苔黄，脉数。治拟清热解毒，凉血祛瘀。方选犀角地黄汤、化斑汤加减。

2. 风湿热痹证

多见于急性期，关节疼痛较甚者。表现为肢体红斑，四肢关节肌肉疼痛，烦热，舌红苔黄腻，脉滑数。治拟清热祛湿，祛风通络。方选宣痹汤、银翘散加减。

3. 痰热郁肺证

见于合并急性间质性肺炎，肺部症状突出。表现为胸闷气急，咳嗽，咳痰白，黏稠，不易咳出，发热，或见面色、唇甲紫暗，舌红苔白腻或浊腻，脉滑。治拟宣肺清热，化痰通络。方选麻杏石甘汤、小陷胸汤、千金苇茎汤加减。

4. 阴虚内热证

多见于缓解期。主要表现为红斑症状隐现，面色潮红，潮热盗汗，五心烦热，口咽干燥，舌红少苔，脉细数。治拟养阴清热，凉血消斑。方选青蒿鳖甲汤加减。

5. 气阴两虚证

多见于缓解期，主要表现为四肢肌肉无力，或见红斑淡隐，短气喘息，头晕，脱发，月经稀少，咽干口燥，纳差，夜寐不安，舌淡暗，苔少或薄白，脉沉细。治拟益气健脾，养阴通络。方选生脉饮合归脾汤加减。

范永升对炎症性肌病的用药特点以衷中参西，辨病用药，减毒增效为目标，在辨病辨证用药时，重视应用清热解毒药和活血祛瘀药，并注意阴液的顾护。

五、硬皮病辨治方法

硬皮病属于中医五体痹之"皮痹"范畴。范永升认为，硬皮病的病机特点为阳虚寒凝，肺脾不足，经脉痹阻，终致皮肤、内脏失养，导致皮肤、皮下组织及内脏组织纤维化。本病的性质为本虚标实，本虚主要为阳气亏虚，脾肺不足，标实主要为寒凝、血瘀，关键病机可概括为"虚、寒、瘀"三个特点。范永升根据阳虚寒凝血瘀的病理特点，总结出治疗本病的基本法则为温阳散寒，化瘀通络，培补肺脾。

本病的治疗原则为扶正祛邪。根据疾病的不同发展阶段应用培补肺脾、温阳散寒、益气养阴、祛瘀通络、温阳利水、温肾纳气等治法。温补肺脾、温阳散寒治其本，活血祛瘀治其标。阳虚寒凝治以温阳散寒为主；气阴不足治以益气养阴为主；瘀血阻络治以活血祛瘀为主；心肾阳虚治以温阳利水为主。

根据范永升临床经验，硬皮病常见以下中医证型。

1. 阳虚寒凝证

多有雷诺现象，甚至出现指端发黑、疼痛，常伴有怕冷、不出汗，或关节作痛；或便溏，或胸闷、胸痛；或咳嗽、气短，舌淡红，苔白，脉沉。治法：温阳散寒通络。方药：黄芪桂枝五物汤加减。

2. 气阴两虚证

多伴有干燥综合征。除了皮肤变硬、手指逆冷外，多伴有口咽干燥，眼睛干涩，体倦乏力，大便或干或溏，或潮热盗汗，或胸闷气短，或心悸不寐，或四肢酸楚，或手足烦热，舌淡红，苔少或无苔，脉细。治法：益气养阴。方药：黄芪建中汤合沙参麦冬汤加减。

3. 瘀血阻络证

多伴有肺纤维化或肺动脉高压。面具脸，面色晦暗，唇暗或两目暗黑，肤色暗黑，皮肤硬化，或有瘀点瘀斑，或伴有口唇干燥但不欲饮水，或伴有吞咽困难，或伴有胸闷胸痛、心悸怔忡，或伴有烦躁易怒、失眠多梦，舌质暗红或紫暗，或有瘀点瘀斑，舌下脉络迂曲，脉沉弦或细涩。治法：祛瘀通络。方药：血府逐瘀汤加减。

4. 心肾阳虚证

多见于疾病晚期，心肺功能衰竭。皮肤暗黑萎缩，喘息无力，呼多吸少，不能平卧，口唇发绀，或咳泡沫痰，或头目眩晕，或身体瞤动，或畏寒肢冷，或小便不利，或心下悸动，或胸膈满闷，或下肢水肿，或纳差、便溏，舌淡红，或胖大，或有齿印，苔白或滑，脉沉细或无力。治法：温阳利水。方药：真武汤合参蛤散加减。

六、强直性脊柱炎辨治方法

中医学在强直性脊柱炎（AS）这一领域有自己的优势与特色。范永升对 AS 的认识丰富且独到，在临床实践上治疗效果显著。范永升认为本病病因病机可概括为肾督亏虚为本，风寒湿邪为标。患者先天禀赋不足，素体虚弱，肾精亏虚，督脉失养，外邪乘虚而入，深侵肾督，气血凝滞，痹阻筋脉、骨节、肌肉，发为本病。在 AS 的治疗中，他注重温肾化湿通络法，常选用桂枝附子汤、苓桂术甘汤、乌头汤、肾着汤、金匮肾气丸及独活寄生汤等方治疗。补肾强督、温阳散寒、健脾运湿及祛风通络是本病的基本治法，临证要灵活运用，但不可拘泥。

AS 患者常腰骶部僵硬冷痛明显，平素怕冷，易于腹泻，常用杜仲、川续断、桑寄生、淫羊藿等温肾阳，强筋骨。AS 发病过程中，湿邪是重要的发病因素，湿为阴邪，其性趋下，易伤脾肾水土之脏，故温阳化湿法在本病治疗中十分关键，常用肾着汤及白术、茯苓、扁豆、砂仁、厚朴花温中健脾化湿。若患者因久居湿地或喜食生冷而感受外湿，致湿邪困遏清阳，阻滞经络，常用羌活、防风、秦艽、威灵仙、豨莶草等祛风除湿。本病病位常在腰骶、脊柱，腰脊骶胯之筋脉关节失于阳气布司，又夹受外邪，久而痹阻气血筋脉，故通络法必不可少，常用细辛、川乌、桂枝、片姜黄等温通之品。久病入络，范永升运用虫类药治疗 AS 时，常用辛咸微温之白僵蚕、甘咸气平之乌梢蛇，辛善走窜，咸能攻坚，取其"灵动迅速，搜剔络邪"之功。现代药理研究显示，乌梢蛇对关节的治疗作用可通过降低 TNF-α、IL-1、IL-6 等炎性细胞因子水平实现。白僵蚕可明显降低小鼠血中 IL-1β 水平，改善炎症，作用优于雷公藤总苷、泼尼松片。因此，攻剔久病入络、络瘀蕴结之病证，非虫蚁搜逐之品莫属。

总之，范永升临床紧抓本病"肾虚督寒"这一核心病机及"正虚邪侵"这一病机关键，再根据不同患者的证候所需，灵活用药，随证而变，收效显著。

七、银屑病关节炎辨治方法

银屑病关节炎疾病初期，以风热燥邪偏盛，应散风清热、润燥祛邪为主；进展期湿热毒蕴，应清热祛湿，解毒通络；疾病日久，迁延不愈，瘀血内生，耗伤阴阳，则当散瘀通络，调整阴阳。

范永升根据疾病不同阶段辨证论治，主要分为以下三个证型。

1. 风热血燥证

该证多见于疾病初期或轻浅期。主要表现为关节红肿热痛，疼痛较为固定，皮损遍及躯干四肢，基底部皮色鲜红，鳞屑增厚，瘙痒，伴或不伴有低热，大便干结，小便黄赤，舌质红，苔薄白或黄，脉弦数。治法：祛风清热，凉血润燥。方药：消风散合白虎加桂枝汤加减，药用防风、金银花、白僵蚕、徐长卿、石膏、知母、桂枝、生甘草等。关节疼痛明显者，加威灵仙、豨莶草祛风除湿；皮肤痒甚，则加白鲜皮、地肤子祛风止痒；便秘，加生大黄、枳实清热通便。

2. 湿热蕴毒证

该证多见于疾病中期或进展期。主要表现为关节红肿，灼热疼痛，皮损多发于掌关节屈侧和皮肤褶皱处，皮损发红，表皮溃烂或起脓疱，伴或不伴有发热、关节积液等，口苦咽干，恶心纳呆，舌质暗红，舌苔黄腻，脉滑数。治法：清热解毒，利湿通络。方药：四妙散合宣痹汤加减，药用黄柏、苍术、薏苡仁、土茯苓、汉防己、姜半夏、滑石、连翘、黄芩、生甘草等。若壮热、关节热痛甚，加石膏、知母、桂枝清热通络；口苦咽干、舌苔黄腻甚，加龙胆草、柴胡清肝胆湿热；皮损发红明显者，加生地黄、赤芍、牡丹皮清热凉血；若寒热错杂，关节红肿热痛，但局部畏寒，舌淡苔白者，加桂枝芍药知母汤祛风除湿，通阳散寒。

3. 阴虚血瘀证

该证多见于疾病后期或迁延不愈期。主要表现为关节隐痛，甚至强直变形，皮损色淡，大多融合成片，鳞屑不厚，腰膝酸软，头晕耳鸣，心悸失眠，小便短少，大便干结，舌红苔薄而干，脉细数。治法：滋阴解毒，活血祛瘀。方药：六味地黄丸合当归饮子加减，药用生地黄、山药、山茱萸、牡丹皮、茯苓、泽泻、白芍、当归、川芎、制何首乌、白蒺藜、防风、补骨脂、炙甘草。阴虚内热，有低热者，加青蒿、炙鳖甲、地骨皮养阴退热；寐差，加炒酸枣仁、首乌藤养血安神；大便干结，加玄参、麦冬滋阴润肠；关节炎迁延日久，久治不愈致气血两虚者，加黄芪桂枝五物汤益气养血，和营通络。

八、白塞病 / 复发性口腔溃疡辨治方法

白塞病临床表现多样，其病因主要在于湿热为患，蕴结成毒，阻遏中焦，伤及肝脾，故在治疗中侧重清解中焦湿热，且患者通常有长期应用类固醇激素史，且病情缠绵反复，久则耗伤阴血，故在清解中焦湿热的同时，要随证酌情加入益阴养血之品，常用甘草泻心汤合赤小豆当归散加减治疗本病。范永升在临床上针对兼症灵活加减：目睛红赤干涩甚者，酌加谷精草、

木贼草疏风清热；兼有关节痛，加威灵仙、豨莶草祛风除湿；肾虚明显者，加杜仲、桑寄生补肝肾，祛风湿；上肢关节痛，加羌活、姜黄等；下肢关节痛，加独活、牛膝等；寐差，加酸枣仁、首乌藤养血安神；久病气阴两虚，营血循行不利者，加太子参、制黄精、鸡血藤益气养阴，活血通络。治疗过程中总以顾护中焦为要，常以佛手片、淮小麦、生麦芽理气和胃，亦能减轻激素等西药的胃肠反应；而有腹满胀者更加厚朴花理气化滞。范永升临床用药随症加减，相得益彰，疗效颇著，值得借鉴。

九、痛风辨治方法

范永升认为，湿热蕴结、痹阻关节是痛风急性发作的病机关键，清热利湿法贯穿疾病治疗始终。四妙散清热利湿之力显著，在此基础上，常加用土茯苓、车前草、泽泻等清解淡渗利湿之品。土茯苓尚可通利关节，车前草、泽泻均可导湿热之邪从小便而出。范永升认为，重用泽泻可达利水渗湿泄热之功，若痛风患者肾脏受累时，泽泻常用至30g。"久病必瘀"，湿浊痰瘀化生毒邪，瘀滞经络，流注筋骨关节，必然加重病变，促使痛风石形成，常加用山慈菇、忍冬藤等清热解毒，散结通络。

除此之外，范永升认为，针对痰湿体质的患者也要重视运用温通法，可配伍辛温之片姜黄、桂枝、独活、威灵仙等中药，防止寒凉药物伤阳，有"反佐之意"，又因此类药物辛温走窜之力强，故可引药直达病所，有"引经"之功。而片姜黄与桂枝则相使为用，桂枝善于温通血脉，既可舒筋脉挛急，又能通利关节，内通脏腑，外达肢节，助姜黄活血止痛；姜黄破血行气，又可助桂枝活血通脉，治上下关节痹着疼痛等证。

在疾病后期，血行受阻，肌肤失养，则皮肤紫黯，湿浊痰瘀结于骨节、筋脉，则见关节周围肿大畸形、屈伸不利，痛风石形成，毒邪结于肾，则可形成石淋、癃闭，故范永升认为，此时常配伍金钱草、海金沙、鸡内金、石韦等清热排石，并应用虫类药，如地龙、土鳖虫、乌梢蛇等清热通络，搜剔筋骨。现代药理研究显示，地龙可改善血液流变学和抗血栓，其活性成分蚓蚓纤溶酶已广泛用于临床治疗多种血栓性疾病；乌梢蛇水溶性部位和醇溶性部位均具有一定的抗炎镇痛作用。范永升认为，对于久病成瘀之病证，唯有取虫类血肉之品，深入病所，搜剔络中之邪，方可获效。

十、自身免疫性肝病辨治方法

自身免疫性肝病早期按"胁痛"论治，治以疏肝理气健脾为主；进展期发黄按"黄疸"论治，以清热祛湿退黄为主，不发黄者按"肝着"论治，以疏肝理气祛瘀为主；晚期按"鼓胀"论治，以活血化瘀利水为主；恢复期以滋阴通络为主。

因本病病机由肝失疏泄，肝郁气滞引起，故而木旺乘土，脾失健运，胃失和降之证候贯穿疾病过程，治疗时需顾护胃气。此外，"久病入络"，气滞日久，必有血瘀，因此，治疗过程中始终不忘加理血之剂，理血以凉血、活血为主。

范永升根据疾病不同阶段分为以下几种证型。

1. 肝郁脾虚证

多见于疾病早期。主要表现为胁肋胀满而痛，心烦易怒，面色苍黄少华，倦怠乏力，少气懒言，纳呆，大便溏或稀薄，舌质暗淡，苔薄白，脉弦细或涩。治法：疏肝健脾，理气化瘀。方药：逍遥散合金铃子散加减，药用柴胡、白芍、白术、当归、茯苓、赤芍、炙甘草、川楝子、延胡索等。肝郁化火，郁怒明显，加牡丹皮、焦栀子清肝泻火；脾虚湿蕴发黄，加绵茵陈、猪苓、泽泻利湿退黄；脾虚水液停聚，出现下肢水肿、小便不利，加猪苓、车前子通利小便；湿浊中阻，恶心呕吐，加姜半夏、陈皮和胃降逆；消化不良，舌苔白腻，加炒鸡内金、砂仁健胃消食；脾虚乏力明显、白细胞或血小板减少，加黄芪、仙鹤草益气补虚。

2. 肝胆湿热证

多见于病情活动期。主要表现为身目发黄，口干而苦，腹部胀闷或胁痛，小便短少或黄赤，大便秘结，舌红或暗红，苔黄腻或白腻，脉弦滑或滑数。治法：清热祛湿，活血通络。方药：茵陈蒿汤加减，药用绵茵陈、焦栀子、制大黄、茯苓、猪苓、赤芍、白英、郁金、滑石、炙甘草等。热重于湿，出现发热、口渴甚者，加蒲公英、连翘清热解毒；湿重于热，出现脘腹痞满、呕恶者，加苍术、川厚朴花、姜半夏化湿和胃止呕；胁痛甚者，加延胡索、川楝子疏肝理气止痛；肝酶升高明显者，加虎杖、垂盆草、五味子清肝降酶。

3. 阴虚血瘀证

多见于合并 SS 的患者。主要表现为胁肋隐痛，心中烦热，口干，目干涩，或见肢体瘀点、瘀斑，舌红或暗，少苔或无苔，脉细弦而数。治法：养阴柔肝，和络止痛。方药：一贯煎合鳖甲煎丸加减，药用北沙参、生地黄、枸杞子、麦冬、当归、炒川楝子、赤芍、郁金、柴胡、炙鳖甲、土鳖虫、制大黄、桃仁。胁痛明显，加白芍、炙甘草缓急止痛；口干舌燥明显，加天花粉、玉竹清热养阴；眼干涩明显，加菊花、枸杞子清肝明目；气阴亏虚，乏力明显，加太子参、黄芪益气养阴；便秘，加玄参、炒枳壳润燥通便。

4. 脾肾阳虚证

多见于疾病晚期。主要表现为面色苍黄无华，腹胀大，动之有振水声，小便短少，纳差，大便或溏或秘，颈部、面颊或胸背部散在红痣血缕，下肢凹陷性水肿，舌体胖，舌色淡，边有齿印，或紫暗，或有瘀斑，苔白腻，脉沉细滑。治法：温肾健脾，化瘀利水。方药：实脾饮合苓桂术甘汤加减，药用桂枝、茯苓、白术、炙甘草、木瓜、大腹皮、草果、淡附片、干姜、厚朴花。气虚便秘，加黄芪、枳壳、制大黄益气通便；损及心阳，出现心悸、口唇发绀，桂枝加量，并加用丹参、檀香、砂仁理气温阳通络；阳损及阴，气阴两虚，舌质淡嫩，苔少，加太子参、麦冬、玉竹益气养阴；伴有齿衄、鼻衄，加女贞子、旱莲草养阴清热，凉血止血。

第四节　诊疗技术

一、注重舌诊

由明清时期发展成形的卫气营血诊疗体系区别于"杂病重脉"的诊疗思路，遵从"温病重舌"理论，以邪气传变过程中舌象的变化为切入点，正如《辨舌指南》云："病之经络脏腑，营卫气血，表里阴阳，寒热虚实皆形于舌。"

舌诊作为中医特色诊断方法，《临证验舌法》云"内外杂证，无一不呈其形，着其色于舌"，徐灵胎也说"舌为心之外候，苔乃胃之明征，察舌可占正之盛衰，验苔以识邪之出入"。舌与脏腑、经络密切相关。舌为心之苗，手少阴心经之别系舌本；舌为脾之外候，足太阴脾经连舌本、散舌下，胃气蒸化谷气上呈舌面而生成舌苔，舌象可反映脾胃功能的盛衰；肾藏精，肾液出于舌端；肝藏血主筋，肝脉络舌本；肺脉达咽抵喉，与舌根相系；舌亦可反映气血津液的状态。舌象的正常需气血濡养、津液滋润方可保证。《辨舌指南》亦曰："辨舌质，可决五脏之虚实，视舌苔，可察六淫之浅深。"因此，舌象可反映体质禀赋的强弱、正气的盛衰、病情的深浅及预后，为临床诊断、治疗及及时截断病情提供依据。

风湿免疫性疾病多由风、寒、湿、热邪等夹杂发病，舌质与舌苔常会出现异常，反映气血津液的异常。范永升临床诊治时常注重舌诊。现分别从舌质、舌苔等方面来论述。

舌色即舌质的颜色，一般将舌色由淡至暗分为淡白、淡红、红、绛、青紫。淡白，即缺血、得寒之象，《中医舌诊》将其阐释为虚寒，虚即阴血亏虚，寒即阳气失充，无力鼓动气血而不达舌面，故而舌色呈现淡白之象。范永升见患者为舌质淡白时，常辨证为阳气不足，不能蒸腾濡养所致；亦可因久病气血不足，阴阳两虚所致。范永升常喜用黄芪桂枝五物汤、黄芪建中汤、桂枝汤等益气通阳，和营通痹。如用黄芪桂枝五物汤治疗硬皮病、RA、雷诺现象等，用苓桂术甘汤、真武汤治疗狼疮性肾炎属阳虚水停者。舌质淡红，为气血调和之平人的色泽，《舌苔统志》言："舌色淡红，平人之常候……红者心之气，淡者胃之气。"红舌主热，或虚或实。实热则血流加速，舌体脉络充盈；阴虚火旺，现舌红苔少，为阴津亏虚之象。《舌苔统志》言："舌本之正红者，为脏腑已受温热之气而致也。"红绛舌多由红舌发展而来，为热邪更盛，即实热之里热亢盛、虚热之阴虚火旺。红或红绛舌常见于SLE血热证患者，常用犀角地黄汤、清营汤及化斑汤等加减清热凉血，解毒养阴；舌红少苔多见于SS阴虚内热证的患者，常用一贯煎、沙参麦冬汤等加减清热养阴。青紫舌，为寒凝血瘀之象，临床多见于关节刺痛、痛有定处、遇寒加重、夜间为甚的风湿病患者。范永升常用当归四逆汤、桃红四物汤及乌梢蛇、全蝎、蜈蚣等温阳活血通络。

舌苔，乃胃气上蒸所生。正常情况下，舌面附着一层薄白的苔状物，布满舌面，舌根部及中部稍厚。薄苔，提示胃气尚可，为常人或虽病且轻者。风湿病中常见于邪气尚浅的患者。厚苔，则是由胃气夹杂痰、饮、湿、食等实邪上犯，壅积于舌面而生。风湿病中多见于湿热内蕴或痰湿阻络者。舌苔白腻者，范永升喜用平胃散、二陈汤等燥湿化痰；舌苔薄腻者常用厚朴花、佩兰叶等轻灵之品芳香化湿；舌苔黄者，常用三仁汤、黄芩滑石散、六一散等清热利湿，阻滞经络者用宣痹汤化裁。

SLE患者见红舌或绛舌，多属于热毒炽盛证，多处于中重度活动期；若患者舌质偏淡红、淡白，舌苔较厚者，多属于脾肾阳虚证，多处于中度活动期；患者舌苔偏薄者，多属于气血亏虚证，多处于轻度活动期；患者舌质偏暗红多属于阴虚内热证，多处于轻中度活动期；患者舌质偏紫暗多属于风湿痹阻证，也多见于轻中度活动期。其中阴虚内热、热毒炽盛等以热证为主的患者舌象，随着疾病活动性的增加，从暗红逐渐转为红，并进一步转变为红绛，这也从侧面验证了结合中医舌诊评价SLE疾病活动度有一定的临床价值。

大多SS患者表现为红光舌，中医对此类舌象曾有记载："舌色灼红，无苔点而胶干者，阴虚水涸也；舌色灼红，无苔点而有裂纹者，阴虚火炎也。"《舌鉴辨证》云："红嫩无津舌，全舌鲜红，柔嫩无津液，望之似润而实燥涸者，乃阴虚火旺也。"其病机不同，舌之变化亦有不同。阴虚者，舌面干燥缺津少泽，舌体瘦瘪而薄，苔少或光如镜面；邪去而肺津受损者，多见苔薄白而干燥。章虚谷曰："凡舌光如镜，毫无苔垢，或有浮垢，刷之即光者，其色红活，是胃中虚热。而肾阴枯涸者，舌绛而不鲜，干枯而萎。"对于此类舌苔，范永升常用一贯煎滋养肝阴、沙参麦冬汤滋养肺胃及六味地黄丸滋养肾阴。禀赋阳气不足者，运化失常，津布障碍，舌面湿润，舌质淡胖而边有齿印、苔白而滑。对于此类舌苔，范永升常用苓桂术甘汤加减，温化水饮，输布津液。若胃气衰弱，不能运化气血津液者，多见舌淡红而干，舌色不荣，范永升多用生脉饮加减益气养阴。

临床上痛风的患者多为腻苔，或白腻苔，或黄腻苔。腻苔是体内湿浊内蕴的主要征象，而湿浊的产生与脾失健运关系密切。范永升认为，湿浊既为主要病理产物，又是痛风急性发作的病机关键。湿浊之邪，郁久化热，热清则痛减，清热利湿贯穿疾病治疗始终。范永升对黄腻苔的痛风患者常善用四妙散加减。湿性重浊，易袭下焦，故用苦寒之黄柏清热燥湿，以除下焦之湿热；苍术苦温健脾燥湿；牛膝补肝肾、强筋骨，逐瘀通经，还可"引诸药下行"；甘淡之薏苡仁具有渗湿利水之功，又可健脾利湿、除痹、利筋络。上述四药合而用之，共奏清热利湿之功。

二、从中医经典中探寻风湿病的诊疗技法

范永升善于将中医经典与西医学相结合诊疗风湿免疫性疾病。如将《金匮要略》治疗"阴阳毒"的升麻鳖甲汤、赤小豆当归散等与 SLE 相结合诊治，将治疗"狐惑"病的甘草泻心汤、苦参汤与白塞病相结合诊治，将治疗"历节"病的三附子汤（甘草附子汤、桂枝附子汤和白术附子汤）、桂枝芍药知母汤、乌头汤等与类风湿关节炎相结合诊治。举 SLE 为例，SLE 是一种累及多系统、多器官并有多种自身抗体的自身免疫性疾病。由于体内有大量致病性自身抗体和免疫复合物而造成组织损伤，临床上可出现各个系统和脏器

损伤的表现，如皮肤、关节、浆膜、心脏、肺部、肾脏、中枢神经系统、血液系统、消化系统等。古代文献无 SLE 的病名，但从临床特点看与"阴阳毒"相似。《金匮要略·百合狐惑阴阳毒病证治第三》中"阳毒之为病，面赤斑斑如锦纹，咽喉痛，唾脓血""阴毒之为病，面目青，身痛如被杖，咽喉痛"的记载与 SLE 的皮肤表现极为相似。范永升根据治疗阳毒的升麻鳖甲汤化裁而成的解毒祛瘀滋阴方治疗 SLE 的热毒血瘀阴虚证，临床疗效确切。临床上以解毒祛瘀滋阴方联合糖皮质激素治疗系统性红斑狼疮，取得了良好的协同作用。与单用糖皮质激素治疗相比，前者能更显著地改善发热、关节痛、皮损、口腔溃疡、脱发、月经不调等症状，降低 ANA、抗 ds–DNA 和升高补体 C3、血小板等指标，改善外周血 T 细胞亚群比例和内分泌及性激素免疫调节环路，从而减少糖皮质激素的用量；同时糖皮质激素的减量可以减少感染、骨质疏松、高脂血症等并发症。可见在应用糖皮质激素等西药治疗系统性红斑狼疮的基础上，并用解毒祛瘀滋阴方可以减少糖皮质激素的用量，起到良好的增效减毒的作用。

三、提倡中西医结合协同诊疗模式

近百年来，从以唐宗海为代表的"中西医汇通"派到以张锡纯为代表的"衷中参西"派，从中华人民共和国成立以来"团结中西医""西学中"到中西医结合的蓬勃发展，再到屠呦呦发现青蒿素，获得诺贝尔生理学或医学奖。历史证明，我国中西医结合诊疗模式既是时代的产物，也确实有其独特的优势和良好的临床疗效。在诊断疾病方面，中医诊病讲究"望闻问切"四诊，与西医体格检查"视触叩听"不谋而合；并且随着西医诊断技术的不断引进与融合，在物理诊断、实验室检查、影像学诊断、器械检查技术等的支持下，中医学诊断更加客观、严谨，准确性不断提高。

范永升强调，高质量的中医药发展需要高水平的中西医结合。高水平的中西医结合怎么样做呢？范永升认为，至少应符合三条原则：第一条，中西医结合不是简单的中医和西医的叠加，它一定是两种医学的取长补短，也就是这两个专业的优势都发挥出来。第二条，不同的病种、不同的发展阶段，它的中西医结合方式肯定不一样，应努力挖掘、探索中西医结合的诊疗模式。第三条，实施中西医结合要达到的目标是疗效更好、不良反应更小、卫生经济学指标更加优化。

范永升作为中国中西医结合学会风湿类疾病专业委员会的主任委员，一直致力于中西医结合诊治风湿免疫性疾病的研究。临床诊治风湿免疫性疾病，常将物理检查、实验室检查、影像学诊断与中医的辨证方法相结合。尤其是在中西医结合诊治 SLE 方面，能够达到疗效更好、不良反应更小的目的，中西医结合可以起到增效减毒的作用。范永升查阅了近 30 年的文献，参考西医的 SLE 分类标准，结合临床实际，先理轻重缓急，将该病分为轻、重两型，并在此前提下，进一步提出了"二型九证"辨治 SLE，并已将 SLE 的"二型九证"分类标准写入《阴阳毒（系统性红斑狼疮）中医临床路径》及《系统性红斑狼疮中西医结合诊疗指南》（简称《指南》），其中《指南》于 2021 年 8 月 11 日由中国中西医结合学会团体标准发布。

下篇 大医之术

范永升中医理论功底深厚，勤于学习与探索，重视传承与创新，诊疗技术精益求精，擅长运用《金匮要略》方并结合西医学以中西医结合治疗各种风湿免疫性疾病，尤其对结缔组织病的治疗有高深的造诣，包括系统性红斑狼疮、类风湿关节炎、干燥综合征、多发性肌炎和皮肌炎、硬皮病、白塞病、成人斯蒂尔病、自身免疫性肝病、系统性血管炎等难治性疾病。此外，范永升在治疗脊柱关节炎如强直性脊柱炎、银屑病关节炎、炎性肠病关节炎，免疫相关性皮肤病如银屑病、天疱疮、口腔扁平苔藓，以及肿瘤性疾病如肝癌等也颇有心得和建树。

第四章 风湿免疫性疾病

第一节 系统性红斑狼疮

系统性红斑狼疮（systemic lupus erythematosus，SLE）是一种累及多系统、多器官并有多种自身抗体出现的自身免疫性疾病。由于体内有大量致病性自身抗体和免疫复合物而造成组织损伤，临床上可出现各个系统和脏器损伤的表现，如皮肤、关节，浆膜、心脏、肺部、肾脏、中枢神经系统、血液系统、消化系统等。本病中医属"日晒疮""蝶疮流注""阴阳毒"范畴。就病因病机而言与肾精亏虚、热毒血瘀等密切相关。如《素问·评热病论》云"邪之所凑，其气必虚"，《素问·金匮真言论》又云"夫精者，身之本也，故藏于精者，春不病温"。《金匮要略·百合狐惑阴阳毒病证治第三》云"阳毒之为病，面赤斑斑如锦纹，咽喉痛，唾脓血""阴毒之为病，面目青，身痛如被杖，咽喉痛"。《诸病源候论·温病发斑候》也云："表证未罢，毒气不散，故发斑疮……至夏遇热，温毒始发于肌肤，斑烂隐疹如锦纹也。"根据SLE 的临床表现，从中医发病来看，可以认为患者素体禀赋不足、肾精亏损及七情内伤、肝失疏泄、气血失和是发病的内在基础，而感受外界的热毒之邪是导致本病的外部条件。

SLE 累及脏器为重型狼疮，包括 SLE 并多浆膜腔积液、间质性肺病、肺动脉高压、肺萎缩综合征、狼疮性肾炎、肾病综合征、狼疮性肝炎、神经精神狼疮等，现将范永升治疗重型狼疮的临床医案整理分析如下。

一、系统性红斑狼疮并多浆膜腔积液

（一）典型医案分析

赵某，女，61岁，退休工人。

初诊时间：2009年5月23日。

主诉：SLE 2年，全身浮肿3个月。

病史：患者有SLE病史2年。3个月前出现全身浮肿，查ANA（+）1：320，抗ds-DNA抗体（+），抗核小体抗体（+），肝功能提示血白蛋白20g/L，24小时尿蛋白6.5g。诊断为"狼疮性肾炎，肾病综合征"，在杭州某医院予激素加他克莫司治疗2个月，病情未见好转。浮肿逐渐加重，尿量减少，时有胸闷气急，口唇发紫，伴有咳嗽咳痰，肺部CT提示大量胸腔积液伴中等量心包积液。求诊于范永升。

刻下症：焦虑不安，面浮肢肿，面部黑褐色斑疹，四肢末梢皮肤紫暗，活动后胸闷气急，腹胀如鼓，小便不利，舌质淡，苔白腻，脉沉细。

西医诊断：SLE，狼疮性肾炎，大量胸腔积液，心包积液。

中医诊断：阴阳毒，支饮（饮邪凌心，水瘀互结）。

治法：益气温阳，活血利水。

方药：木防己汤、苓桂术甘汤合葶苈大枣泻肺汤加减。汉防己15g，桂枝12g，太子参20g，茯苓20g，白术15g，生甘草6g，葶苈子20g，大枣15g，车前子15g，淡附片9g（先煎1小时），黄芪30g，桃仁9g，丹参30g，泽泻10g。14剂，水煎服，日1剂，分2次服用。

2009年6月6日二诊：胸闷气急，口唇发紫好转，小便得利，仍感腹胀。拟参行气和胃为治。上方加薏苡仁15g，苏梗10g，改黄芪为20g，续服14剂。

2009年6月20日三诊：浮肿已减，咳嗽明显减轻，舌质淡，苔白薄腻，脉细。处方：汉防己15g，太子参20g，茯苓20g，白术15g，甘草6g，车前子15g，淡附片6g（先煎1小时），黄芪20g，桃仁9g，丹参30g，泽泻10g，薏苡仁 15g，苏梗 10g。14 剂。煎服法同前。

2009 年 7 月 4 日四诊：无咳嗽，夜能平卧，浮肿明显减轻，病情基本稳定出院，嘱续服益气温阳、活血利水中药巩固治疗。

【按语】根据 SLE 大量胸腔积液的临床表现，属中医"支饮"范畴。《金匮要略·痰饮咳嗽病脉证并治第十二》曰："膈间支饮，其人喘满，心下痞坚，面色黧黑，其脉沉紧……木防己汤主之。"又曰："支饮不得息，葶苈大枣泻肺汤主之。"此案为支饮重症，故范永升用木防己汤、苓桂术甘汤合葶苈大枣泻肺汤加减治疗。方中汉防己"味辛平，利大小便"（《神农本草经》）；桂枝辛温，通血脉，开结气，汉防己合桂枝配伍，行水饮而散结气；桂枝与太子参合用温阳益气，化气行水；茯苓、葶苈子泻肺平喘利水；淡附片助桂枝温阳利水；黄芪、白术益气行水；桃仁、丹参活血宽胸；车前子、泽泻加强渗湿利水之功。诸药合用，标本兼顾，共奏益气温阳、活血利水之效。

（二）医案处方特点

范永升首诊处方用药包含的方剂有木防己汤、苓桂术甘汤、防己黄芪汤、防己茯苓汤、真武汤、四君子汤及葶苈大枣泻肺汤。

处方特点：一是以温阳利水法为主，应用苓桂术甘汤、防己茯苓汤合真武汤为主方；二是注重益气健脾，"诸湿肿满，皆属于脾"，健脾利水以治其本；三是重视宣利肺气，应用葶苈子泻肺降气以利水消肿；四是酌情活血祛瘀，应用桃仁、丹参等通利心肺之瘀血。

二、系统性红斑狼疮并狼疮性心包炎

（一）典型医案分析

陈某，女，18 岁，学生。

初诊时间：2009 年 7 月 16 日。

主诉：SLE5 年，胸闷气急 2 个月。

病史：患者有 SLE 病史 5 年，2 个月前因时有胸闷气急就诊于上海某医院，诊断为"系统性红斑狼疮，狼疮性心包炎，肺动脉高压"。1 个月前感冒后出现胸闷气急加重，颜面浮肿，心脏彩超提示中等量心包积液伴心功能不全。

刻下症：面浮肢肿，口唇发紫，自诉胸闷气急，动则尤甚，咳嗽咳痰，心悸寐差，乏力气短，尿量减少，畏寒肢冷，口干不欲饮，舌质淡紫暗，苔白腻，脉沉弦。

西医诊断：SLE，狼疮性心包炎，肺动脉高压。

中医诊断：阴阳毒，胸痹（心阳不振，水瘀互结）。

治法：益气温阳，活血利水。

方药：栝楼薤白半夏汤、防己茯苓汤合丹参饮加减。瓜蒌皮 12g，薤白 9g，姜半夏 9g，汉防己 15g，茯苓 20g，黄芪 30g，桂枝 12g，炙甘草 9g，降香 5g，太子参 18g，丹参 30g，桃仁 9g，炒白芍 30g，白术 15g，车前子 15g，泽泻 10g，淡附片 6g（先煎 1 小时）。7 剂，水煎服，日 1 剂，分 2 次服用。

2009 年 7 月 23 日二诊：面浮肢肿好转，口唇发紫减轻，小便得利，仍感心悸寐差。拟参安神为治。上方去淡附片，加五味子 9g，生龙骨 15g，续服 14 剂。

2009 年 8 月 6 日三诊：胸闷气急减轻，咳嗽消失，舌质淡，苔白薄腻，脉细。处方：瓜蒌皮 12g，薤白 9g，汉防己 15g，茯苓 20g，黄芪 30g，桂枝 9g，炙甘草 9g，降香 5g，太子参 18g，丹参 30g，桃仁 9g，炒白芍 30g，白术 15g，车前子 15g，泽泻 10g，五味子 9g，生龙骨 15g。14 剂，煎服法同前。

2009 年 8 月 20 日四诊：胸闷气急明显改善，浮肿明显减轻。拟参益阴为治。上方去车前子、泽泻，加麦冬 12g，嘱中药巩固治疗。

【按语】狼疮性心包炎合并肺动脉高压以胸闷、心悸等为主症，可属"胸痹"范畴。本案患者病机为心气虚衰，心阳不振，气化不利，水瘀互结。治宜益气温阳，活血利水。方取栝楼薤白半夏汤、防己茯苓汤合丹参饮加减。《金匮要略·胸痹心痛短气病脉证治第九》曰："胸痹不得卧，心痛彻背者，栝楼薤白半夏汤主之。"《金匮要略·水气病脉证并治第十四》曰："皮水为病，四肢肿，水气在皮肤中，四肢聂聂动者，防己茯苓汤主之。"本案方中瓜蒌配薤白通阳开痹，桂枝助薤白通阳散寒；防己茯苓汤益气健脾利水；太子参、白术合用健运脾胃；淡附片助桂枝振奋心阳；降香行气祛瘀，加用桃仁、丹参活血宽胸；车前子、泽泻加强渗湿利水之功。诸药合力使心阳得振，心脉瘀滞得通，水液气化得利，故而能取良效。

（二）医案处方特点

范永升首诊处方用药包含的方剂有栝楼薤白半夏汤、防己茯苓汤、真武汤、丹参饮等。

处方特点：一是以温阳宣肺化痰为主，以栝楼薤白半夏汤为主方；二是注重益气温阳利水，用防己茯苓汤与真武汤合用以增强利水之效；三是重视活血祛瘀，应用丹参、降香、桃仁等化瘀血，通血络。

三、系统性红斑狼疮并间质性肺病

（一）典型医案分析

医案 1

患者，女，27 岁。

初诊时间：2012 年 11 月 3 日。

主诉：双手遇冷变白变紫伴胸闷气急、咳嗽 1 年，加重 2 个月。

病史：1 年前无明显诱因下出现双手遇冷变白变紫，伴胸闷气急、咳嗽，至当地医院查胸部 CT 示双侧胸腔积液、心包积液，ANA（+），抗 Sm 抗体（+），尿蛋白（++），诊断为"系统性红斑狼疮"，给予大剂量激素治疗后症状缓解，后逐渐减量，但仍有活动后胸闷气急伴咳嗽、咳痰。2 个月前上述症状加重，肺 CT 示两下肺间质病变，肺功能示重度弥散功能障碍。查体：双肺呼吸音略低，两下肺可闻及 Velcro 啰音。

刻下症：双手遇冷变白变紫，咳嗽，咳白色黏痰，胸闷气急，夜寐差，四肢肌肉酸痛，舌暗红，苔薄白，脉沉细。

西医诊断：系统性红斑狼疮，间质性肺病。

中医诊断：阴阳毒（寒湿阻肺，痰瘀痹阻）。

治法：益气温阳，宣肺化痰。

方药：黄芪桂枝五物汤、射干麻黄汤合小陷胸汤加减。黄芪 30g，桂枝 12g，白芍 30g，射干 6g，炙麻黄 5g，杏仁 5g，桔梗 5g，生甘草 12g，芦根 15g，白僵蚕 9g，炙百部 20g，瓜蒌皮 10g，姜半夏 9g，黄芩 12g，乌梢蛇 9g，木瓜 9g，鸡血藤 20g，佛手 9g。14 剂，日 1 剂，水煎分 2 次服用。西医治疗予以泼尼松 55mg/d 并联合羟氯喹、霉酚酸酯等治疗。

2012 年 11 月 17 日二诊：仍有咳嗽，咳白色黏痰，较前减少，活动后仍有胸闷气急，关节肌肉酸痛好转，颈项不适，夜寐不安，舌暗红，苔薄白，脉沉细。中医治法同前。前方去百部、乌梢蛇，加葛根 30g 升阳通络，首乌藤 30g 安神祛风，麦冬 18g 养阴润肺，14 剂，煎服法同前。

2012 年 12 月 1 日三诊：双手遇冷变白变紫时有发作，咳嗽好转，咳痰少而黏，口干，胸闷气急较前好转，夜寐好转，舌暗红，苔薄白，脉沉细。治法同前。前方桂枝加至 15g 温阳，麦冬加至 30g 润肺，去木瓜、鸡血藤，加五味子 9g，广地龙 12g 敛肺平喘。14 剂，日 1 剂，水煎分 2 次服用。

如此中西医结合治疗 3 个月后患者症状改善明显，激素逐渐减至泼尼松 25mg/d。肺 CT 提示肺间质病变较前有所吸收。复查肺功能示中度弥散功能障碍。

【按语】SLE 中医病机多属于热毒阴虚血瘀，此案不同，表现有雷诺现象、胸闷咳喘为主，当属于阳虚寒凝、肺失宣降证。《金匮要略·血痹虚劳病脉证并治第六》曰："血痹，阴阳俱微，寸口关上微，尺中小紧，外证身体不仁，如风痹状，黄芪桂枝五物汤主之。"范永升认为，雷诺现象相当于中医"血痹"范畴，故可用黄芪桂枝五物汤温经通脉。同时患者又有胸闷咳喘、咳白色黏痰等证候，故又合用射干、麻黄、杏仁宣肺祛痰，又考虑痰邪化热、内陷胸部，故合用小陷胸汤化裁清热化痰，宽胸散结。《伤寒论·辨太阳病脉证并治下》说："小结胸病，正在心下，按之则痛，脉浮滑者，小陷胸汤主之。"范永升常将此方中黄连易黄芩以引经入肺。除此之外，患者又有四肢肌肉酸痛等风湿痹阻见症，故用乌梢蛇、木瓜、鸡血藤等祛风除湿通络。综观此案证候，属于虚实夹杂、寒热错杂之病症，病机以阳虚寒凝为主，同时肺有郁热、失于宣降之征象，故范永升以温阳通络为主，兼顾宣肺化痰，佐以祛风除湿。如此用黄芪桂枝五物汤、射干麻黄汤及小陷胸汤等经方化裁，结合西医治疗 3 个月后得到了良好的治疗效果。

医案 2

患者，女，68 岁。

初诊时间：2012 年 12 月 7 日。

主诉：反复口腔溃疡伴关节痛 10 年，咳嗽气急 1 年余，发热 1 个月。

病史：10 年前出现反复口腔溃疡，1 年发作 3 次以上，伴四肢关节疼痛，曾在浙江省某三甲医院查 ANA（＋）1 : 1000，抗 ds-DNA 抗体（＋），血常规提示白细胞 3.4×10^9/L，血小板 72×10^9/L，补体 C3 低下，血沉（ESR）l34mm/h，诊断为"系统性红斑狼疮"，予激素及免疫抑制剂治疗后病情缓解。逐渐减用泼尼松片至 5mg/d、羟氯喹片 0.2g/d 维持治疗。1 年多前劳累后出现咳嗽，呈阵发性，咳痰少量，痰色白，伴有乏力、气急，活动后加剧，经某医院查肺部 CT 示两肺广泛间质性病变，给予甲强龙针、羟氯喹片抗炎抑制免疫治疗后病情好转出院，出院后激素逐渐减量，至泼尼松片每天 10mg/d 治疗。1 个月前出现发热，最高 38.4℃，抗感染等治疗无效。遂至我院治疗。入院查体：满月脸，两肺可闻及 Velcro 啰音。

刻下症：发热，咳嗽，咳痰黄白相兼，胸闷气急，舌红，苔白腻，脉数。

西医诊断：系统性红斑狼疮，间质性肺病。

中医诊断：阴阳毒，肺痹（痰热郁肺）。

治法：清热宣肺，止咳化痰。

方药：麻杏石甘汤合千金苇茎汤加减。炙麻黄 6g，苦杏仁 12g，石膏 20g，炙甘草 6g，芦根 30g，生薏苡仁 30g，桃仁 9g，冬瓜仁 20g，野荞麦根

30g，瓜蒌皮 12g，鱼腥草 30g，丹参 30g。7 剂，日 1 剂，水煎分 2 次服。西医治疗予以甲强龙针 40mg/d 静脉滴注抗炎、免疫抑制剂治疗。

2012 年 12 月 14 日二诊：发热消退，仍有咳嗽，咳痰白色，少量黏稠，活动后胸闷气急，舌红，苔白腻，脉濡。治以宣肺化痰，祛瘀通络。上方去石膏，加桔梗 6g，姜半夏 9g，地龙 12g 加强宣肺化痰通络。14 剂，日 1 剂，水煎分 2 次服。

2012 年 12 月 28 日三诊：咳嗽减少，咳痰白色，少量黏稠，胸闷气急较前好转，舌淡红，苔薄白，脉细。治法同前。前方去野荞麦根、鱼腥草，加太子参 12g，麦冬 20g，芦根 30g 益气养阴生津。14 剂，日 1 剂，水煎分 2 次服。

如此中西医结合治疗半年后患者症状明显改善，激素减至泼尼松 10mg/d 治疗，复查肺部 CT 提示肺间质病变较前明显吸收。

【按语】此例患者属于痰热郁肺证，多由外感引动伏邪而病情加重。范永升抓住主症，即发热汗出、胸闷咳喘、脉数等证候，应用麻杏石甘汤辛凉宣肺，清热平喘。《伤寒论·辨太阳病脉证并治中》曰："汗出而喘，无大热者，可与麻黄杏仁甘草石膏汤。"同时合用苇茎汤清肺化痰祛瘀。《金匮要略·肺痿肺痈咳嗽上气病脉证治第七》说苇茎汤"治咳有微热，烦满，胸中甲错"之肺痈。针对此例痰热郁肺、肺失宣降证，两经方合用，正是合拍。同时加用野荞麦根、鱼腥草加强清热化痰之效；瓜蒌皮加强宣肺化痰之功；丹参加强活血祛瘀之能。二诊发热消退，仍有咳嗽、咳痰，故去石膏，加桔梗 6g，姜半夏 9g，地龙 12g 加强宣肺化痰通络。三诊咳嗽减少，痰少黏稠，气阴耗伤，故去野荞麦根、鱼腥草，加太子参 12g，麦冬 20g，芦根 30g 益气养阴生津。如此合方加减、中西药合用治疗半年后，显示出比较明显的疗效，激素亦能减至小剂量维持治疗。

（二）医案处方特点

一是始终重视宣肺。《症因脉治·卷三·痹证论》曰："肺为华盖，恶热恶寒，或悲哀动中，肺气受损，而肺痹之症作矣。"无论何种病因，终致肺气失于宣降，出现咳逆上气的表现。范永升常用麻黄、桔梗、杏仁开宣肺气，以恢复肺脏的宣肃功能，取"提壶揭盖"之意。

二是不忘化痰祛瘀。外感六淫、七情内伤、饮食劳倦等病因皆可导致机体气血失和、肺络失调，痰浊与瘀血内生。故本病痰瘀时常存在，成为间质性肺病的病理因素。本病的治疗当适时化痰祛瘀，案例中应用桔梗、瓜蒌皮、半夏等药物宣肺化痰，用桃仁、丹参、地龙等药物祛瘀通络。

三是注意保护津液。本病尤其是急性间质性肺炎以热毒内盛为基本病因病机，正如叶天士所说"肺为娇脏，不耐邪侵……最畏火风"，火热毒邪易于耗气伤津，故应时刻注意保护肺津。尤其是热毒袭肺之时，常应用石膏、知母、芦根、鱼腥草、野荞麦根等甘寒清热养阴生津之品，如案例中均用芦根甘寒清热生津。

四是缓解期重视益气养阴。本病尤其在慢性间质性肺炎及肺纤维化时期，阴津耗伤，阴损及阳，阳损及阴，此时要注意培土生金，补益肺脾，常用益气养阴法。如案例中待疾病缓解后，则用太子参、麦冬、芦根等益气养阴生津，以扶助正气。

四、系统性红斑狼疮并肺动脉高压

（一）典型医案分析

李某，女，38 岁。

初诊时间：2016 年 5 月 25 日。

主诉：双手遇冷水发白发紫 2 年，胸闷胸痛 8 个月。

病史：患者 2 年前无明显诱因下出现双手遇冷水后发白发紫，未予重视，8 个月前入冬后自觉胸闷胸痛，活动后加重，休息后稍可缓解，遂至当地医院就诊，辅助检查提示 ANA 1∶1000，抗 Sm 抗体阳性，白细胞 2.0×10^9/L，血沉 50mm/h，IgG 22g/L，补体 C3 0.43g/L，补体 C4 0.08g/L；心脏彩超示肺动脉压 80mmHg，诊断为"系统性红斑狼疮，肺动脉高压"，予糖皮质激素及环磷酰胺针冲击治疗，仍时有胸闷不适，疗效并不满意。7 天前患者劳累后再次出现胸闷胸痛，休息后不能缓解，伴下肢浮肿，无发热寒战，无恶心呕吐，无咳嗽咯血，当地医院复查心脏彩超示肺动脉压 92mmHg，患者为求进一步诊治于 2016 年 5 月 23 日入住我院。入院时西医治疗方案为泼尼松片 25mg/d 口服，环磷酰胺针静脉输注 0.6g/2 周，累计输注 8 次。入院查体：血压 110/82mmHg，神清，精神可，面色㿠白，全身皮肤黏膜无黄染，浅表淋巴结未及肿大，双肺呼吸音粗，未闻及干湿性啰音，心律不齐，肺动脉瓣听诊区可闻及第二心音亢进，腹平软，无压痛及反跳痛，肝脾肋下未及，双肾区无叩痛，双手指端发白，皮温低，双下肢轻度浮肿。2016 年 5 月 24 日我院辅助检查：ANA 1：320，抗 Sm 抗体阳性，IgG 20g/L，补体 C3 0.50g/L，补体 C4 0.10g/L；血沉 34mm/h，脑钠肽 3000pg/mL，心肌酶、肌钙蛋白未见异常，肺 CT 检查未见异常，心脏彩超示肺动脉压 98mmHg。入院后西医治疗继续予泼尼松片 25mg/d 口服，并予第 9 次环磷酰胺针 0.6g 冲击，并结合护胃、补钙等对症治疗。

刻下症：患者自觉胸闷胸痛，活动后加重，自汗，双手指端发白、疼痛，纳差便溏，双下肢轻度浮肿，舌暗红，苔白腻，脉细涩。

西医诊断：系统性红斑狼疮，肺动脉高压。

中医诊断：阴阳毒，胸痹（寒凝脉络证）。

治法：益气温阳，散寒通络。

方药：黄芪桂枝五物汤、当归四逆汤合真武汤加减。生黄芪 50g，桂枝 12g，炒白芍 12g，当归 15g，通草 5g，制附子 6g（先煎），干姜 6g，细辛 6g，丹参 30g，炮山甲 5g（先煎），川芎 15g，红花 6g，汉防己 9g，积雪草 30g，茯苓 30g，地骷髅 30g，炒白术 20g。共 7 剂，水煎服，每日 1 剂，分 2 次服用。

2016 年 6 月 1 日二诊：药后患者自觉胸闷、胸痛，双手指端疼痛较前好转，双手仍有发白，皮温偏低，自汗，大便成形，胃纳好转，下肢浮肿消退，加水蛭 4g，炒白术减至 12g，细辛减至 3g，继续服用 7 剂，服法同前。

2016 年 6 月 8 日三诊：患者胸闷胸痛明显好转，但活动后仍感胸闷不适，双手皮温低，自汗好转。处方：生黄芪 50g，桂枝 12g，炒白芍 12g，当归 15g，制附子 6g（先煎），干姜 6g，丹参 30g，炮山甲 3g（先煎），川芎 12g，红花 6g，积雪草 30g，茯苓 15g，炒白术 12g，水蛭 4g。共 7 剂，水煎服，每日 1 剂，分 2 次服用。患者连续服中药 6 个月后，无明显胸闷、胸痛感，复查脑钠肽正常范围，心脏彩超提示肺动脉压 50mmHg，泼尼松片减量为 15mg/d 口服，维持治疗。

【按语】患者以"胸闷胸痛""双下肢浮肿"为主症，可属中医"胸痹""水肿"等范畴。患者素体阳虚，入冬感寒则病情加重，寒为阴邪，易伤阳气，寒性收引，脉络拘急，血行不畅，心肺脉络凝滞，故见胸闷胸痛，面色㿠白；脾主四肢，肺脾阳气虚弱，不得温煦润养四末，故而出现双手指端发白、疼痛，皮温低；寒伤阳气，阳不化气，水液停聚，故见双下肢轻度浮肿。总而言之，属于阳虚寒凝证候。其根本病机为少阳三焦衰弱，肺脾气虚，宗气不足（宗气的功能是"走息道而司呼吸，灌心脉而行气血"）。故范永升初诊以黄芪桂枝五物汤、当归四逆汤、真武汤等益气扶阳、温通经脉为主，同时加防己黄芪汤、苓桂术甘汤等温阳利水，以及炮山甲、丹参、川芎、红花等活血祛瘀。方中重用生黄芪益气健脾补肺，附子、细辛、桂枝温阳散寒止痛，炮山甲、丹参、川芎、红花等活血祛瘀，通草、防己、积雪草、茯苓、地骷髅利水祛湿，白芍敛阴利水，炒白术健脾燥湿。二诊患者胸闷胸痛好转，仍有指端缺血，加水蛭破血消癥。三诊患者自觉症状明显好转，继续予温阳益气、散寒通络方药巩固疗效。诸药配伍，标本兼顾，故取效明显。

（二）医案处方特点

一是应用大剂量生黄芪益气健脾补肺，扶助后天之本，宗《黄帝内经》"所谓阳者，胃脘之阳也"之义。二是应用大队扶阳药物，如桂枝、干姜、制附子、细辛，以扶助少阳三焦相火。三是应用较多的活血祛瘀药物，如炮山甲、丹参、川芎、红花、水蛭等化瘀通络。四是同时使用利水祛湿药物，如通草、防己、茯苓、地骷髅等。综合起来，益气温阳法与活血祛瘀法、利水祛湿法并用，坚持服药半年，终获良效。

五、系统性红斑狼疮并肺萎缩综合征

（一）典型医案分析

王某，女，27岁，杭州人。

初诊时间：2013年8月30日。

主诉：反复发热、咳嗽、气急4年余，再发1周。

病史：4年前反复出现发热、咳嗽，伴有胸闷、气急，查ANA（＋）1∶1000，抗ds-DNA抗体阳性，抗nRNP抗体阳性，抗Ro-52抗体阳性，抗核小体抗体阳性，抗组蛋白抗体阳性，肺部CT未见明显异常，肺功能检查提示极重度限制为主的混合性通气功能障碍。某医院诊断为"系统性红斑狼疮，肺萎缩综合征可能"，予以激素和免疫抑制剂治疗后好转。近1周又出现胸部刺痛，吸气时加重。

刻下症：胸部刺痛，吸气时加重，少许咳嗽、咳痰，痰色白，舌暗红，苔薄，脉沉细。

西医诊断：系统性红斑狼疮，肺萎缩综合征。

中医诊断：阴阳毒，肺痿（邪热入络，枢机不利，肺失宣降）。

治法：和解清热，宣肺通络。

方药：三拗汤合柴枳半夏汤加减。炙麻黄5g，杏仁5g，桔梗5g，生甘草12g，芦根30g，白僵蚕9g，柴胡9g，瓜蒌皮10g，姜半夏9g，黄芩12g，佛手9g，首乌藤30g，淮小麦30g，麦冬18g，生黄芪15g，蒲公英20g，郁金9g，炙百部18g，鱼腥草20g，炮山甲9g（先煎1小时）。7剂，水煎服，日1剂，分2次服用。

2013年9月6日二诊：咳嗽、咳痰消除，胸部仍有刺痛，较前有所减轻，拟参通络为治。前方去麦冬、蒲公英、鱼腥草，加天花粉15g清热养阴，加当归9g，丹参30g，丝瓜络12g，桃仁10g活血通络。21剂，煎服法同前。

2013年9月27日三诊：胸痛明显减轻，时感乏力，拟参益气阴为治。

处方：炙麻黄 10g，杏仁 5g，桔梗 5g，生甘草 12g，芦根 30g，白僵蚕 9g，柴胡 9g，瓜蒌皮 10g，姜半夏 9g，佛手 9g，淮小麦 30g，生黄芪 15g，郁金 9g，炙百部 18g，炮山甲 9g（先煎 1 小时），天花粉 15g，当归 9g，丹参 30g，丝瓜络 12g，桃仁 10g，太子参 15g。14 剂，煎服法同前。

2013 年 10 月 11 日四诊：胸痛消除，前方去炮山甲。7 剂，煎服法同前。

【按语】SLE 并肺萎缩综合征表现为肺容积缩小，横膈上抬，可见盘状肺不张，呼吸肌功能障碍，而无肺实质、肺血管的受累。其发病机制可能与膈肌无力或纤维化或膈神经受累有关，为临床难治性疾病。本案例以吸气时胸痛为主要表现，每遇外邪则加重，伴发热、咳嗽、咳痰。肺为胸中之腑，时邪外袭，热郁胸肺，肺失宣降，故见咳嗽；热郁胸胁，少阳枢机不利，故见往来寒热，胸胁疼痛，久则络气不和，气滞血瘀，故常有刺痛。其病机关键为少阳枢机不利，肺络瘀滞，失于宣降，故治以和解宣肺、祛瘀通络。处方中以炙麻黄、杏仁、桔梗宣利肺气；柴胡、瓜蒌皮、姜半夏、黄芩、鱼腥草、百部等和解清热，化痰开结，深得仲景"上焦得通，津液得下，胃气因和，身濈然汗出而解"之义。炮山甲、郁金、当归、丹参、丝瓜络、桃仁等祛瘀通络，其中炮山甲咸、微寒，活血通络力量强，但须先煎、久煎方才有效；黄芪、太子参、芦根等益气养阴生津。诸药合参，共奏和解清热、宣肺通络之功。方证与病机对应，终获阶段性成效。

（二）医案处方特点

范永升处方前三诊共同药物有炙麻黄、杏仁、桔梗、生甘草、芦根、白僵蚕、柴胡、瓜蒌皮、姜半夏、黄芩、佛手、首乌藤、淮小麦、黄芪、郁金、炙百部。其核心药物为炙麻黄、杏仁、桔梗、生甘草、芦根、柴胡、瓜蒌皮、姜半夏、黄芩、郁金、炙百部等。涉及方剂有三拗汤、小柴胡汤、小陷胸汤、苇茎汤及柴枳半夏汤（明代李梴《医学入门》），针对本案例肺络瘀滞，失于宣降，以及少阳枢机不利的病机而设，具有宣利肺气、和解清热之功效，加之郁金、丹参、桃仁、当归及炮山甲等活血通络。

六、难治性狼疮性肾炎

（一）典型医案分析

医案 1　狼疮性肾炎（Ⅲ+Ⅴ型）

王某，女，62 岁。

初诊时间：2017 年 3 月 17 日。

主诉：血小板减少 1 年余，心悸、浮肿 2 个多月。

病史：患者 1 年前在当地医院就诊时发现血小板减少，未系统治疗。2 个多月前患者出现心悸，面部及下肢浮肿，膝关节痛，在当地医院就诊，检查抗核抗体谱示 ANA 阳性、抗 Sm 抗体阳性、抗 ds-DNA 抗体阳性，免疫球蛋白 G(IgG)25.4g/L，补体 C3 0.28g/L，补体 C4 0.04g/L，生化示白蛋白（ALB）28.3g/L，24 小时尿蛋白定量 3440mg，肾穿刺病理示狼疮性肾炎（Ⅲ+Ⅴ型）。2 周前患者开始服用甲泼尼龙（24mg qd）、硫酸羟氯喹片（0.2g bid）、他克莫司胶囊（1mg bid）等药物治疗。患者仍心悸，浮肿，伴乏力，纳差，膝关节痛，遂来诊。检查示血常规：白细胞（WBC）13.9×10⁹/L，血红蛋白（HGB）111g/L，血小板（PLT）335×10⁹/L。血肌钙蛋白Ⅰ（TnⅠ）< 0.01μg/L。脑钠肽（BNP）240pg/mL。生化示：尿素氮（BUN）12.69mmol/L，肌酐（CREA）62.6μmol/L，血浆白蛋白（ALB）33.1g/L。糖化血红蛋白：HbA1c 9.2%，HbA1 13.9%。血沉（ESR）24mm/h。尿常规：尿糖（GLU）（++）14mmol/L，潜血（BLD）（++）80 RBC/μL，蛋白质（PRO）（++）1.0mg/dL。24 小时尿蛋白定量 4238.6mg。

刻下症：颜面、双下肢浮肿，心悸，乏力，纳差，膝关节痛，尿中泡沫明显，舌淡暗，苔薄腻，脉沉细。

西医诊断：系统性红斑狼疮，狼疮性肾炎（LN）（Ⅲ+Ⅴ型）。

中医诊断：阴阳毒，水肿（脾肾阳虚）。

治法：温肾健脾，化气利水。

方药：真武汤加减。黑顺片 6g（先煎），茯苓 15g，麸白术 15g，干姜

5g，佩兰 9g，石菖蒲 9g，炒川芎 12g，薏苡仁 15g，炒鸡内金 9g，熟大黄 6g，佛手 9g，滑石 24g（包煎），金樱子 30g，生黄芪 30g。14 剂，水煎服，日 1 剂，分 2 次口服。医嘱患者服药期间禁忌生冷、辛辣及发物；避免剧烈运动，以卧床休息为主。西医予甲泼尼龙琥珀酸钠针（40mg qd）静脉滴注抗炎，羟氯喹片（0.1g bid）口服，环磷酰胺针 0.8g 每 4 周 1 次静脉滴注抑制免疫，以及护胃、补钙、降压、降糖、利尿等治疗。

2017 年 3 月 31 日二诊：颜面、下肢浮肿减轻，纳可，无心悸、膝关节痛，小便泡沫仍明显，舌淡暗，苔薄腻，脉细。仍拟温肾健脾，化气利水。上方去鸡内金、石菖蒲、滑石，黑顺片加量为 9g，加生甘草 12g，黄精 30g，山药 15g，14 剂，煎服法同前。

2017 年 4 月 13 日三诊：小便泡沫较前减轻，无颜面、下肢浮肿，纳可，舌淡暗，苔薄白，脉细。仍拟温肾健脾，化气利水。处方：黑顺片 9g（先煎），佛手 9g，金樱子 30g，生黄芪 60g，生甘草 12g，黄精 30g，山药 30g，麸白术 15g，茯苓 20g，干姜 5g，炒川芎 12g，熟大黄 6g，麸白芍 12g，芡实 15g，14 剂，煎服法同前。

2017 年 4 月 28 日四诊：复查 24 小时尿蛋白定量 4025.9mg，小便泡沫较前减轻，无颜面、下肢浮肿，无乏力，纳可，舌尖红，苔薄白，脉细数。拟滋肾健脾，调和阴阳。上方去黑顺片、干姜，黄芪减量为 30g，加黄柏 9g，知母 9g，14 剂，煎服法同前。

药后患者诸症好转，但尿蛋白仍多，坚持中西医结合治疗 1 年余。复查尿常规：GLU（﹣），BLD（﹣），PRO（﹣）。24 小时尿蛋白定量 222.4mg。甲泼尼龙片减至（6mg qd），羟氯喹片（0.1g bid）口服，环磷酰胺针 0.6g 每 3 个月 1 次静脉滴注抑制免疫等治疗。

【按语】患者以"浮肿、泡沫尿"为主要表现，可属中医"阴阳毒""水肿"等范畴。患者年过七七，天癸已竭，长期操劳，后天失养，脾肾阳气渐虚，阳不化气，津停为水，水邪泛滥，故颜面、下肢浮肿；肾失固摄，故见泡沫尿；水邪凌心，故心悸；脾虚失健运，故乏力、纳差；肢体失养，故膝关节痛；舌淡暗，苔薄腻，脉沉细亦为脾肾阳虚、水湿泛滥之象。《伤寒论·辨脉法》云"形冷恶寒者,此三焦伤也",三焦主水液代谢,少阳三焦衰弱,阳不化气,故而出现水肿之象。《金匮要略·痰饮咳嗽病脉证并治第十二》说"病痰饮者,当以温药和之",故范永升选真武汤加减,温肾健脾,化气利水。方中干姜、黑顺片辛甘大热,温肾暖脾,化气行水,白术、茯苓、薏苡仁健脾利水,川芎、熟大黄活血通络,石菖蒲、滑石、佩兰祛湿,黄芪、金樱子益气固涩,鸡内金健脾消食,佛手行气和胃。二诊时浮肿减轻,纳可,泡沫尿仍明显,故去鸡内金、石菖蒲、滑石,黑顺片加量以增强补火之力,加黄精、山药以增滋补脾肾之效,并以甘草调和诸药。三诊时已无明显浮肿,泡沫尿亦有所减轻,黄芪加量,并加芡实以增益气健脾固涩之效,加白芍敛阴行水。四诊时诸症好转,但尿蛋白仍多,舌尖已转红,故去黑顺片、干姜,加黄柏、知母以滋肾水,降心火。患者后续坚持中西医结合治疗,病情逐渐缓解。

医案2 狼疮性肾炎并多浆膜腔积液

柴某,女,39岁。

初诊时间:2019年6月21日。

主诉:多关节痛7年,全身水肿2个月。

病史:7年前患者无明显诱因下出现全身多关节肿痛,指端发冷,当时未予处理,后症状加重出现指端溃疡,遂于当地医院就诊,予甲泼尼龙片(12mg qd)口服,治疗后全身关节肿痛症状缓解。3年前患者自主停服治疗药物。2个月前患者突发双下肢水肿、面部红斑,于当地医院就诊,查抗核抗体谱示ANA阳性,抗nRNP抗体阳性,抗Sm抗体弱阳性,抗ds-DNA抗体阳性,抗核糖体P蛋白(rRNP)阳性,尿常规:BLD(+++),PRO(++++),经对症治疗后缓解不明显。2019年6月11日检查,生化:BUN 16.32mmol/L,CREA 176.2μmol/L,ALB 12.9g/L,球蛋白(GLB)22.3g/L。血常规:HGB 77g/L。抗核抗体谱示:ANA 1∶100阳性,抗nRNP抗体阳性,抗核糖体P蛋白弱阳性,免疫功能:IgG 9.77g/L,IgA 2.44g/L,IgM 0.62g/L,补体C3 0.54g/L,补体C4 0.21g/L。BNP 6890pg/mL。胸部CT平扫:两肺散在炎症,右肺上叶小肺气囊,双侧胸腔积液,心包积液,腹腔积液。尿常规：BLD（+++）200 RBC/μL，PRO（++）1.0 mg/dL。24 小时尿蛋白定量 13813.2mg。

刻下症：全身浮肿，胸闷气急，乏力，纳差，小便泡沫明显，舌淡红，苔白腻，脉沉细。

西医诊断：①系统性红斑狼疮，狼疮性肾炎；②多浆膜腔积液；③心功能不全。

中医诊断：阴阳毒，水肿（阳虚水泛）。

治法：温肾健脾，化气利水。

方药：真武汤合苓桂术甘汤加减。黑顺片 6g（先煎），茯苓 15g，麸炒白术 15g，麸白芍 20g，干姜 6g，蜜桂枝 9g，炙甘草 9g，生川芎 12g，厚朴花 9g，滑石粉 24g（包煎），佩兰 10g。14 剂，水煎服，日 1 剂，分 2 次口服。同时予甲泼尼龙琥珀酸钠粉针（40mg qd）静脉滴注抗炎，人血白蛋白针（10g bid）静脉滴注纠正低蛋白血症，托拉塞米针（20mg qd）静脉注射利尿等治疗。

2019 年 7 月 4 日二诊：下肢水肿、腹胀有所减轻，胸闷气急减轻，仍感乏力，纳欠佳，小便泡沫仍明显，舌淡，苔腻，脉滑。仍拟通阳利水为治。上方去干姜、桂枝、滑石粉、佩兰，白芍减量为 12g，茯苓加量为 30g，加当归 12g，生姜 10g，陈皮 9g，冬瓜皮 12g，猪苓 10g，积雪草 15g，地骷髅 10g，7 剂，煎服法同前。

2019 年 7 月 11 日三诊：下肢水肿较前减轻，腹胀消退，胸闷气急消除，仍感乏力，纳欠佳，小便泡沫较多，舌淡红，苔腻，脉滑数。拟参益气祛湿为治。处方：黑顺片 6g（先煎），茯苓 30g，麸炒白术 15g，麸白芍 12g，炙甘草 9g，厚朴花 9g，生姜 10g，陈皮 9g，冬瓜皮 12g，积雪草 15g，黄芪 20g，黄芩 12g，薏苡仁 10g，滑石粉 12g，青蒿 20g，桂枝 6g，14 剂，煎服法同前。

2019 年 7 月 26 日四诊：患者复查尿常规示：BLD（++）80 RBC/μL，PRO（++）1.0 mg/dL，下肢轻度水肿，无腹胀，无胸闷气急，纳可，小便泡沫较少，舌淡红，苔腻，脉滑数。续以益气通阳利湿为治，上方去滑石粉、冬瓜皮、陈皮，白芍加为 30g，黄芪加为 30g，14 剂，煎服法同前。

药后患者全身浮肿逐渐消退。复查生化：BUN 10.08mmol/L，CREA 83.9μmol/L，ALB 20.3g/L，GLB 19.5g/L；BNP 592pg/mL；HGB 98g/L；24小时尿蛋白定量 2287.0mg。激素减为甲泼尼龙片（24mg qd），加他克莫司胶囊早 2mg，晚 1mg，环磷酰胺注射液每半个月 0.6g 免疫抑制治疗。如此坚持中西医结合治疗 1 年余后复查尿常规示尿蛋白、镜下红细胞均阴性，甲泼尼龙片减至（10mg qd），他克莫司胶囊减至（1mg bid），环磷酰胺注射液减至每月 0.6g，以及中药等维持治疗以巩固疗效。

【按语】患者以全身浮肿为主症，可属中医"水肿"范畴。先天禀赋不足，后天操劳，疾病日久，脾肾渐虚，耗气伤阳，阳不化气，津停为水，水邪泛滥，故全身浮肿；肾失固摄，故见泡沫尿或尿浊；脾虚失运，故乏力、纳差；水气上逆，凌心射肺，故胸闷气急；舌淡红苔腻，脉沉细，亦为脾肾阳虚、水湿泛滥之象。范永升处方以真武汤加减，温肾健脾，化气利水，方中黑顺片辛甘大热，温肾暖脾，化气行水，茯苓健脾利水，白术健脾燥湿，干姜、桂枝、川芎温经通络，白芍敛阴行水，厚朴花、滑石粉、佩兰理气化湿，甘草调和诸药。二诊时浮肿、腹胀均减，但仍感乏力、纳欠佳，小便泡沫仍明显，故去干姜、桂枝、滑石粉、佩兰，茯苓加量以增健脾利水之效，并加当归活血通络，生姜温脾和胃，陈皮、冬瓜皮、猪苓、积雪草、地骷髅以利水消肿。三诊时浮肿已大消，故去猪苓、地骷髅、川芎、当归，加黄芪益气健脾，桂枝通阳化气，黄芩、滑石粉、薏苡仁、青蒿清热利湿。四诊时诸症好转，贫血、心功能均明显改善，但尿蛋白仍较多，故去滑石粉、冬瓜皮、陈皮，黄芪、白芍均加量为 30g 以益气健脾敛阴。患者后续坚持中西医结合治疗，病情逐渐好转。

（二）医案处方特点

两个医案首诊处方共同药物：黑顺片，茯苓，麸白术，干姜，佩兰，川芎，滑石。

一是两个医案均以温阳化气的真武汤为基本方，均有佩兰化湿、滑石利水，佩兰、石菖蒲等芳香化湿药与薏苡仁、滑石等淡渗利湿药同用，起到协同祛除水湿之效。二是阳虚水饮重，则联合苓桂术甘汤以增强温阳利水之功效，如医案 2。三是常与益气健脾的黄芪、黄精、山药等药物同用，温肾与健脾并施，以增强扶正之力，如医案 1。四是如水肿较甚，除了应用益气健脾的黄芪之外，常用利水渗湿药物，如茯苓、猪苓、地骷髅、冬瓜皮等以治其标，如医案 2。五是尿蛋白漏出较多时，常联合应用水陆二仙丹增强固涩的作用，以减少精微物质的漏出。六是常加用制大黄、川芎等活血祛瘀药物，以针对肾络血瘀。总之，扶正与祛邪并施，益气健脾、补肾固涩、温阳利水、化湿活血共用，与西药协同以增效减毒。

七、狼疮性肝炎

（一）典型医案分析

潘某，女，54 岁。

初诊时间：2010 年 3 月 2 日。

主诉：反复肝酶异常 3 年，再发 6 个月。

病史：患者 3 年来反复出现肝酶异常，某省级医院检查诊断为"SLE，狼疮性肝炎"，长期服用激素治疗，病情稳定。6 个月前疾病复发活动，伴有乏力明显，查谷丙转氨酶（ALT）上升至 1250U/L，再次大剂量激素治疗后病情改善。近 1 个月感肝区不适，肝功能检查 ALT 118 U/L，谷草转氨酶（AST）76 U/L，B 超提示肝门淋巴结肿大。

刻下症：患者情绪不稳，躁动不安，胁部隐痛，潮热时有，双目干涩，头晕乏力，口干口黏，舌红质中裂，苔腻，脉弦细数。

西医诊断：SLE，狼疮性肝炎。

中医诊断：阴阳毒，肝痹（肝阴不足，湿热蕴结）。

治法：滋阴柔肝，清利湿热。

方药：茵陈蒿汤合一贯煎加减。茵陈 30g，焦山栀 9g，制大黄 10g，太子参 30g，麦冬 30g，生地黄 15g，天花粉 30g，枸杞子 30g，炒川楝子 10g，醋延胡索 15g，郁金 10g，赤芍 30g，生甘草 12g，炙鳖甲 12g（先煎），垂盆草 30g，五味子 10g，青蒿 30g（后下），淮小麦 30g，佛手 10g。14 剂，水煎服，日 1 剂，分 2 次服用。

2010 年 3 月 16 日二诊：胁痛、口干好转，感神疲乏力，舌质红，质中裂，脉细。拟滋清为治。上方去炙鳖甲，加虎杖根 30g，炒白术 30g。14 剂，煎服法同前。

2010 年 3 月 30 日三诊：诸症好转，唯有腹胀，舌质暗红苔薄，脉细。拟柔肝健脾为治。上方去茵陈、制大黄，加桃仁 12g，小青皮 12g。21 剂，煎服法同前。

2010 年 4 月 20 日四诊：复查 ALT 24U/L，AST 18U/L，诸症好转。继用柔肝健脾巩固治疗，各项检验指标均正常，停药门诊随访。

【按语】本案久病长期使用激素纯阳之品，暗耗肝肾之阴，肝阴不足致肝失疏泄，肝气郁结。湿热蕴结肝胆，肝阴不足为本，湿热蕴结为标为本案的病机特点。情绪不稳、躁动不安、胁部隐痛、潮热时有、双目干涩、头晕乏力、口干口黏、舌红、中裂、苔边薄黄腻、脉弦细数等为肝阴不足、湿热内蕴之证候。故标本兼治，治以滋阴柔肝，清利湿热。方用茵陈蒿汤合一贯煎加减。茵陈蒿汤清利肝胆湿热；太子参、麦冬、生地黄、天花粉、枸杞子重在益气养阴柔肝；醋延胡索、炒川楝子、赤芍、郁金、佛手疏肝解郁活血；垂盆草助茵陈清利湿热；炙鳖甲、五味子助一贯煎敛阴柔肝，生甘草调和诸药。全方药物有补有清，但药性缓和，补而不滞湿，利而不伤阴，既可清肝胆湿热，又可滋少阴之源。因辨证准确，方药与病机相切，在清利湿热基础上，益气养阴，标本同治，使病情平稳康复。

（二）医案处方特点

本案患者既有肝胆湿热又有肝阴亏虚之象，因此在用药上以清利肝胆湿热为主，同时兼顾养阴柔肝。范永升多用茵陈蒿汤清利湿热，用一贯煎滋阴疏肝，正邪、标本兼顾，方证对应，故疗效良好。方中重用赤芍意在凉血活血保肝，范永升在治疗免疫性肝病的患者时，常辨病使用，实验和临床研究均显示赤芍具有良好的保肝作用。另外，范永升亦常重用虎杖来治疗免疫性肝病，虎杖味微苦、性微寒，具有清热退黄、解毒散瘀之效，对于湿热型的肝病也具有良好的疗效。

八、神经精神狼疮

（一）典型医案分析

程某，女，19 岁。

初诊时间：2014 年 11 月 16 日。

主诉：幻听 1 年多，加重 7 个多月。

病史：患者 1 年前出现耳边语，听到有人在耳边骂她"笨蛋""脑残"，不能看到说话的人，伴双膝疼痛，脱发明显，无发热，无咳嗽，先后 3 次在浙江某医院精神卫生科病房住院，查 ANA 1∶160，抗 SSA 抗体阳性，抗 Ro-52 抗体阳性，抗核小体抗体阳性，抗组蛋白抗体阳性，补体 C3 0.62g/L，免疫球蛋白 16.21g/L，头颅磁共振成像示右侧额叶少许小缺血灶，被诊断为"系统性红斑狼疮，狼疮性脑病"，西药予以帕利哌酮缓释片、奥氮平、苯海索片等治疗，症状改善不明显。

刻下症：患者或烦躁易怒，或寡言沉默，情绪不稳，耳边有幻听，脱发明显，无发热，无咳嗽，纳食、睡眠欠佳，便秘，3 ～ 4 日一行，舌红，苔腻，脉弦滑。

西医诊断：系统性红斑狼疮，神经精神狼疮，精神分裂症。

中医诊断：阴阳毒，癫狂病（痰热扰心，腑气不通）。

治法：涤痰开窍，通腑泄热。

方药：涤痰汤合大柴胡汤。胆南星 15g，石菖蒲 15g，姜半夏 9g，陈皮 15g，茯苓 18g，茯神 15g，炒枳壳 9g，太子参 12g，赤小豆 10g，黄芩 12g，生大黄 6g（后下），生当归 10g，郁金 9g，炒柴胡 9g，佛手 9g，生甘草 9g，合欢皮 15g，百合 18g，炒白芍 18g，生桂枝 6g，淮小麦 30g。7 剂，水煎服，日 1 剂，分 2 次服用。

2014 年 11 月 25 日二诊：自诉耳边仍有幻听，烦躁，但情绪稍显稳定，睡眠改善，仍有大便秘结，纳食差，舌红，苔腻，脉弦滑。处方：胆南星

15g，石菖蒲 15g，姜半夏 9g，茯苓 18g，茯神 15g，陈皮 15g，炒枳壳 9g，太子参 12g，赤小豆 10g，黄芩 12g，生大黄 5g（后下），生当归 10g，郁金 9g，炒柴胡 9g，佛手 9g，生甘草 9g，合欢皮 15g，百合 18g，炒白芍 20g，生桂枝 6g，淮小麦 30g。7 剂，煎服法同前。

2014 年 12 月 2 日三诊：自诉幻听频次减少，情绪明显改善，睡眠、纳食均好转，大便已通，但易腹胀，偶有头痛、头晕，舌红，苔腻，脉弦滑。处方：石菖蒲 15g，胆南星 15g，茯苓 18g，炒枳壳 9g，太子参 12g，赤小豆 10g，生当归 10g，郁金 9g，炒柴胡 9g，佛手 9g，生甘草 9g，百合 18g，炒白芍 18g，生桂枝 6g，川芎 9g，淮小麦 30g。14 剂，煎服法同前。

2014 年 12 月 16 日四诊：精神症状明显改善，幻听已消，头痛、头晕已消，近日有咳嗽、痰稠，大便自调，稍有黏腻不爽感，仍偶有腹胀，舌淡，苔腻，脉滑。处方：胆南星 15g，党参 15g，薏苡仁 30g，苍术 12g，黄柏 9g，当归 10g，泽泻 9g，茯苓 18g，陈皮 15g，炒白芍 20g，桂枝 9g，炒枳壳 30g，炒麦芽 30g，厚朴花 9g，炙甘草 9g。14 剂，煎服法同前。

2014 年 12 月 30 日五诊：各种症状明显改善，诸症稳定，舌淡苔腻，脉滑。嘱其继续服用前方。

患者服用中药 2 个月，诸症已消，精神可，纳食正常，寐可，二便自调。

【按语】精神分裂症，中医学没有类似病名，一般归属于"癫狂病"范畴。范永升指出该病案属痰扰心神、蒙蔽清窍、脑络受损所致。患者 SLE 处于疾病活动期，痰浊毒瘀，扰乱心智，上蒙清窍，而神志不清，产生幻听；痰瘀互结，气机瘀滞，情志不遂，则烦躁易怒，或寡言沉默。故治宜涤痰开窍，通腑泄热，兼以解郁安神，方选涤痰汤合大柴胡汤加减。涤痰汤豁痰开窍，合大柴胡汤攻积泄热、行气解郁。方中陈皮、胆南星、姜半夏清热祛痰；石菖蒲开窍通心，枳壳破滞行气；合欢皮解郁开窍；太子参、当归、桂枝、赤小豆、茯苓、生甘草等益气养血健脾；柴胡、佛手、茯神等行气解郁；百合、淮小麦等养心安神。诸药合参，共奏豁痰利窍、清热通腑、解郁安神之功。二诊时，虽然情绪稍稳定，睡眠改善，但仍有明显的幻听、便秘、烦躁等神乱腑实证候，故予前方再进。三诊时，精神症状明显好转，腑气通畅，故去除大黄、黄芩。四诊时，症状基本稳定，唯腑气不畅，故加用大剂量炒枳壳及厚朴花行气化湿为治。五诊时，诸症稳定，故跟进处方，巩固调理。

（二）医案处方特点

范永升首诊处方包含的方剂有涤痰汤、大柴胡汤、赤小豆当归散、甘麦大枣汤等。

处方特点：一是注重涤痰开窍。古有"顽疾怪病，均责之于痰""一切顽疾怪病，皆从痰论治"的说法，如《寿世保元》说"一切怪症，此皆痰实盛也"，《医学入门》说"痰火所以生异证"，《丹溪心法》说"痰之为物，随气升降，无处不到""百病中，多有兼痰者，世所不知也"，故范永升应用《奇效良方》涤痰汤为主方豁痰清热，利气补虚。二是重视通腑泄热。郁热乘客肺金，肺失肃降而腑气不通，遂成便秘，故范永升应用大柴胡汤通降阳明，腑气得通，秽浊得降，以利于清阳上升。三是注意应用疏肝行气活血法。范永升处方中多用郁金、佛手、柴胡、炒枳壳等药物，以利于气血调畅。四是佐以养心安神，如应用淮小麦、百合、合欢皮、茯神等药物，以助于心神安宁。

九、系统性红斑狼疮多脏器受累

（一）典型医案分析

陈某，女，40 岁。

初诊时间：2020 年 5 月 22 日。

主诉：多关节肿痛、皮疹、蛋白尿 8 年，乏力、纳差、少尿 5 个多月。

病史：8 年前患者无明显诱因下出现多关节疼痛，四肢冻疮样皮疹，冬季尤甚，伴有脱发、乏力及腰部酸痛，曾先后多次在我院住院，检查抗核抗体谱示 ANA 阳性、抗 Sm 抗体阳性、抗 nRNP 抗体阳性，24 小时尿蛋白定量

3.5g，诊断为"系统性红斑狼疮，狼疮性肾炎"，予足量激素、环磷酰胺针冲击抗炎免疫抑制治疗后好转出院。5个多月前患者出现乏力、纳差、少尿、恶心呕吐，在当地住院治疗，疗效欠佳，不适症状逐渐加重。患者遂于2020年5月6日来我院急诊，查血压200/150mmHg，血肌酐（CREA）314.8μmol/L，为进一步诊治而入住我科。入院查心脏彩超：心包腔内见液性暗区，收缩期：左室后壁之后为3.4cm，右室前壁之前1.6cm，大量心包积液；胸部CT示胸腔积液；脑钠肽（BNP）＞9000pg/mL；生化：BUN 16.85mmol/L，CREA 318.7μmol/L，ALB 21.2g/L。内生肌酐清除率（Ccr）9.7mL/min。补体C3 0.52g/L，补体C4 0.1g/L。尿常规：BLD（++）80 RBC/μL，PRO（++）1.0mg/dL。24小时尿蛋白定量4.6g。

刻下症：全身浮肿，少尿，乏力，胸闷气急，难以平躺，纳差，寐不安，舌暗红，苔白腻，脉沉细。

西医诊断：①系统性红斑狼疮，狼疮性肾炎，肾病综合征，慢性肾功能不全急性加重。②心力衰竭。③心包积液。④胸腔积液。⑤高血压3级。

中医诊断：阴阳毒（饮邪凌心，脾肾阳虚）。

治法：温阳化气，利水宁心。

方药：苓桂术甘汤、真武汤合防己黄芪汤加减。茯苓30g，蜜桂枝9g，炒白术10g，蜜甘草9g，黑顺片6g（先煎），炒白芍20g，生黄芪30g，汉防己10g，薏苡仁10g，青蒿30g，熟大黄10g。7剂，水煎服，日1剂，分2次服用。

西医予甲泼尼龙琥珀酸钠针500mg/d×3天，3天后改为80mg/d抗炎，人免疫球蛋白20g/d×5天冲击，环磷酰胺针0.6g每2周1次静脉滴注抑制免疫，人血白蛋白针10g/d×3天补充白蛋白，以及利尿、护胃、补钙、降压等治疗。5月25日超声引导下给予心包穿刺引流，5月26日起给予连续血液透析治疗。

2020年5月29日二诊：乏力略减，双下肢中度浮肿，动则胸闷气急，胃纳欠佳，寐欠佳，尿量偏少，舌暗红，苔白腻，脉沉细。上方去白芍，生黄芪加量为45g，炒白术加量为15g益气健脾祛湿，加猪苓15g利水，佩兰10g化湿。7剂，煎服法同前。

2020年6月12日三诊：乏力减轻，双下肢中度浮肿，胸闷气急大减，纳欠佳，寐欠安，尿量少，大便2天未解，舌暗红，苔薄白，脉沉细。处方：茯苓30g，蜜桂枝9g，炒白术15g，蜜甘草9g，黑顺片6g（先煎），生黄芪45g，防己10g，生大黄10g，佩兰10g，猪苓15g，炒枳壳15g，桃仁12g。7剂，煎服法同前。

2020年6月19日四诊：乏力减轻，双下肢轻度浮肿，略感胸闷，纳欠佳，寐欠安，尿量可，大便2天未解，舌暗红，苔薄白，脉沉细。上方去黑顺片，加厚朴花9g，薏苡仁20g，桂枝减为5g。7剂，煎服法同前。

继续治疗1个多月后，患者病情趋于平稳，乏力明显减轻，浮肿逐渐消退，胸闷气急消除，纳可，寐安，24小时尿量1500mL以上，舌暗红，苔薄白，脉沉细。复查心脏彩超：心包腔内见液性暗区，收缩期：左室后壁之后为1.3cm，右室前壁之前0.6cm，心包积液较前明显减少。经后续中西医结合治疗，2020年9月29日拔除血透管，9月30日出院，出院时患者步行离院，略感乏力，无胸闷气急，无咳嗽咳痰，纳眠可，尿量1500mL，大便日行一次。

【按语】《素问·评热病论》曰："邪之所凑，其气必虚。"《灵枢·口问》曰："故邪之所在，皆为不足。"该患者以浮肿、少尿、乏力、胸闷为主要表现，属中医"阴阳毒""水肿""痰饮"等范畴，证属"脾肾阳虚，饮邪凌心"。患者长期操劳，后天失养，脾肾渐虚，耗气伤阳，阳不化气，津停为水，水邪泛滥，故全身浮肿、少尿；饮邪凌心，故胸闷气急、难以平躺；脾失健运，故乏力、纳差；舌暗红苔白腻，脉沉细亦为阳虚水饮之象。《金匮要略·痰饮咳嗽病脉证并治第十二》曰"病痰饮者，当以温药和之""心下有痰饮，胸胁支满，目眩，苓桂术甘汤主之""夫短气有微饮，当从小便去之，苓桂术甘汤主之，肾气丸亦主之"。《伤寒论·辨少阴病脉证并治》曰："少阴病，二三日不已，至四五日，腹痛，小便不利，四肢沉重疼痛，自下利者，此为有水气，其人或咳，或小便利，或下利，或呕者，真武汤主之。"范永升治疗该患者选苓桂术甘汤、真武汤合防己黄芪汤加减，温阳化气，利水宁心。方中重用茯苓健脾淡渗利水，祛饮邪而宁心；桂枝温复心阳；白术健运中焦；黑顺片温阳补火；炒白芍和营利水；黄芪益气健脾；防己、薏苡仁利水消肿；青蒿透邪外出；熟大黄活血祛瘀；蜜甘草调和诸药。二诊时，乏力、浮肿略减，余症同前，故减炒白芍，生黄芪、炒白术加量以增扶正之力，加猪苓、佩兰以利水化湿。三诊时，胸闷气急已有减轻，但大便不通，故去熟大黄、薏苡仁、青蒿，加生大黄、桃仁、炒枳壳以通便祛瘀。四诊时，诸症均有减轻，故去黑顺片，桂枝减量，加厚朴花、薏苡仁行气化湿。患者有多脏器受累，病情危重，故以西医治疗方案为主，给予激素冲击、环磷酰胺冲击、人免疫球蛋白冲击抗炎免疫调节，积极治疗原发病，同时给予心包穿刺引流对症处理，连续肾脏替代治疗等。患者后续坚持中西医结合治疗，病情逐渐缓解出院。

（二）医案处方特点

前三诊处方的共同药物有茯苓，蜜桂枝，炒白术，蜜甘草，黑顺片，生黄芪，防己。处方有苓桂术甘汤、真武汤及防己黄芪汤，以温阳利水法为主。

处方特点：一是温阳补火的桂枝、附子与利水消肿的茯苓、猪苓、薏苡仁等药物并用，标本兼顾。二是常用佩兰、厚朴花等芳香化湿药与淡渗利湿药物同用，以增强祛除水湿之功效。三是益气健脾的黄芪、白术与祛风湿利水消肿的防己并用，以健脾利水，扶正祛邪。四是应用大黄、桃仁下瘀血汤以通肾络，保护肾功能。五是辨病使用青蒿，具有养阴透热之效，实验研究证明青蒿素具有良好的免疫调节作用。六是中西医协同，取长补短，疾病危重时，采用西医治疗方案为主，抢救生命，保护重要脏器，防止疾病恶化。

十、系统性红斑狼疮合并高危妊娠

（一）典型医案分析

袁某，女，30岁，护士。

初诊时间：2014年5月10日。

主诉：血小板减少14年。

病史：患者 14 年前无明显诱因出现双下肢瘀斑瘀点，血常规提示血三系减少，诊断为特发性血小板减少性紫癜，经糖皮质激素等治疗后好转。12 年前血小板减少伴阵发性腹痛，经前游走性关节疼痛，多以腰膝关节为主，化验提示 ANA 阳性，抗 ds-DNA 抗体阳性，诊断为 SLE，长期口服羟氯喹、激素等治疗。4 年前患者 SLE 病情逐渐稳定，仍有阵发性腹痛，经前游走性关节疼痛，停用激素，长期口服羟氯喹、中药治疗。既往有胃食管反流病史 10 余年，常有反酸、烧心，偶有胃脘部疼痛不适。14 岁月经初潮，月经周期 28～30 天，经期 8～9 天，量少，已婚 4 年。患者于 2014 年开始长期在范永升门诊诊治，疾病控制稳定，羟氯喹 0.1g 每日 2 次口服维持治疗。

备孕期

2018 年 5 月 19 日复诊：备孕，阵发性腹痛，呈游走性，可以忍受，每日发作 1～2 次，每次持续 2～3 分钟。月经量少，伴有血块，经前多关节游走性疼痛，经行后关节疼痛缓解，二便调，纳食一般，舌质暗红，苔薄，脉细。

西医诊断：系统性红斑狼疮。

中医诊断：阴阳毒（肝郁脾虚，气滞血瘀）。

治法：疏肝健脾，活血调经。

方药：逍遥散合金铃子散加减。炒川楝子 10g，延胡索 15g，佛手 9g，炒白芍 20g，蒲公英 30g，香附 12g，柴胡 9g，太子参 30g，九香虫 9g，炒白术 30g，当归 12g，青皮 9g，沉香 6g，益母草 12g，青蒿 30g，甘草 9g。14 剂，水煎服，日 1 剂，分两次服用。

6 月 3 日复诊：患者药后腹痛改善，月经周期规律。上方去九香虫、沉香、青皮，加茯苓 12g，生地黄 15g。煎服法同前。其间每周复诊，随症加减调方。

【按语】本案 SLE 迁延难愈，长期糖皮质激素治疗，暗耗阴血。肝体阴用阳，肝阴血不足，疏泄失司，加之患者处于育龄期，有生育压力，多郁怒忧思而致肝失条达。脾为阴土，须赖肝之疏泄，始能运化有度，若肝气郁滞，疏泄不及，则中气壅塞而为腹痛。正如《医学求是》说："腹中之痛，称为肝气……木郁不达,风木冲击而贼脾土,则痛于脐下。"故本案患者阵发性腹痛责之肝脾不调。同时,久病入络,月经量少伴血块,舌质暗,说明患者内有瘀血。治当疏肝健脾,活血调经,方用逍遥散合金铃子散加减治疗。方中柴胡辛苦微寒,调达肝气而解郁结,配伍香附、青皮增强疏肝理气之功;白芍苦酸微寒,和营敛阴,配以甘草,调和肝脾,缓急止痛;川楝子味苦性寒,配合延胡索疏肝泄热,行气止痛;当归、益母草活血调经;青皮、佛手、沉香、九香虫等增强理气止痛之力;青蒿、蒲公英清透热毒;太子参、白术健脾益气;诸药相伍,共奏清肝健脾、理气活血之功。《傅青主女科》云:"以肝木不舒,必下克脾土而致塞……腰脐之气不利……则胞胎之门必闭,精即到门,亦不得其门而入矣。"《景岳全书·妇人规》曰:"产育由于气血,气血由于情怀,情怀不畅,则冲任不充,冲任不充则胎孕不受。"故本案患者备孕期需治本调经以促孕,仍用逍遥散合金铃子散加减治疗,方中白芍、香附、当归、白术、茯苓更有取《傅青主女科》中开郁种玉汤之义。

妊娠早期

2018年10月24日复诊:夜尿有泡沫,偶有腹痛,腰酸,伴牙龈肿痛,无阴道出血,无皮肤红斑等不适,纳食少,二便调,舌质暗红,苔薄,脉细。末次月经9月16日,10月11日化验提示:人绒毛膜促性腺激素(HCG)444.2mIU/mL,雌二醇(E_2)1034pg/mL,孕激素(P)93.18nmol/L;10月15日HCG 2666mIU/mL,E_2 1223pg/mL,P 93.39nmol/L,ANA 1:1000,D-二聚体(D-D)1.22mg/L,免疫球蛋白、补体未见异常,尿蛋白阴性,西医予阿司匹林肠溶片50mg每日1次、黄体酮软胶囊0.1g每日2次口服治疗;10月22日HCG 27971mIU/mL,E_2 1502pg/mL,P 83.39nmol/L,D-D 1.45mg/L,B超提示宫内早孕,孕囊大小1.5cm×1.2cm,加用依诺肝素钠4000AxaIU每日1次皮下注射、黄体酮注射液20mg每日1次肌内注射治疗。中医予疏肝健脾、清热安胎为治。处方:炒川楝子10g,延胡索10g,炒白芍20g,佛手9g,蒲公英20g,香附12g,青蒿30g,甘草9g,柴胡9g,太子参30g,炒白术30g,桑寄生9g,金银花9g,砂仁5g(后下),黄芩9g,紫苏梗6g。7剂,煎服法同前。

10月31日复诊：仍有阵发性腹痛，胃脘部不适，饥饿时干呕、反酸，纳食少，伴口腔溃疡，舌质暗红，苔薄，脉细。2日前复查：HCG 67114mIU/mL，E_2 2163pg/mL，P 87.8nmol/L，西医治疗同前。中医拟清肝健脾、和胃安胎为治。上方去柴胡，黄芩改为12g，加芦根15g。7剂，水煎服，日1剂。药后患者恶心、呕吐有所缓解，上方续行。11月12日复查：HCG 98577mIU/mL，E_2 2696pg/mL，P 78.24nmol/L，D-D 0.77mg/L，西医停用依诺肝素钠治疗。

11月20日复诊：时有干呕、反酸，伴阵发性腹痛，阴道无异常出血，舌质暗红，苔薄，脉沉细。B超提示宫腔积液，范围约2.6cm×1.0cm，考虑底蜕膜出血，加用依诺肝素钠4000AxaIU每日1次治疗。中医予滋阴清热、健脾和胃安胎为治。守方去紫苏梗、芦根，金银花改为12g，桑寄生改为12g，加生竹茹9g，茯苓10g，患者食后无殊，上方续行。

12月15日复诊：患者宫腔积液已吸收，妊娠恶阻改善，仍有腹痛，同时新发肘膝关节疼痛，舌质暗红，苔薄腻，脉沉细。12月3日复查：HCG 80579mIU/mL，E_2 3204pg/mL，P 85.3nmol/L，D-D 1.1mg/L，停用黄体酮注射液治疗，余治疗同前。12月10日复查：HCG 88555mIU/mL，E_2 6651pg/mL，P 70.05nmol/L，D-D 0.8mg/L。B超提示宫内孕单活胎，胎儿NT值约0.15cm，停用依诺肝素钠、黄体酮软胶囊治疗，继续口服羟氯喹0.1g，每日2次，阿司匹林肠溶片50mg，每日1次。处方：炒川楝子10g，延胡索10g，炒白芍20g，佛手9g，蒲公英20g，香附12g，青蒿30g，甘草9g，太子参30g，炒白术30g，桑寄生12g，金银花9g，砂仁5g（后下），黄芩12g，茯苓15g，桔梗5g，白茅根15g。7剂。药后关节疼痛改善，继续前方随症加减治疗。12月24日复查：D-D 0.67mg/L，停用阿司匹林肠溶片。

【按语】妊娠后血聚养胎，患者肝肾阴血亏虚益甚；肝阴不足，肝体失养，肝疏泄失司，则气机不畅，郁久可加重体内热毒；同时，肝郁乘脾，脾胃运化失职，冲任失养。虚热内扰冲任，冲任脉虚不能制血，血热妄行，加之内有瘀血，阻碍气血运行，血行脉外而出血，故胎元躁动不固。此外，妊娠后血聚冲任以养胎元，冲脉气盛，夹肝火上逆犯胃，胃失和降，遂致恶心、呕吐。故妊娠前期主要以清热滋阴、疏肝健脾、和胃安胎为治。方中青蒿、蒲公英、金银花、黄芩清热透毒；川楝子、佛手、香附疏肝理气；太子参、白术、甘草健脾益气；白芍、桑寄生滋补肝肾之阴；砂仁、紫苏梗、芦根、竹茹和胃止呕；延胡索合川楝子清肝理气，活血止痛。

妊娠中期

2019年2月27日复诊：妊娠22周，患者新发皮疹4天，前胸部、后背、腹部红色皮疹，略突出皮面，伴瘙痒，偶有腹痛。2月25日化验提示：白细胞 $5.3×10^9$/L，血小板 $137×10^9$/L，中性粒细胞百分比82.7%，血沉28mm/h，ANA 1∶1000，IgG 12g/L，补体C3 0.82g/L，补体C4 0.20g/L，皮疹考虑与SLE妊娠有关，为稳定SLE病情及安胎，予泼尼松片10mg/d，羟氯喹0.1g，每日2次治疗，配合中药清热安胎，祛风止痒。处方：生地黄15g，防风10g，僵蚕9g，生甘草9g，徐长卿15g（后下），蝉蜕3g，金银花12g，蒲公英30g，薏苡仁10g，白茅根15g，佛手9g，黄芩12g。7剂，煎服法同前。

3月7日复诊：妊娠23周，局部皮肤干燥瘙痒，无新发皮疹，前胸、后背、腹部皮疹较前消退，舌尖红，苔薄白，脉细数。西医治疗同前，继续口服中药治疗。上方加用炒白术12g，厚朴花9g。服用7剂后患者皮疹基本消退，仍有皮肤瘙痒，守方随症加减治疗。

【按语】患者素体阴虚，孕后阴血养胎而亏，阴血津液不能濡养肌肤，易化燥生风；同时，随着胎体增大，气血运行受阻，体内血热更盛；加之患者脾胃虚弱，营卫不合，腠理疏松，易于感邪，故可形成内外合邪的病理状态，表现为皮肤瘙痒与皮疹。治宜疏风清热，养血安胎。方中防风、僵蚕、蝉蜕辛散透达，疏风散邪，使风去则痒止；生地黄滋阴清热凉血，与防风、蝉蜕合用，取消风散之义；金银花、蒲公英、薏苡仁、白茅根、黄芩合用清热安胎，白术健脾安胎，佛手、厚朴花理气解郁。

妊娠晚期

2019年4月4日复诊：妊娠28周，患者自觉胸闷、气急，胎动减少，偶有皮肤瘙痒不适，舌质暗红，苔薄腻，脉细。4月2日复查：胎心率140

次／分，羊水指数 25.6cm，胎儿腹腔见液性暗区，肝周约 0.36cm，影像诊断为宫内孕单胎，胎儿腹腔少量积液；D-D 1.16mg/L。西医加用低分子肝素 4000AxaIU 皮下注射每日 1 次。中医以健脾利水、疏风清热安胎为治。处方：徐长卿 15g（后下），阳春砂 5g（后下），生地黄 15g，防风 10g，炙甘草 9g，蝉蜕 3g，金银花 12g，蒲公英 30g，黄芩 12g，炒白术 12g，太子参 15g，茯苓 15g，青蒿 15g，生黄芪 12g。7 剂，煎服法同前。

4 月 11 日复诊：胸闷气急较前好转，舌质红，苔薄腻。2 日前复查：羊水指数 18.0cm，胎儿腹腔积液已消，胎心率 157 次／分，胎心规则；D-D 1.14mg/L，西医治疗同前。上方去金银花、青蒿、蝉蜕，加用佩兰 10g，佛手 9g，僵蚕 9g。7 剂，水煎服。患者药后症状平稳，继续前方加减治疗。5 月 14 日复查：羊水指数 12.1cm，胎心率 147 次／分，胎心规则，超声诊断宫内孕单活胎；D-D 1.01mg/L，凝血酶原时间 9.9 秒，遂停用低分子肝素治疗，每周复查。

【按语】妊娠晚期，患者脾虚不能制水，肾关不利，津液输布失常则致水蓄积于胞宫而为胎水肿满，皮肤瘙痒不适，仍属风热内郁，治宜健脾利水，疏风清热安胎。方中黄芪、太子参、白术益气健脾；茯苓淡渗利湿；生地黄滋阴凉血；防风、蝉蜕、徐长卿、金银花、蒲公英、青蒿疏风透热；黄芩清热安胎。

产后期

2019 年 5 月 31 日复诊：妊娠 36+ 周，患者诸症稳定，于硬脊膜外神经阻滞麻醉下行子宫下段剖宫产术，分娩一健康男活婴。术后予甲泼尼龙琥珀酸钠粉针 30mg，每日 1 次静脉滴注，共 3 天。6 月 2 日，产后 2 天，患者要求回乳，恶露量少，色黯、黏稠，少腹隐痛伴阵发性腹痛较前加重，舌暗红，苔薄白，脉细弱。西医口服泼尼松片 10mg/d，阿法骨化醇 1μg/d，羟氯喹片 0.1g，每日 2 次治疗，同时配合中药治疗。处方：姜厚朴 12g，当归炭 12g，川芎 10g，姜炭 6g，炒枳实 12g，柴胡 9g，炒白芍 15g，炒麦芽 60g，陈皮 9g，姜半夏 9g，生黄芩 9g。7 剂。药后患者恶露量逐渐增多，1 周后血性恶露减少，阵发性腹痛减轻，嘱续服上方，并及时复查免疫指标，密切监测 SLE 表现。

【**按语**】患者产后气血大伤，瘀血阻滞，故恶露量少色黯；阴血亏虚，肝失所养，肝木乘脾，故腹痛加重。治宜养血祛瘀，调和肝脾。方用生化汤合四逆散加减，方中当归炭、川芎、姜炭活血止血，化瘀生新，柴胡、白芍疏肝养血，枳实理气解郁，黄芩清热安胎，陈皮、姜半夏、姜厚朴化湿和胃，炒麦芽回乳。

（二）医案处方特点

本例 SLE 患病多年，针对合并妊娠状态常分期辨证施治。孕前以肝郁气滞，肝脾不调为主，故以逍遥散合金铃子散调和肝脾为主；妊娠后热毒阴虚贯穿疾病始终，妊娠早期常见胃气不和之症，故酌情加用清热安胎之黄芩，以及砂仁、苏梗、淡竹茹等行气化湿，和胃止呕；中期患者原发病稍有波动，以热毒内郁为主，故以甘寒之生地黄、白茅根清热凉血，蝉蜕、僵蚕、金银花、蒲公英等清透郁热，配合辛散之防风、徐长卿祛风透表；晚期以水湿内停为主，故酌加太子参、白术、茯苓等健脾祛湿为治；产后一般用生化汤化瘀生新，促使恶露尽快排出。针对回乳则加用四逆散，协同生化汤疏肝行气，通经回乳，其中炒麦芽为回乳必用之药。针对本案，范永升用药主张分阶段进行辨证施治，同时在 SLE 妊娠期常酌情加用黄芩清热安胎、白术健脾安胎、砂仁化湿安胎、桑寄生补肾安胎等安胎圣药，体现中医治病求本与安胎并举的原则。

十一、系统性红斑狼疮合并股骨头缺血性坏死

（一）典型医案分析

张某，女，29 岁。

初诊时间：2022 年 8 月 2 日。

主诉：网状青斑 4 年余，双髋部疼痛 1 年。

病史：患者 4 年前无明显诱因下出现四肢网状青斑，遇冷后明显，感乏

力、头晕，纳差，后出现反复低热，曾在某省级医院诊断为"系统性红斑狼疮，溶血性贫血"，予大剂量激素及对症治疗后患者病情缓解出院。之后 3 年患者服药不规律，病情反复，也曾多次住院治疗。1 年前出现双侧髋关节疼痛，活动受限，检查 X 片提示"股骨头无菌性坏死"。入院时患者乏力、全身酸痛，伴有双侧髋关节疼痛、活动受限，双手指雷诺现象，四肢网状青斑，为求进一步系统诊治收入院。既往史：有"窦性心动过速"病史多年，服用美托洛尔片 25mg/d 治疗，有"肺结核"病史。入院查体：体温 36.4℃，心率 98 次 / 分，呼吸 18 次 / 分，血压 136/185mmHg。神清，精神软，口腔内可见溃疡，双侧"4"字试验阳性，四肢可见网状青斑，舌质红，苔薄腻，脉滑数。辅助检查：血沉 30mm/h；免疫功能：IgG 21.3g/L，IgM 0.49g/L，补体 C3 31.6mg/dL，补体 C4 0.0mg/dL；抗核抗体全套：抗核抗体（+）1∶320、抗 ds–DNA 抗体（+++）、抗 Sm 抗体（++）、抗 SSA（++）、抗 SSB（+）、抗核小体抗体（+++）、抗组蛋白抗体（+）、抗核糖体 P 蛋白（±）。髋部 MR：两侧股骨头缺血性坏死，两侧髋关节少量积液。

刻下症：双侧髋关节疼痛、活动受限，双手指雷诺现象，四肢网状青斑，伴有乏力，全身酸痛，齿龈出血，咽痛，舌红，苔薄腻，脉滑数。

西医诊断：SLE，股骨头缺血性坏死。

中医诊断：蝶疮流注（湿热夹瘀）。

治法：清热化湿，活血通络。

方药：黄芩滑石汤合四妙丸加减。生黄芩 12g，滑石粉 30g（包煎），青蒿 20g（后下），生川芎 12g，生甘草 12g，酒乌梢蛇 12g，生黄柏 9g，炒苍术 12g，川牛膝 10g，蒲公英 30g，姜半夏 9g，佩兰 12g，芦根 15g，金银花 12g，干姜 6g。14 剂，水煎服，每日 1 剂，分 2 次服用。西药治疗予甲泼尼龙 40mg/d 静脉滴注。

2022 年 8 月 16 日二诊：服药后肌肉酸痛缓解，双侧髋关节痛好转，口腔内可见溃疡，四肢可见网状青斑，舌淡红，苔薄腻，脉细数。拟清解化湿通络为治。处方：生黄芩 12g，滑石粉 30g（包煎），酒乌梢蛇 9g，土茯苓 30g，赤芍 12g，牡丹皮 12g，生甘草 9g，姜半夏 6g，厚朴花 9g，薏苡仁

30g，桑枝 30g，生防风 10g，片姜黄 9g，佩兰 10g，丝瓜络 9g。7 剂，煎服法同前。

2022 年 8 月 23 日三诊：肌肉酸痛不明显，右侧髋关节痛，左侧髋关节痛不明显，胃纳一般，精神可，复查血红蛋白 95g/L，血小板计数 90×10^9/L，舌淡红苔薄腻，脉细数。拟参补肾活血为治。处方：生黄芩 12g，滑石粉 30g（包煎），生杜仲 20g，桑枝 30g，酒乌梢蛇 12g，土茯苓 30g，赤芍 12g，生甘草 12g，姜半夏 9g，生当归 10g，生防风 10g，赤小豆 10g，生川芎 12g，牡丹皮 12g，薏苡仁 30g，佩兰 10g。14 剂，煎服法同前。药后双侧髋部疼痛较前改善。前方加减续进以巩固疗效。

【按语】患者 SLE 初期病情较重，反复使用大剂量激素，久而导致股骨头缺血性坏死。肾阴亏虚体质又兼用纯阳刚烈之激素，其肝肾之阴俱损，又用寒凉之抗生素，久而湿蕴化热。初诊患者热甚于湿，兼其疼痛明显，急则治其标，故用黄芩滑石汤合四妙丸加减清热祛湿通络为基本治法。处方以甘苦寒之品如滑石、黄柏、蒲公英、黄芩等清热除湿；并用青蒿、金银花透发郁热；兼以姜半夏、苍术、佩兰等苦温之品化湿和胃；用川芎、川牛膝、酒乌梢蛇等活血通络止痛。诸药合参，共奏清热利湿、活血通络之效。二诊患者关节疼痛情况好转，但仍有，又见网状青斑、口腔溃疡，提示热毒血瘀仍未清除，故在清热化湿、通络止痛基础上加用牡丹皮、赤芍清热凉血解毒。三诊患者髋关节疼痛较前明显好转，有贫血、血小板减少之象，辨病辨证结合，加用杜仲补肝肾，强筋骨，赤小豆、生当归养血生血。总体而言，处方以清热祛风除湿、补肾活血通络为基本治法，在不同治疗阶段各有侧重，并随症加减，方证对应，疗效颇佳。

（二）医案处方特点

此案范永升三诊用药均有生黄芩、滑石、生甘草、酒乌梢蛇、姜半夏，始终坚持清热化湿、活血通络之法，说明本案湿热瘀阻是股骨头缺血性坏死的关键病理因素。湿热渐清之后，三诊则加用杜仲补肝肾以治其本，同时用牡丹皮、赤芍、当归、川芎、乌梢蛇等活血通络止痛以加强疗效，充分体现了标本兼顾的治疗原则。

第二节　类风湿关节炎

类风湿关节炎（rheumatoid arthritis，RA）是以侵蚀性、对称性多关节炎为主要临床表现的慢性、全身性自身免疫病。中医属"痹证""历节病""尪痹"等范畴。《素问·痹论》说："风寒湿三气杂至，合而为痹也。其风气胜者为行痹，寒气胜者为痛痹，湿气胜者多著痹也。"又曰："其寒者，阳气少，阴气多，与病相益，故寒也。其热者，阳气多，阴气少，病气胜，阳遭阴，故为痹热。"《金匮要略·中风历节病脉证并治第五》说："寸口脉沉而弱，沉即主骨，弱即主筋，沉即为肾，弱即为肝。汗出入水中，如水伤心。历节黄汗出，故曰历节。"根据《素问·痹论》及《金匮要略》对痹证或历节病的论述，范永升认为脾主四肢肌肉，肝主筋，肾主骨，故 RA 的病位在肝脾肾。其病因病机有内外两个方面：内因为肝肾不足或气血亏虚，外因为风寒湿热等邪气杂而为病，内外因相合而为痹证。《素问·评热病论》说："邪之所凑，其气必虚。"《灵枢·口问》说："故邪之所在，皆为不足。"《灵枢·百病始生》说："此必因虚邪之风，与其身形，两虚相得，乃客其形。"本病的发生首先是正气不足，或肝肾不足，或气血亏虚。随后风寒湿热等病邪才能乘虚而入，两虚相得，疾病渐成。在疾病发展过程中，必然出现痰瘀等病理产物，而又成为致病因素。

本病的治疗原则为扶正祛邪、标本兼顾。扶正主要从补益肝肾和益气健脾入手，祛邪则根据风寒湿热及痰瘀等邪气的夹杂和盛衰分别或联合运用祛风、散寒、除湿、清热、化痰及通络等治法。

临床上一部分 RA 患者较为难治，另外 RA 合并间质性肺病或合并慢性肝病临床也较为棘手。

一、难治性类风湿关节炎

（一）典型医案分析

医案 1

张某，女，47 岁。浙江东阳人。

初诊时间：2018 年 12 月 21 日。

主诉：四肢关节肿痛 4 年余。

病史：4 年前患者无明显诱因下出现双手指近端指间关节和掌指关节肿痛，当地医院诊断为"类风湿关节炎（RA）"，后症状逐渐加重，发展至腕、肩、膝、踝等全身多处关节肿痛，间断予中西医治疗后症状未见好转，自行停药。2018 年 4 月坐飞机后出现四肢末端肿胀明显，予激素治疗后好转，7 月又出现上述症状，予甲氨蝶呤（MTX）、柳氮磺胺吡啶（SASP）及中药治疗 5 个月后，症状无明显改善故自行停药。近日症状加重，遂至范永升处就诊。查体：双侧腋窝可触及多个肿大淋巴结，右侧较明显，双手近端指间关节、掌指关节、腕关节略肿大，压痛（+），双踝关节肿大明显，压痛（+）。外院辅助检查：肩关节 MR 平扫：右肩关节滑膜增生，右肩关节炎考虑；右肩峰 - 三角肌下滑囊积液；右侧腋窝多个肿大淋巴结。类风湿因子（RF）123.2IU/mL，C 反应蛋白（CRP）66.8mg/L，血沉（ESR）50mm/h。服用药物：11 月 25 日前服用他医中药 +MTX+SASP，自诉服药后症状加重，故自行停用所有药物。

刻下症：四肢多关节肿痛，有热感，晨起双手僵硬发烫，双踝关节肿大明显，行走、下蹲或起立困难，双肩关节怕冷，夜间双肩关节及双手臂疼痛明显，抬举无力，22 点睡下后 1 小时疼醒，后辗转翻身彻夜难眠，平素头部、胸背部出汗较多，恶寒，胃纳一般，小便可，大便偶稀。舌质红，有裂纹，苔少，脉弦。

西医诊断：类风湿关节炎，右肩关节炎。

中医诊断：尪痹（风湿热痹）。

治法：清热祛风通络。

方药：白虎加桂枝汤加减。生石膏 20g（先煎），知母 9g，桂枝 10g，葛根 15g，桑枝 30g，乌梢蛇 9g，威灵仙 30g，豨莶草 15g，细辛 3g，佛手 9g，川芎 12g，鬼箭羽 10g。14 剂，水煎服，日 1 剂，分 2 次服用。

2019 年 1 月 5 日二诊：关节肿痛改善明显，尤其是踝关节肿大消退明显，膝、肘关节仍有作痛，寐欠佳，舌质暗红，苔薄腻，脉弦，仍拟清热通络安神为治。上方改葛根为 20g，鬼箭羽为 20g，加薏苡仁 30g，首乌藤 30g。14 剂，煎服法同前。同时嘱继续服用 MTX 7.5mg/w。

2019 年 1 月 31 日 三 诊：1 月 30 日 查：RF 316.3IU/L，ESR 120mm/h，CRP 71.7mg/L。近日肩、膝、踝关节作痛明显，舌质红，苔薄，脉细，拟参清热通络为治。处方：知母 9g，桂枝 10g，乌梢蛇 9g，威灵仙 30g，豨莶草 15g，细辛 3g，佛手 9g，川芎 12g，鬼箭羽 20g，薏苡仁 30g，独活 12g，黄柏 9g，首乌藤 30g，青风藤 18g。14 剂，煎服法同前。同时嘱 MTX 增加至 10mg/w，同时予以羟氯喹（HCQ）0.2g/d 治疗。

2019 年 2 月 21 日四诊：指关节作痛、弯曲不利，寐差，舌质红，苔薄，脉细，拟参清热通络为治。处方：生石膏 30g（先煎），知母 9g，桂枝 6g，桑枝 30g，威灵仙 30g，豨莶草 15g，细辛 3g，川芎 12g，鬼箭羽 20g，独活 12g，青风藤 30g，首乌藤 30g，炒白芍 20g，乌梢蛇 9g，佛手 9g，大枣 10g。14 剂，煎服法同前。

患者在范永升处坚持中西医结合治疗 1 年余。

2020 年 3 月 7 日微信随访：复查血常规、肝肾功能正常，血沉 6mm/h，RF 85.9IU/mL，关节肿痛明显改善，自行将 MTX 减至 7.5mg/w 维持治疗。

【按语】患者以四肢关节肿痛、烦热为主症，尤以双踝肿大明显，伴有双手僵硬发烫，他医应用益气养阴、祛瘀通络方无效，反而加重，结合舌脉，范永升认为目前患者有邪热，辨证为风湿热痹、邪热伤阴，故不可用补法，当用白虎加桂枝汤加减祛邪为先。《金匮要略·疟病脉证并治第四》曰："温疟者，其脉如平，身无寒但热，骨节疼烦，时呕，白虎加桂枝汤主之。"从六经辨证而言，该病证属于太阳阳明合病，太阳主一身之表，太阳表有寒，故有四肢关节疼痛之症，如《素问·痹论》说"痛者，寒气多也，有寒故痛也"。结合本案患者同时有关节肿大、肢节疼烦及皮温升高之痹热表现，说明该患者为阳热体质，正如《素问·痹论》所说"其热者，阳气多，阴气少，病气胜，阳遭阴，故为痹热"。胸背部汗出，口渴，舌红有裂纹，亦说明患者阳明肺胃有热且伤及阴津。故范永升取白虎汤之石膏、知母清透阳明肺胃之邪热；加辛甘凉之葛根、桑枝清热生津，祛风通络；苦寒之鬼箭羽解毒消肿，活血通经；桂枝辛温以发散在表之寒邪；加细辛、川芎、乌梢蛇等温经通络；威灵仙、豨莶草为范永升常用祛风湿、通经络之药对，不论风寒湿痹还是风湿热痹皆可应用。诸药配伍应用，辨证准确，服药2周即获明显疗效。二诊加大鬼箭羽用量活血解毒消肿，薏苡仁健脾利湿安神，首乌藤养心安神，祛风通络。三诊、四诊患者关节作痛明显，炎症指标明显升高，药力不足，范永升又加用大剂量辛苦平之青风藤祛风湿、通经络，现代药理研究证实，青风藤具有镇痛、镇静和抗炎、抗过敏等作用。同时范永升针对难治性风湿病主张中西医结合治疗，如本案在应用中医辨证施治的同时，还用了对RA疗效确切的MTX及HCQ等西药联合治疗，已达疾病的完全缓解。

医案2

匡某，男，60岁。

初诊时间：2009年8月2日。

主诉：四肢关节肿痛5年。

病史：5年前出现四肢关节肿痛，晨僵，活动不利，活动后缓解。5年来关节肿痛反复，劳累及阴雨天加剧，予泼尼松治疗后好转。检查RF（＋），抗CCP抗体（＋），ESR 60mm/h，CRP 17mg/L。

刻下症：左腕关节疼痛明显，活动受限，腰酸痛，畏寒怕冷，舌淡红，苔薄腻，脉沉细。

西医诊断：类风湿关节炎。

中医诊断：尪痹（寒湿痹阻）。

治法：散寒除湿，祛风通络。

方药：乌头汤、黄芪桂枝五物汤合玉屏风散加味。制川乌9g（先煎1小时），麻黄 6g，炒白芍、黄芪各 30g，桂枝、白术、防风、羌活各 12g，威灵仙 30g，豨莶草 15g，杜仲 30g，狗脊 30g，川芎 15g，乌梢蛇 12g，露蜂房 12g，生甘草 9g。7 剂，水煎服，日 1 剂，分 2 次服用。

2009 年 8 月 9 日二诊：症状缓解，下肢关节时有疼痛。上方加桑寄生 15g，独活、川牛膝各 12g，加用川芎至 30g。14 剂，煎服法同前。

2009 年 8 月 23 日三诊：诸症稳定，关节疼痛明显好转，活动正常，晨僵消失，续服上方巩固疗效。

【按语】《金匮要略·中风历节病脉证并治第五》曰："病历节，不可屈伸，疼痛，乌头汤主之。"《素问·痹论》云："风寒湿三气杂至，合而为痹……寒气胜者为痛痹。"本案属"历节病""痛痹"范畴。寒性收引凝滞，寒湿之邪痹阻关节经络，可致气血阻滞而关节疼痛、屈伸不利。治当温经散寒，除湿宣痹，故范永升处方选乌头汤加味。川乌大辛大热之品，驱逐寒湿，开通腠理，温经止痛；麻黄、桂枝、羌活祛风散寒除湿；黄芪、白术、防风健脾益气固表，助麻黄、川乌温经止痛；炒白芍、甘草缓急止痛，兼制麻黄、川乌之辛烈；川芎、乌梢蛇、露蜂房活血通络；同时用杜仲、狗脊补肝肾，祛风湿。如此标本兼治，临床疗效显著。

医案 3

张某，女，59 岁。

初诊时间：2006 年 10 月 25 日。

主诉：反复四肢多关节肿痛 2 年，加重 1 个月。

病史：患者 2 年前劳累后出现四肢多关节肿痛，以双手掌指关节、近端指间关节、腕关节、膝关节为主，有晨僵，时间大于 1 小时，当地医院诊断为"RA"，经抗炎镇痛药治疗后疼痛缓解，但症状反复，其间不规律治疗。1 个月前感冒后症状加重，多关节疼痛剧烈，经西医抗炎镇痛治疗后，效果不佳，于范永升处求诊。实验室检查：RF 237mg/L，CRP 72mg/L，ESR 102mm/h。X 线示：双手掌指关节及指间关节梭形肿胀，关节面模糊，关节间隙变窄。

刻下症：双手多个掌指关节及近端指间关节肿大，压痛（＋），得温则舒，受寒加重，晨僵超过 2 小时，双腕、肩、膝关节酸痛不舒，恶风怕冷，乏力，腰膝酸软，纳差便溏，舌质暗红，苔薄白，脉弦。

西医诊断：RA。

中医诊断：尪痹（肝肾亏虚，寒湿痹阻）。

治法：补益肝肾，散寒除湿。

方药：独活寄生汤加减。独活12g，桑寄生18g，炒杜仲30g，川牛膝12g，防风12g，川芎15g，炒白芍20g，羌活12g，威灵仙20g，制川乌7g（先煎1小时），雷公藤6g（先煎1小时），青风藤10g，生黄芪20g，桂枝10g，炒白术20g，茯苓12g，炙甘草9g，红枣10g。7剂，水煎服，日1剂，分2次服用。西医继续予以甲氨蝶呤片10mg/w口服。

2006年11月1日二诊：药后觉乏力、怕冷明显好转，肩、膝关节酸楚渐除，胃纳改善，大便转成形，唯掌指、近端指间关节仍肿痛，腕关节仍酸楚不适，晨僵无改善，口微渴。上方去防风、桂枝、炒白术、茯苓，加露蜂房10g，蜈蚣1条，知母10g，当归12g，制川乌改为9g。7剂。煎服法同前。

2006年11月8日三诊：手指关节疼痛、肿胀症状有减轻，晨僵有缓解但不明显，遇阴雨天气腕、膝关节仍酸楚不舒，舌质暗红，苔薄白，脉细。证情已见转机，宗前法处方：独活18g，羌活12g，制川乌9g（先煎1小时），雷公藤6g（先煎1小时），桑寄生18g，川牛膝12g，青风藤10g，川芎15g，炒白芍20g，生黄芪20g，露蜂房10g，知母10g，当归12g，北细辛3g，淡附片9g（先煎1小时），白僵蚕10g，丹参20g，蕲蛇9g，炙甘草9g，红枣10g。7剂，煎服法同前。

2006年11月15日四诊：手指关节疼痛、肿胀明显减轻，腕、膝关节酸楚好转，晨僵减轻，体力改善，唯时有腹胀，舌质暗红，苔薄白，脉细。拟参行气和胃。上方去雷公藤、制川乌、知母、当归，加佛手片10g，川厚朴花10g。14剂，煎服法同前。

2006年11月29日五诊：手指关节疼痛明显好转，仅左手中指及右手食指近端指间关节略有肿胀，余关节肿胀消退，晨僵基本消失，腹胀好转，口干、胃纳佳，大便正常，舌质暗红，苔薄白，脉细。上方去佛手片、川厚朴花，加豨莶草10g，生地黄12g。

患者以上方加减，坚持中西医结合治疗半年，关节症状稳定，遇天气明显变化时偶有酸痛，一两天内可自行缓解。复查 ESR、CRP 均有明显下降。嘱其加强锻炼，增强体质，慎避风寒。

【按语】 此案患者为中老年女性，年过七七，天癸已竭，肝肾亏虚，阴精不足；劳累之后外感寒湿之邪，寒湿痹阻于肢体、关节、经络，致营卫行涩，经络不通，故关节反复疼痛，得温痛减，得寒则剧；湿性重浊黏滞，日久湿浊内生，聚于肢体关节，则关节肿胀；寒湿易伤阳气，加之湿困脾阳，故恶风、乏力、纳差、便溏；病程日久，寒湿内阻，气血运行不畅而生瘀，终致寒湿瘀阻经络，不通则痛。故范永升以补益肝肾、散寒除湿为治法。初诊时方用独活寄生汤加减。方中羌活、独活、防风、威灵仙、青风藤等祛风散寒除湿；桑寄生、杜仲、牛膝等补肝肾，祛风湿；黄芪、白术、茯苓等健脾祛湿；川芎、白芍等活血养血；制川乌祛风除湿，散寒止痛；雷公藤祛风解毒；炙甘草、红枣和中。二诊仍有关节肿痛，故加重制川乌用量，加用露蜂房、蜈蚣等血肉有情之品祛风通络。三诊时关节肿痛缓解，改为蕲蛇、白僵蚕加强祛风通络之力，加用细辛、淡附片温阳散寒。四诊时病情明显好转，故去有毒之制川乌、雷公藤等药物，加用佛手、川厚朴花理气和胃。如此中西医治疗坚持半年后复查，炎性指标均已明显下降，病情处于低疾病活动状态。

医案 4

冯某，女，33 岁。

初诊时间：2016 年 10 月 6 日。

主诉：四肢关节反复疼痛 2 年，加重 1 个月。

病史：患者 2 年前产后出现腕、掌指关节疼痛，遇冷加重，当地医院检查示类风湿因子、抗 CCP 抗体阳性，ESR 50mm/h、CRP 33mg/L，诊断为类风湿关节炎。曾间断服用美洛昔康、甲氨蝶呤等药物，症状时有反复，并逐渐加重。1 个月前受凉后，四肢关节肿痛再发，遂至范永升处就诊。

刻下症：掌指关节、足趾关节、踝关节作痛，屈伸活动略受限，晨僵明显，体倦，畏寒，便溏，舌质淡，苔薄，脉细。

西医诊断：类风湿关节炎。

中医诊断：血痹病（阳虚寒凝，风湿痹阻）。

治法：温阳散寒，祛风通络。

方药：黄芪桂枝五物汤加减。生黄芪30g，桂枝9g，炒白芍30g，炙甘草12g，干姜5g，乌梢蛇9g，独活12g，威灵仙15g，豨莶草10g，细辛3g，佛手9g，大枣10g。28剂，水煎温服，日1剂，分2次服用。同时继续予以甲氨蝶呤每周4片抗风湿治疗。

2016年11月24日二诊：患者诉足趾关节、踝关节疼痛较前明显好转，晨僵时间缩短，仍有畏寒，便溏，易汗出，舌质淡红苔薄腻，脉缓。治拟温阳健脾，祛风利湿。原方去独活、细辛，加炒白术15g，防风9g，浮小麦30g。28剂，煎服法同前。

2017年2月16日三诊：患者诉上方服用近2个月，诸症稳定。近日天气转冷后再次出现下肢踝关节肿痛，无便溏，舌质淡红苔薄腻，脉细。治拟温阳祛风通络。前方去防风、浮小麦、干姜，加独活12g，川牛膝10g，细辛3g，凌霄花9g。28剂，煎服法同前。

患者坚持中西医结合治疗3个月后诸症改善，复查ESR、CRP均已恢复至正常范围，继续用黄芪桂枝五物汤加减巩固疗效，诸症稳定，随访1年未复发。

【按语】张仲景《金匮要略·血痹虚劳病脉证并治第六》论述了血痹病成因、临床症状及鉴别要点，其言"宜针引阳气，令脉和紧去则愈"强调了扶卫阳邪自去则愈；对于重症者若针刺不能奏效，此时需用汤药以增温阳散寒之功。故其后又言"血痹，阴阳俱微，寸口关上微，尺中小紧，外证身体不仁，如风痹状，黄芪桂枝五物汤主之"，给出了汤药的治方。范永升指出，临床上见患者素体气血亏虚，或产后血虚，或大病后体虚者，又感受风寒邪气后出现肢节疼痛，疼痛部位往往不定，如风善行。此类患者可从血痹病进行辨治，处方用黄芪桂枝五物汤为基本方进行灵活化裁。如卫气虚甚，重用黄芪；血虚甚者，增白芍量，血虚生热者，芍药生用；寒滞重者，可增桂枝量，或加用细辛；阳虚甚者，可配淡附子，或干姜易生姜；关节痛甚，可加用乌梢蛇、威灵仙等辛散通络之品。初诊方中黄芪益卫固表；桂枝散寒通络，与白芍相配伍调和营卫；威灵仙祛风湿，止痹痛；炒白芍与炙甘草配伍以养血荣筋缓急；干姜温煦中焦散寒；细辛助桂枝散寒止痛；独活、豨莶草祛风湿，乌梢蛇搜风通络；佛手、大枣、炙甘草理气和中。诸药合参，共奏益气温阳、祛风通络之功。

（二）医案处方特点

医案 1 为风湿热痹证。范永升处方四诊共同药物有知母、桂枝、威灵仙、豨莶草、细辛、川芎、鬼箭羽、乌梢蛇，三诊、四诊处方中应用了大剂量青风藤（最大用至 30g）为特点。青风藤，为防己科植物青藤和毛青藤的干燥藤茎，味苦、辛，性平，具有祛风湿、通经络之功效。其中青藤碱是中药青风藤的根和茎分离而来的生物碱，由于青藤碱具有抗炎、免疫调节等作用，临床常用来治疗类风湿关节炎等风湿免疫相关性疾病。处方以白虎加桂枝汤为基本方，寒温并用，既有祛风湿清热药，也有祛风散寒药及温经通络药，如既有辛甘凉之桑枝清热祛风，苦寒之鬼箭羽解毒活血，又有辛苦平之青风藤祛风通络，辛温之细辛、川芎、乌梢蛇等温经通络。可见范永升处方深谙《素问·痹论》之医理，风寒湿邪为痹证发生之外因，"风寒湿三气杂至，合而为痹"，而痹热的发生一是由于患者为阳热体质之故，"其热者，阳气多，阴气少，病气胜，阳遭阴，故为痹热"，二是由于邪正交争而发生痹热及瘀血阻络之病理过程。故针对风湿热痹在治疗上既要祛风湿散寒，又要清热解毒，同时还要酌情活血通络。

医案 2 为寒湿痹阻证。范永升处方以乌头汤为基本方，以祛风散寒除湿为主，考虑患者年高肾亏，又酌加补肝肾、祛风湿及活血通络之品。此方中以大队辛温祛风湿为主，仅有一味大剂量白芍为阴药和营通痹，意在兼制麻黄、桂枝、川乌、防风等祛风湿散寒药物的辛燥之性，同时又与黄芪并用益气和营，兼顾正气。

医案 3 为肝肾不足证。故主方用独活寄生汤化裁补肝肾，祛风湿，通经络。独活寄生汤出自《备急千金要方》，曰："夫腰背痛者，皆由肾气虚弱，卧冷湿地当风得之，不时速治，喜流入脚膝，为偏枯、冷痹、缓弱疼重，或腰痛挛脚重痹，宜急服此方。"本例患者为复发阶段，肝肾亏虚于内，寒湿闭阻于外。故范永升在根据其正邪盛衰，在独活寄生汤补肝肾、益气血的基础上，加用川乌、淡附子以增补火散寒止痛之功，用雷公藤、青风藤等毒性中药以加强祛风湿通络止痛的作用。另外，对于此类顽疾常选用乌梢蛇或蕲蛇、露蜂房、僵蚕等虫类药物以起到搜风通络止痛之效。

医案4为阳虚寒凝证。故主方用黄芪桂枝五物汤化裁益气温经，和血通痹。此方针对气血不足、经络失养、不荣则痛的血痹病患者。正如《金匮要略·血痹虚劳病脉证并治第六》所论"血痹，阴阳俱微，寸口关上微，尺中小紧，外证身体不仁，如风痹状，黄芪桂枝五物汤主之"。适用于RA晨僵明显，同时伴有畏寒肢冷、体倦乏力，舌脉均提示气血亏虚的患者。同时临床常加用乌梢蛇、防风、细辛、威灵仙等以起到祛风通络、散寒止痛之效。

二、类风湿关节炎并间质性肺病

（一）典型医案分析

章某，女，56岁。

初诊时间：2016年5月27日。

主诉：多关节肿痛4年余，加重伴咳嗽3个月。

病史：患者4年前无明显诱因下出现四肢多关节肿痛，未重视，没有系统诊疗。2年前四肢关节肿痛加重伴有发热在某省级医院住院，查ESR 81mm/h，RF 235IU/mL，抗CCP抗体1449U/mL，抗核周因子（APF）阳性，抗角蛋白抗体（AKA）阳性，抗核抗体谱ANA（+）1∶100，抗SSA抗体阳性，抗Ro-52抗体阳性，胸部CT示两肺间质性炎症，诊断为"类风湿关节炎，干燥综合征，间质性肺炎"，给予泼尼松龙（40mg qd）联合来氟米特片（20mg qd）为主治疗后好转出院。出院后激素逐渐减量，关节肿痛有反复发作。3个月前患者上述症状加重，伴双腕、双肩、双膝关节疼痛明显，下肢活动受限，伴咳嗽，无咳痰，无气急。1天前患者出现发热畏寒，自测体温最高 38.5℃，伴乏力，时有咳嗽，无咳痰，无寒战。目前西医以甲氨蝶呤片 10mg/w、泼尼松片 7.5mg/d 及羟氯喹 0.2g/d 为主治疗。病来神清，精神软，胃纳差，夜寐可，二便无殊，近期体重未见明显增减。既往有"心脏不适"病史 1 年余，目前口服倍他乐克缓释片（47.5mg qd）及万爽力片（20mg tid）。入院查体：体温 37.9℃，心率 131 次 / 分，呼吸 20 次 / 分，血压 105/75mmHg，神清，精神软，双肺呼吸音略粗，心律不齐，腹软，无压痛及反跳痛，双腕关节活动受限、压痛阳性；双手中指近端指间关节肿大、压痛阳性；双膝屈曲畸形、肿大。

刻下症：下肢关节作痛，无发热，怕冷，自汗，咳嗽无痰，无胸闷气短，舌暗红，苔薄白，脉细。

西医诊断：类风湿关节炎，干燥综合征，间质性肺病。

中医诊断：尪痹，肺痹（风寒湿痹，肺失肃降）。

治法：祛风散寒，宣肺止咳。

处方：桔梗 5g，生桂枝 9g，蜜百部 15g，蜜甘草 12g，独活 12g，槲寄生 12g，细辛 3g，威灵仙 30g，豨莶草 15g，生川芎 15g，大枣 12g，薏苡仁 10g，厚朴花 9g，稆豆衣 9g，银柴胡 9g。14 剂，水煎服，日 1 剂，分 2 次服用。

2016 年 6 月 24 日二诊：咳嗽明显减少，左下肢肌肉绷紧感，夜寐差，舌质暗红，苔薄净，脉细。拟参柔肝和中安神为治。上方去蜜百部、厚朴花，改桂枝为 6g，独活为 10g，加防风 6g，木瓜 12g，首乌藤 30g，淮小麦 30g。14 剂，煎服法同前。

2016 年 7 月 8 日三诊：咳嗽消除，左足关节不适，夜寐差，心悸，唇暗，舌质暗红，苔薄净，脉细。拟参养心安神，柔肝和中。处方：生桂枝 6g，蜜甘草 12g，独活 10g，槲寄生 12g，威灵仙 30g，豨莶草 15g，大枣 12g，薏苡仁 10g，银柴胡 9g，厚朴花 9g，防风 6g，木瓜 12g，首乌藤 30g，淮小麦 30g，丹参 30g。14 剂，煎服法同前。

2016 年 7 月 22 日四诊：左足关节不适，仍感胸闷、心悸，唇暗，舌质暗红，苔薄腻。拟参通阳宽胸。上方去厚朴花、防风、木瓜，加姜半夏 9g，薤白 10g，北秫米 30g。14 剂，煎服法同前。

如此经过 2 年多的中西医结合治疗，患者关节症状稳定，无明显胸闷、气短，复查胸部 CT 提示肺间质病变未见加重，血沉正常，激素减至泼尼松片 5mg/d 维持治疗。

【按语】患者四肢关节作痛明显，怕冷，每遇风雨气候加重，属于风寒湿痹，同时又有咳嗽之肺气失宣证候。本虚标实，正气虚弱为本，风寒湿瘀等病邪为标。故范永升初诊时用桂枝、细辛、独活、威灵仙、川芎等祛风散寒，除湿通络，同时用桔梗、蜜百部等宣肺止咳。二诊时咳嗽减少，故去蜜百部，加防风、木瓜加强祛风除湿，加首乌藤、淮小麦等安神。三诊时咳嗽已除，仍夜寐不安，故加丹参养血活血。四诊见胸闷、心悸，故加姜半夏、薤白通阳化痰为治。患者 2 年来不间断服用中药，范永升始终坚持扶正祛邪之治疗原则，审因随证治之。目前诸症控制稳定，复查胸部 CT 肺间质病变未见加重，获得了良好的治疗效果。

（二）医案处方特点

一是兼顾 RA 与间质性肺病的治疗，中医祛风散寒除湿与宣肺止咳药物并用；二是灵活运用辨证施治的原则随症加减用药；三是坚持中西医结合治疗取长补短，提高疗效。

三、类风湿关节炎合并慢性乙肝

（一）典型医案分析

医案 1

楼某，女，73 岁。浙江杭州人。

初诊时间：2018 年 8 月 3 日。

主诉：四肢多关节疼痛 5 个多月。

病史：患者 5 个月前出现腕指关节疼痛，晨起自觉手指发胀，疼痛较著；伴膝关节疼痛，久坐后站立、下蹲时疼痛明显，运动后可减轻。他处服用中药

4 个多月，病情未见明显好转。自幼有慢性乙肝病史。辅助检查：2018 年 4 月查：RF 348IU/mL，IgG 18.4mg/L，ESR 27mm/h，抗 CCP 抗体＞ 200RU/mL。

刻下症：手指晨僵，腕、指、膝关节疼痛，遇寒加重，纳寐可，二便调，舌淡暗，苔薄白，脉沉细。

西医诊断：类风湿关节炎，慢性乙肝。

中医诊断：尪痹（阳虚寒凝）。

治法：温阳通络，祛寒除湿。

方药：黄芪桂枝五物汤加减。生黄芪 30g，蜜桂枝 9g，炒川芎 12g，干姜 6g，炒白芍 30g，炙甘草 9g，细辛 3g，酒乌梢蛇 9g，大枣 10g，制川乌 3g（先煎）。14 剂，水煎，日 1 剂，分 2 次温服。

2018 年 8 月 17 日二诊：药后关节作痛明显改善，唯足跟作痛，舌质淡暗红，苔少，脉细。拟参通络为治。上方加独活 9g，木瓜 12g 祛风除湿舒筋。14 剂，煎服法同前。

2018 年 8 月 31 日三诊：药后关节痛改善，舌质淡暗，苔薄，脉细。拟参通络为治。处方：生黄芪 30g，蜜桂枝 9g，炒川芎 12g，干姜 6g，炒白芍 30g，炙甘草 9g，酒乌梢蛇 9g，大枣 10g，制川乌 3g（先煎），独活 9g，木瓜 12g，片姜黄 9g。14 剂，煎服法同前。

2018 年 9 月 14 日四诊：唯足底作痛，舌质淡红，苔薄，脉细。拟参益肝肾为治。上方去制川乌，加杜仲 30g，制黄精 15g，佛手 9g。14 剂，煎服法同前。

2019 年 1 月 4 日五诊：关节作痛缓解明显，掌指关节仍有作痛，大便干结，自觉无便感，不能日行一次，舌质淡红，苔薄，脉细。仍拟益气温阳通络为治。处方：生黄芪 30g，生桂枝 12g，麸白芍 30g，干姜 6g，炙甘草 9g，大枣 10g，生川芎 12g，片姜黄 9g，细辛 3g，酒乌梢蛇 9g，羌活 9g，木瓜 10g，生柴胡 9g，肉苁蓉 12g，麸枳壳 12g，火麻仁 10g。14 剂，煎服法同前。

2019 年 10 月 11 日六诊：乙肝病毒活动出现肝功能异常，肝科就诊予以恩替卡韦抗病毒及护肝治疗后改善。因停用中药治疗，故又出现关节作痛，抗 CCP 抗体 1543.31RU/mL，便秘，舌质淡红，苔薄，脉细。拟益气温阳、祛风通络、养阴柔肝为治。处方：生黄芪 30g，生桂枝 10g，麸白芍 30g，干姜 5g，炙甘草 9g，生川芎 10g，片姜黄 9g，细辛 3g，酒乌梢蛇 9g，羌活 9g，木瓜 12g，炒防风 9g，桑枝 20g，威灵仙 20g，豨莶草 10g，独活 15g，火麻仁 10g。14 剂，煎服法同前。

服药后回访，病情又获明显改善。

【按语】《黄帝内经》云"正气存内，邪不可干""邪之所凑，其气必虚"，关节痛之根本原因为阳气虚弱，故而风寒湿三气杂至，合而为痹。"脉沉细、舌淡暗"为气血不足之征象，"晨僵，肢节疼痛，遇寒加重"为寒湿痹阻之证候。脾胃为气血生化之源，脾主四肢，肢节疼痛责之于脾胃虚弱，气血不足，阳虚寒凝，有寒故痛。范永升处方以黄芪桂枝五物汤益气温经，并酌加细辛增强温阳通经，以及川芎、乌梢蛇活血通络。细查范永升处方中芍药多倍于桂枝，故又有黄芪建中汤之方义，其中用大量黄芪扶阳，体现了《素问·阴阳别论》"所谓阳者，胃脘之阳也"之扶阳本义，其他辛温药量较小，取"少火生气"之义，同时配伍一味白芍量大滋阴柔肝，与川芎并用有和营通痹、养血活血之功。范永升用药精当，紧抓《黄帝内经》扶阳之精髓。其后范永升根据病情变化随症加减。二诊有足跟作痛则用独活、木瓜等祛风除湿舒筋，引药下行。四诊有足底作痛，足底为足少阴肾经循行处，故加用杜仲、制黄精等补肝肾。五诊出现大便干结，则用肉苁蓉、麸枳壳、火麻仁等润肠通便。停药后关节作痛明显，则加威灵仙、豨莶草、桑枝、防风等祛风除湿。理法方药，一以贯之，不断扶正，随症加减，取效颇佳。

医案 2

沈某，女，48 岁，农民。

初诊时间：2010 年 5 月 8 日。

主诉：手指关节疼痛近 1 个月。

病史：近 1 个月感手指关节疼痛，类风湿因子阳性，肝功能检查谷丙转氨酶 62U/L，谷草转氨酶 56U/L。患者有乙型病毒性肝炎病史 3 年。

刻下症：躁动不安，胁胀不适，头晕耳鸣，咽有痰，寐欠佳，潮热时有，双目干涩，舌红，质中裂，苔薄黄腻，脉细数。

西医诊断：类风湿关节炎，乙型病毒性肝炎，肝功能不全。

中医诊断：尪痹，胁痛（肝阴不足，湿热蕴结）。

治法：滋阴柔肝，清利湿热。

方药：四逆散、一贯煎合金铃子散加减。柴胡 9g，炒白芍 30g，炙甘草 9g，麦冬 30g，生地黄 15g，天花粉 30g，郁金 9g，丹参 30g，茵陈 30g，枸杞子 30g，川楝子 10g，酒延胡索 15g，赤芍 30g，生甘草 12g，垂盆草 30g，五味子 10g，青蒿 30g，淮小麦 30g，佛手 10g。14 剂，水煎服，日 1 剂，分 2 次服用。

2010 年 5 月 22 日二诊：胁痛目干好转，感神疲乏力，舌质红中裂，脉细。拟参滋阴清热为治。上方加炙鳖甲 15g（先煎），虎杖根 30g。14 剂，煎服法同前。

2010 年 6 月 6 日三诊：诸症好转，腹胀纳呆，舌质暗红，苔薄，脉细，拟参行气为治。上方去茵陈，加小青皮 12g。21 剂，煎服法同前。

2010 年 6 月 27 日四诊：诸症好转。复查谷丙转氨酶 33U/L，继用柔肝健脾巩固治疗，各项检验指标均正常。

【按语】本案因乙型病毒性肝炎久病，暗耗肝阴，肝阴不足致肝失疏泄，湿热蕴结肝胆，肝阴不足为本，湿热蕴结为标为本案的病机特点。故标本兼治，施以滋阴柔肝，清利湿热。方用四逆散、一贯煎合金铃子散加减治疗。其中柴胡、炒白芍、炙甘草疏肝理脾，透邪解郁；麦冬、生地黄、天花粉、枸杞子重在滋阴柔肝；金铃子散疏肝泄热，活血止痛，配伍赤芍、郁金、佛手等疏肝解郁，行气活血；垂盆草助茵陈清利湿热；五味子助一贯煎敛阴柔肝。全方药物有补有清，补而不滞湿，利湿而不伤阴，在清利湿热的基础上，益气养阴，标本同治，方药与病机合拍，使病情平稳康复。

（二）医案处方特点

医案 1 归纳范永升基本处方：生黄芪 30g，桂枝 9 ~ 12g，炒白芍 30g，干姜 5 ~ 6g，炙甘草 9g，川芎 10 ~ 12g，片姜黄 9 ~ 12g，细辛 3g，酒乌梢蛇 9g，大枣 10g。患者以类风湿关节炎活动为主，故范永升处方法《金匮要略》血痹病黄芪桂枝五物汤益气温经，同时炒白芍用量又多倍于桂枝，又有黄芪建中汤之方义。此类风湿病患者，常表现为身体柔弱怕冷，关节疼痛遇冷加重，或伴有晨僵，或伴有关节肌肉麻木不仁，或伴雷诺现象，或伴有贫血等证候，同时又有舌淡红或淡暗，脉沉或沉细之征象。针对此类风湿病患者，范永升常以上方为基本方，随症加减用药。上肢关节痛则加羌活、桑枝等祛风除湿；下肢关节痛则加独活、木瓜等引药下行，伴有腰膝酸软则加用杜仲、桑寄生等补肝肾，祛风湿；威灵仙、豨莶草又为祛风除湿之常用药对，无论寒热虚实皆可酌情应用。

医案2患者以慢性病毒性肝炎活动为主，因此范永升处方以治疗肝病为先，以四逆散、一贯煎合金铃子散加减，滋阴柔肝，清利湿热。范永升在辨证施治的基础上结合现代药理研究，其中处方以芍药用量大为用药特点，且白芍和赤芍用量均为30g，意在养阴柔肝，祛瘀抗纤维化，现代药理研究证实高、中剂量赤芍对 α-萘异硫氰酸酯诱导的大鼠急性淤胆型肝炎有显著的保护作用。临床实践证明效如桴鼓。

第三节　干燥综合征

干燥综合征（sjögren's syndrome，SS）是一种主要累及泪腺、唾液腺等外分泌腺体的慢性炎症性自身免疫病，临床主要表现为干燥性角结膜炎（干眼症），口腔干燥症（口干症），还可累及其他多个器官而出现复杂的临床表现，如皮疹、关节肌肉疼痛、胸闷气短、疲乏无力等症状。本病分为原发性和继发性两类。中医无干燥综合征病名。《素问·阴阳应象大论》说"燥胜则干"，刘完素《素问玄机原病式》说"诸涩枯涸，干劲皴揭，皆属于燥"，因此干燥综合征属于中医"燥痹"范畴。

范永升认为，本病虚实夹杂，以阴虚燥热证多见，临床多出现口干、眼干、干咳、舌红干裂等证候，常用沙参麦冬汤、一贯煎等，应选用甘寒、甘润之品，如麦冬、沙参、生地黄、石斛、玉竹、天花粉、枸杞子等以清燥润肺，养阴生津；燥热耗气伤津，伴随神疲乏力、短气、纳差、便溏、舌淡苔少，脉沉细等气阴两虚证候，常配以甘温润泽之品，如黄芪、太子参、山药、白术、干姜、炙甘草等以健脾益气养阴；日久也可见阳气亏虚，津不上承的证候，如临床可见怕冷，口干不欲饮水，舌淡胖、苔白，脉沉等，常用苓桂术甘汤加减健脾温阳化气；出现胸闷、气短、咳喘等证候，当治以宣润肺胃为治，可用炙麻黄、杏仁、麦冬、北沙参、玉竹、桔梗、炙百部、浙贝母、瓜蒌皮、地龙、桃仁等宣肃肺气、清润肺胃、化痰通络之品，若见阳虚"肺冷"咳吐浊唾涎沫之症，则用甘草干姜汤温阳，累及下焦则加用肉桂、附子、蛤蚧、五味子等温肾纳气；若出现血瘀证候，可用丹参、赤芍、牡丹皮、桃仁、制大黄等凉血活血药物，或咸寒之土鳖虫、地龙、水蛭等血肉有情之品清热活血。

临床上干燥综合征合并间质性肺病和 / 或感染、免疫性血小板减少、周围神经病、甲状腺功能减退等患者较为棘手，故整理相应的医案进行分析。

一、干燥综合征并间质性肺病

（一）典型医案分析

方某，女，68 岁。

初诊时间：2013 年 4 月 12 日。

主诉：口干、眼干 10 年，咳嗽 5 年，双手遇冷变白变紫 4 个月。

病史：患者 10 年前无明显诱因下出现口干眼干，逐渐加重，进食干性食物需用水送服，每日均感眼干，有磨砂感，未重视，无系统治疗。5 年前出现咳嗽，干咳无痰，逐渐出现活动后气急。4 个月前出现双手遇冷变白变紫，查 ANA 阳性 1：320，抗 SSA、SSB 抗体阳性，血球蛋白 52.9g/L，RF 809IU/mL，IgG 55.8g/L，补体 C3 0.64g/L，补体 C4 0.15g/L，ESR 57mm/h，肺部 CT 示肺部间质性病变，诊断为"干燥综合征"，予美卓乐（20mg qd）口服，羟氯喹片（0.1g bid）口服，现为求进一步诊治收入院。既往史：有慢性胃炎病史，1998 年行胆囊切除术，2008 年因"甲状腺肿瘤"行手术治疗，否认药敏史。入院查体：体温 36.7℃，心率 84 次 / 分，呼吸 20 次 / 分，血压 95/60mmHg。神清，精神可，皮肤黏膜无破溃、出血、皮疹，淋巴结未及肿大，双肺呼吸音清，双下肺可闻及 Velcro 啰音，心律齐，未闻及病理性杂音，腹平软，无压痛及反跳痛，双下肢无水肿，四肢关节无肿大、压痛。

刻下症：口干，眼干，双手雷诺现象，干咳，活动后气短，舌尖红，苔少，脉细。

西医诊断：干燥综合征，间质性肺病。

中医诊断：燥痹，肺痹（气阴亏虚，肺失宣降）。

治法：益气温经，养阴宣肺。

方药：黄芪桂枝五物汤、沙参麦冬汤合三拗汤加减。生黄芪 30g，桂枝 9g，炒白芍 30g，炙甘草 9g，百合 10g，北沙参 15g，麦冬 15g，天花粉 30g，枸杞子 15g，白花蛇舌草 30g，五味子 9g，丹参 15g，穿山龙 20g，麻黄 9g，杏仁 6g，桔梗 9g，细辛 3g，鱼腥草 30g，青蒿 30g。14 剂，水煎服，日 1 剂，分 2 次服用。西医治疗予美卓乐（20mg qd）口服抗炎、免疫抑制，羟氯喹片（0.1g bid）调节免疫。

2013 年 4 月 26 日二诊：服药 14 剂后口干、眼干、雷诺现象改善，咳嗽明显减轻，去鱼腥草，麻黄、桔梗减至 6g，继续服用 14 剂。

2013 年 5 月 10 日三诊：口干、眼干不明显，活动后感气短。处方：生黄芪 15g，桂枝 6g，炒白芍 30g，炙甘草 9g，百合 10g，天花粉 30g，枸杞子 15g，白花蛇舌草 30g，南五味子 9g，麦冬 15g，丹参 15g，穿山龙 20g，麻黄 6g，杏仁 6g，桔梗 6g，青蒿 30g。7 剂，水煎服，日 1 剂，分 2 次服用。

2013 年 5 月 17 日出院时激素减至美卓乐 12mg/d 治疗。复查血球蛋白 36.8g/L，ESR 27mm/h，肺部 CT 提示间质性肺病较前改善。

【按语】《素问·阴阳别论》曰："所谓阳者，胃脘之阳也。"患者素体脾胃虚弱，阳不生则阴不长，阴津不能上承，故出现口干、眼干；脾主四肢，脾胃虚弱，阳气虚弱，气血不能达于四末，阴阳气不相顺接，故出现四肢末端遇冷发白发紫；脾胃虚弱日久，气血生化乏源，心血得不到充养，阴血不足则阴火旺盛，心火乘克肺金，久而久之出现"肺热叶焦"之证候，出现干咳、气短之肺痹，甚或出现咳吐浊唾涎沫之肺痿。范永升紧抓脾胃虚弱之根本病机，初期治疗便以黄芪桂枝五物汤为主方，益气健脾，通阳润燥；同时加用沙参麦冬汤加减，甘寒清金润肺；麻黄、桔梗、杏仁苦温宣肃肺气，体现了《黄帝内经》"燥淫于内，治以苦温"的治疗原则；疾病日久必有血瘀，故又加丹参、穿山龙等化瘀通络。诸药配伍，标本兼顾，扶正祛邪兼施，治疗效果比较明显。

（二）医案处方特点

三诊处方共有药物：生黄芪，桂枝，炒白芍，炙甘草，百合，天花粉，枸杞子，白花蛇舌草，五味子，麦冬，丹参，穿山龙，麻黄，杏仁，桔梗，青蒿。

用药特点：一是益气通阳法与滋阴润肺法同用，益气通阳法常用黄芪桂枝五物汤，滋阴润肺法常用沙参麦冬汤；二是重视宣利肺气，常用三拗汤加桔梗；三是常加用丹参、穿山龙等活血通络。总之，标本兼顾，扶正祛邪兼施，收效良好。

二、干燥综合征合并甲状腺功能减退

（一）典型医案分析

马某，女，29 岁。

初诊时间：2010 年 9 月 30 日。

主诉：口干、眼干 4 个月，皮肤紫癜 2 个月。

病史：患者 4 个月前出现口干、眼干，伴吞咽固体困难，继而出现全身皮肤紫癜，实验室检查：ANA（＋）1：320，抗 SSA 抗体、抗 SSB 抗体均为阳性，IgG 31.5g/L，血沉 34mm/h。诊断为"干燥综合征，甲状腺功能减退"。经糖皮质激素治疗后缓解，目前服用美卓乐（4 片 qd）治疗。患者自幼体弱多病，有桥本甲状腺炎。

刻下症：口干，眼干，腰膝酸软，神疲乏力，体胖便溏，夜尿频多，皮肤紫癜仍有偶发，疹色淡，舌质淡白，边有齿痕，苔薄白，脉沉细。

西医诊断：干燥综合征，甲状腺功能减退。

中医诊断：燥痹（脾肾阳虚，水津失布）。

治法：健脾益肾，温阳化气。

方药：右归饮合苓桂术甘汤加减。淫羊藿15g，淡附片6g（先煎），枸杞子30g，生地黄10g，怀山药12g，杜仲30g，桂枝9g，茯苓30g，生白术18g，生甘草12g，生黄芪30g，麦冬18g，丹参30g，佛手片10g。14剂，日1剂，分2次温服。

2010年10月14日二诊：腰膝酸软、乏力缓解，夜尿次数减少，大便成形，余症尚可，舌质淡白，边有齿痕，苔薄白，脉沉细。上方加川芎18g，继续前法前方治疗。14剂，煎服法同前。

2010年10月28日三诊：诸症改善，皮疹仍偶有发作，舌质淡白，边有齿痕，苔薄白，脉沉细，继续通阳布津，前方加菟丝子12g加强温肾之力，仙鹤草20g补虚止血。7剂，煎服法同前。美卓乐减至（2片 qd）。

如此坚持中西医结合治疗半年后，除稍有口干、腰酸，其余症状改善明显，皮肤紫癜已有3个月未发，美卓乐已停服，继续中药治疗。

【按语】患者自幼体弱，素体阳虚气弱，气血不足，统血失司，血渗于脉外，故神疲乏力，皮肤紫癜偶发，疹色淡。肾阳虚则见腰膝酸软，夜尿频多；脾阳虚则体胖便溏。舌淡白，边有齿痕，脉沉为阳虚水停之征象。病机为脾肾阳虚，津不上承，治疗当健脾益肾，温阳化气。右归饮出自《景岳全书》，能温补命门，张景岳称"此益火之剂也，凡命门之阳衰阴胜者，宜此方加减主之"。范永升方中以淫羊藿、杜仲、淡附片等温补肾阳，"益火之源以消阴翳"；苓桂术甘汤加生黄芪温阳化饮，健脾祛湿；生地黄、枸杞子、山药、麦冬滋阴补肾，取"阴中求阳"之意。"离照当空，则阴霾自散"，阳生则阴长，气力充沛，津液流布。另用丹参养血活血，佛手行气和胃。

（二）医案处方特点

干燥综合征患者多为阴虚燥热证，此患者则为阳虚水停证，范永升辨证准确，疗效颇佳，可见辨证施治的重要性。

针对本案例证候特点，范永升处方特点：一是主张温肾健脾，多用右归饮或肾气丸合苓桂术甘汤温阳化气。二是遵从张景岳"阴中求阳"之法，酌情使用滋阴补肾的药物，如生地黄、山药、枸杞子等。三是酌情考虑活血祛瘀，多用丹参、川芎等药物。

三、干燥综合征合并肺部感染

（一）典型医案分析

韩某，女，62岁。

初诊时间：2016年3月4日。

主诉：淋巴瘤术后口眼干燥，伴反复发热、咳嗽半年。

病史：2015年淋巴瘤术后出现口眼干燥，查ANA（＋），抗SSA、SSB抗体均（＋），诊断为"干燥综合征，支气管扩张伴肺部感染"，伴有咳嗽，痰难咳，胸闷，经过抗感染等积极治疗后改善。但是近半年来外感后反复出现发热，咳嗽，咳痰，胸闷等症状。

刻下症：咳嗽，痰少，痰难咳，伴有胸闷、气短，无发热，舌质暗红，苔薄，脉软。

西医诊断：干燥综合征，支气管扩张伴肺部感染，淋巴瘤术后。

中医诊断：燥痹，咳嗽（痰热蕴肺，表虚不固）。

治法：清热宣肺，益气固表。

方药：小柴胡汤、小陷胸汤、三拗汤合玉屏风散。蜜麻黄5g，苦杏仁5g，桔梗5g，生甘草9g，鱼腥草20g，姜半夏9g，炒黄芩12g，炒柴胡9g，瓜蒌皮10g，生黄芪15g，炒防风6g，麸白术12g，桃仁12g，蜜百部20g，麸枳壳12g。7剂，水煎服，日1剂，分2次服用。

2016年3月18日二诊：药后咳嗽减轻，胸闷改善，无发热，仍有咳痰不爽，舌质暗红，苔薄，脉细，拟参益气阴为治。处方：苦杏仁5g，桔梗5g，生甘草9g，姜半夏9g，炒黄芩12g，炒柴胡9g，瓜蒌皮10g，生黄芪15g，炒防风6g，麸白术12g，桃仁15g，蜜百部15g，麸枳壳12g，芦根30g，太子参15g。14剂，煎服法同前。

2016年4月1日三诊：药后未再出现反复发热，牙龈不适，舌质淡红，苔薄，脉细，拟参平胃为治。处方：苦杏仁5g，桔梗5g，生甘草9g，姜半夏9g，炒黄芩12g，炒柴胡9g，瓜蒌皮10g，生黄芪15g，炒防风6g，麸白术12g，桃仁15g，蜜百部15g，芦根30g，太子参15g，川牛膝9g，炒知母9g。14剂，煎服法同前。

2016年4月15日四诊：药后2个月未发热，仍有咳痰，色黄，黏稠，舌质淡红，苔薄，脉细，拟参清肺为治。处方：苦杏仁5g，桔梗5g，生甘草9g，姜半夏9g，炒黄芩12g，炒柴胡9g，瓜蒌皮10g，生黄芪15g，炒防风6g，麸白术12g，桃仁15g，蜜百部18g，芦根30g，太子参15g，炒知母9g，鱼腥草30g，佛手9g。14剂，煎服法同前。

治疗3个月后随访，患者未发热，咳嗽、咳痰基本消除，偶有咳嗽、少许咳痰，予以益气养阴润肺巩固治疗后，患者症状基本消除。

【按语】患者淋巴瘤术后正气亏虚，表虚外感，故反复出现咳嗽、咳痰、胸闷、气短等症状。《黄帝内经》云"正气存内，邪不可干""邪之所凑，其气必虚"。故范永升初诊以小柴胡汤取用柴胡、黄芩、半夏三味药清热和解；小陷胸汤易黄连为黄芩宽胸化痰；三拗汤加桔梗宣降肺气；玉屏风散益气固表；同时加鱼腥草、蜜百部清肺止咳，桃仁活血通络。标本兼顾。二诊仍有咳痰不爽，为肺热阴虚之象，故加用芦根清热生津，太子参益气养阴。三诊见胃火牙痛，故加炒知母清胃火，川牛膝引火下行。四诊时患者已2个月未发热，仍有肺热咳痰，故又加用鱼腥草清肺化痰，蜜百部宣肺止咳。之后又用益气养阴润肺法善后，以巩固疗效。如此在疾病的不同阶段，标本缓急，各有侧重，收效良好。

（二）医案处方特点

四诊共有药物：苦杏仁，桔梗，生甘草，姜半夏，炒黄芩，炒柴胡，瓜蒌皮，生黄芪，炒防风，麸白术，桃仁，蜜百部。

用药特点：一是重视宣肺解表，常用三拗汤加桔梗等药物。二是根据标本缓急分阶段治疗，肺部感染活动期重视清热化痰，常用小陷胸汤、鱼腥草等药物，缓解期重视益气养阴，常用太子参、芦根等药物。三是重视固本，长期发热的患者其气必虚，故常用玉屏风散益气固表。四是酌情应用活血通络药物，如桃仁、地龙、丝瓜络等药物。

四、干燥综合征并免疫性血小板减少

（一）典型医案分析

许某，女，77 岁。

初诊时间：2019 年 12 月 19 日。

主诉：口干 15 年，皮肤瘀斑 6 年，再发 1 周。

病史：患者 15 年前无明显诱因下出现口干，每日饮水大于 2000mL，伴有猖獗龋齿，未重视。6 年前无明显诱因下出现皮肤瘀点、瘀斑，至某省三级甲等医院就诊，检查：ANA 阳性 1∶320，抗 SSA 抗体阳性，血小板减少（具体不详），眼科会诊提示有干眼症，唾液腺 ECT 提示双侧腮腺摄取功能轻度减退，考虑"干燥综合征"，予美卓乐片 24mg/d 口服为主治疗，皮肤瘀斑缓解，血小板恢复正常范围，激素逐渐减量，此后长期口服美卓乐片 2mg/d 治疗。患者 1 周前再次发现皮肤瘀斑，于 2019 年 12 月 17 日至当地医院就诊，查血常规白细胞计数（WBC）2.6×10^9/L，血红蛋白（HGB）94g/L，血小板计数（PLT）20×10^9/L，为求进一步诊治遂来我科就诊。

既往史：1999 年因胆囊结石行胆囊切除术，术后恢复可，5 年前因"腰椎压缩性骨折"行椎体成形术。

入院查体：体温 37.1℃，心率 91 次 / 分，呼吸 19 次 / 分，血压 170/70mmHg。神清，精神软，面色萎黄，双肺呼吸音粗，未及明显干湿啰音，心律齐，无杂音，腹膨隆，无压痛，无反跳痛，全身散在瘀点瘀斑，双下肢轻度浮肿，舌红，苔薄，脉沉细。

辅助检查：2019 年 11 月 7 日胸腰椎磁共振检查提示胸 10 椎体压缩性骨折；腰 1 椎体压缩性骨折术后；腰 3 椎体陈旧性压缩性改变；腰椎退行性改变。2019 年 12 月 18 日血常规：WBC 3.4×10^9/L，HGB 89g/L，PLT 22×10^9/L。抗核抗体全套提示：ANA 阳性 1 : 320，抗 SSA 抗体阳性，抗 Ro-52 抗体阳性，抗组蛋白抗体阳性。

2019 年 12 月 19 日初诊：患者反复衄血不愈，且每于劳累后病情加重，伴头晕目眩，神疲乏力，少气懒言，动则汗出，心虚胆怯，面色萎黄，纳差便溏，稍食即腹胀，口唇色淡，双下肢轻度浮肿，舌淡红，苔薄，脉沉细。

西医诊断：干燥综合征，免疫性血小板减少，骨质疏松，压缩性骨折。

中医诊断：燥痹（气血两虚）。

治法：补益气血。

方药：人参养荣汤加减。麦冬 15g，党参 30g，炒白术 15g，神曲 15g，北沙参 15g，茯苓 30g，炙黄芪 30g，熟地黄 20g，盐续断 30g，阿胶 6g（烊化），仙鹤草 30g，炒白芍 15g，升麻 6g，炒柴胡 6g，墨旱莲 15g，人参 6g。7 剂，水煎服，每日 1 剂，分 2 次服用。西药继续予美卓乐片 2mg/d 口服治疗。

2019 年 12 月 26 日二诊：患者仍有全身散在瘀点瘀斑，无新发，自觉药后腹胀，胃纳差，疲劳感改善，大便成形，舌淡红，苔薄，脉细。治拟益气养血，健脾理气，处方：麦冬 15g，党参 30g，炒白术 30g，神曲 15g，茯苓 30g，炙黄芪 30g，熟地黄 20g，盐续断 30g，仙鹤草 30g，炒白芍 15g，炒柴胡 6g，墨旱莲 15g，五味子 9g，姜厚朴 12g，炙甘草 10g，炙桂枝 9g，炙鳖甲 12g（先煎）。7 剂，煎服法同前。

2020 年 1 月 3 日三诊：患者瘀点瘀斑无新发，仍有药后腹胀，胃纳改善，舌淡红，苔薄，脉细。治拟益气养血，消食理气，处方：麦冬 15g，党参 12g，炒白术 30g，神曲 15g，茯苓 30g，炙黄芪 30g，熟地黄 20g，炒柴胡 6g，炙鳖甲 12g（先煎），五味子 9g，姜厚朴 12g，炙甘草 10g，炙桂枝

6g，炒麦芽 30g，炒枳壳 12g，郁金 10g。14 剂，煎服法同前。患者连续服中药 3 个月后，皮肤瘀点瘀斑渐渐消退，复查 PLT（29 ～ 50）×10⁹/L 波动，美卓乐片始终未加量，维持 2mg/d 口服治疗。

【按语】范永升认为肾主骨生髓，而该患者因先天不足及病后长期服用糖皮质激素等因素，导致天癸衰竭早于同龄人，肾中真元不足，骨髓不得充养，故见骨质疏松，并继发压缩性骨折；精血同源，肾精亏虚，精不养血，又脾气亏虚，气血生化乏源，故见气血亏虚之象。气虚不能摄血，故见全身多处瘀点瘀斑。脾肾亏虚，水液气化失司，故见肢体水肿。初诊时予人参养荣汤，益气养血为治，用大剂量黄芪、党参、人参益气养血，熟地黄、续断、阿胶补肝肾益精血，升麻、柴胡引药上行，使气血升发。二诊患者仍有全身散在瘀点瘀斑，药后腹胀，胃纳差。原方去北沙参、升麻、阿胶、人参，加白术、姜厚朴健脾理气和胃，桂枝通阳，炙鳖甲滋阴补肾，二诊处方气血阴阳兼顾，务使发挥药效。三诊患者瘀点瘀斑无新发，胃纳改善，但仍有腹胀之症。治疗上继续以益气养血为主，同时加用炒麦芽、炒枳壳等健脾行气消食之品以巩固疗效。诸药配伍，标本兼顾，故取得良好的疗效。

（二）医案处方特点

此案范永升处方三诊共同用药如下：麦冬，党参，炒白术，神曲，茯苓，炙黄芪，熟地黄，炒柴胡。以补益气血、健脾升阳为治则。

用药特点：一是重视补益气血，宗"所谓阳者，胃脘之阳也"之《内经》原旨，重视健运脾胃，因脾胃是后天之本、气血生化之源。二是善用柴胡、升麻等引经药，务使阳气得升。三是善于应用消食药和理气药，麦冬、熟地黄等滋阴药物，多用则碍胃，故须适当应用厚朴、炒枳壳等理气药及炒麦芽、焦六神曲等健胃消食之品。补益气血药与升阳药、理气药、消食药合用，其目的务使气血得以生化。

五、干燥综合征并周围神经病

（一）典型医案分析

孙某，女，64岁。

初诊时间：2019年12月27日。

主诉：口干眼干伴口角抽动7年。

病史：患者7年前无明显诱因下出现口干、眼干，眼部异物感，畏光，并伴有口角不自主抽动，曾先后在多家医院就诊，眼科明确有"干眼症"，余无明显异常发现。5年前曾在某省级医院查ANA阳性，抗SSA抗体阳性，唾液腺ECT提示腮腺、颌下腺泌锝功能降低，头颅MR提示无明显异常，肺部CT示两肺弥漫云雾状改变，考虑"间质性肺炎"，自诉无明显咳嗽咳痰，无胸闷气急，诊断为"干燥综合征，间质性肺炎"，予美卓乐片、羟氯喹片及化痰药、中药等治疗后好转。之后美卓乐片逐渐减为（4mg qd），羟氯喹片（0.1g bid），目前仍感口干眼干，口角不自主抽动，无明显咳嗽咳痰，复查肺部CT提示间质性肺炎较前好转。

刻下症：口干眼干，口角不自主抽动，胁肋部不舒，易生气，偶感手足心热，舌质暗红，苔薄白，脉弦细数。

西医诊断：干燥综合征，周围神经病，间质性肺炎。

中医诊断：燥痹（肝郁阴虚动风）。

治法：滋阴疏肝息风。

方药：一贯煎合牵正散加减。麦冬15g，生地黄12g，枸杞子12g，生当归10g，炒川楝子10g，制关白附3g，蜜麸僵蚕9g，全蝎3g，麸白芍20g，钩藤12g，木瓜10g，炙甘草9g，桔梗5g，芦根20g。14剂，水煎服，日1剂，分2次服用。

2020年1月10日二诊：患者口干眼干较前改善，口角仍有抽动，但自诉抽动幅度较前减轻，舌质暗红，苔薄白，脉弦细数。患者服用前药取得一定疗效，治宗前法，并于上方去桔梗，麸白芍加量至30g。14剂，煎服法同前。

2020年1月24日三诊：诸症均明显好转，口干眼干明显缓解，口角抽动幅度与频次均较前减少，胁肋部不舒及手足心热症状明显改善，舌质暗红，苔薄白，脉弦细。患者服本方有效，治宗前法，续服上方 1 个月以巩固疗效。

【按语】 干燥综合征的主要临床表现为口干眼干，本例患者除口干眼干外，兼有不自主口角抽动，头颅 MR 提示无明显异常，因此不考虑为中枢神经系统所引发的症状。结合患者的"胁肋部不舒，易生气，偶感手足心热，舌质暗红，苔薄白，脉弦细数"等脉证情况，辨为"肝郁阴虚动风"，故范永升以一贯煎联合牵正散为底方加减治疗为主。方中麦冬、生地黄、枸杞子、生当归、木瓜、白芍、炒川楝子滋阴养肝，柔肝疏肝；钩藤、制关白附、蜜麸僵蚕、全蝎平肝息风止痉；桔梗、芦根为肺间质改变而设，具有宣肺生津之功；炙甘草解毒调和。全方配伍共奏滋阴疏肝、平肝息风之功。方证对应，疗效良好。

（二）医案处方特点

其一，范永升在临床上常应用一贯煎加减治疗干燥综合征，方中麦冬、枸杞子等均为甘凉平润之品，特别适合干燥综合征阴虚内热证的患者服用。其二，干燥综合征患者多有肝郁表现，一贯煎功在滋阴疏肝，可治疗肝肾阴虚伴肝气郁滞证。其三，本方的特点在于补肝与疏肝相结合，以补为主，使肝体得养，而无滋阴碍胃壅遏气机之虞，且无伤阴血之弊。其四，针对周围神经病受累，范永升常用天麻钩藤饮合牵正散加减以达祛风通络之效，与滋阴疏肝的一贯煎配伍恰到好处。

第四节　特发性炎症性肌病

特发性炎症性肌病是病因未明的以四肢近端肌无力为主的骨骼肌非化脓性炎性疾病，包括皮肌炎（dermatomyositis，DM）和多发性肌炎（polymyositis，PM）。中医无皮肌炎或多发性肌炎病名，属中医"皮痹""肌痹"范畴。如《素问·长刺节论》曰"病在肌肤，肌肤尽痛，名曰肌痹"，

《素问·痹论》曰"脾痹者，四肢解堕"的论述类似于本病。

《黄帝内经》曰"正气存内，邪不可干""邪之所凑，其气必虚"。炎症性肌病患者发病的根本因素在于先天禀赋不足，正气亏虚，复因湿热毒邪侵袭而致病，总属虚实夹杂之证。脾喜燥恶湿，湿热之邪最易伤脾碍运，使精微输布失常，不能濡养四肢肌肉，又湿性黏滞，痹阻筋脉，而致四肢无力及疼痛，疾病缠绵难愈，病久可累及肝肾。皮肌炎疾病活动期血热相互搏结致瘀，眼睑、颈前、颈后、胸部出现特征性皮疹。活动期湿热之邪内蕴较重，缓解期气虚血滞，瘀血阻络较甚，在正虚的基础上，湿热相结，黏滞难去，使本病缠绵难愈，遇诱因易复发。故范永升认为，热毒血瘀脾虚是疾病发生的主要病机。

急性期中医治疗原则以清热解毒、清营凉血、祛风通络为主，合并间质性肺炎时兼顾清热宣肺，化痰通络。缓解期中医治疗原则为扶正祛邪，扶正以扶脾肺之气为主，宗"培土生金"法，兼顾养阴；祛邪包括清热解毒、凉血通络、祛风除湿等。

特发性炎症性肌病为临床难治性疾病，尤其合并间质性肺病尤为棘手。

一、多发性肌炎

（一）典型医案分析

沈某，女，59 岁。浙江杭州人。

初诊时间：2019 年 10 月 11 日。

主诉：全身肌肉酸痛 3 年。

病史：3 年前患者出现全身肌肉酸痛，伴肌酶升高，查 ANA（+）1：100，抗 Jo-1 抗体（+），肺部 CT 未见异常，在浙江某医院检查诊断为"多发性肌炎"，住院期间予美卓乐 60mg/d，好转后逐渐减量，1 年前停用美卓乐。

刻下症：偶有四肢肌肉酸痛，查肌酶正常，近日口腔溃疡仍有发作，大便偏干，排便不畅，舌质淡暗红，苔白腻，脉细。

西医诊断：多发性肌炎。

中医诊断：肌痹（湿浊内蕴）。

治法：健脾芳化，清热祛湿。

方药：藿朴夏苓汤合甘草泻心汤加减。广藿香 12g，姜半夏 9g，茯苓 15g，麸炒白术 15g，薏苡仁 15g，蒲公英 30g，佩兰 10g，沉香曲 9g，炒鸡内金 9g，生甘草 12g，炒黄芩 12g，干姜 6g，皂角刺 10g，火麻仁 10g，石菖蒲 10g。14 剂，水煎服，日 1 剂，分 2 次服用。嘱其忌食生冷辛辣之品，避免劳累。

2019 年 10 月 25 日二诊：药后口腔溃疡改善，诸症稳定，舌质暗红，苔腻，脉细，仍拟清热化湿祛瘀为治。处方：麸炒白术 15g，生甘草 12g，薏苡仁 15g，姜半夏 9g，蒲公英 30g，茯苓 15g，佩兰 10g，沉香曲 9g，炒鸡内金 9g，炒黄芩 12g，干姜 6g，广藿香 12g，郁金 10g，生黄芪 18g。14 剂，煎服法同前。

2019 年 11 月 8 日三诊：懒言体倦，舌质淡暗红，苔薄腻，脉细，拟益气化湿为治。处方：炒白术 20g，生甘草 12g，薏苡仁 15g，姜半夏 9g，蒲公英 30g，茯苓 20g，佩兰 10g，沉香曲 9g，炒鸡内金 9g，干姜 6g，广藿香 12g，火麻仁 10g，郁金 10g，生黄芪 30g，太子参 20g。14 剂，煎服法同前。

患者依从性较好，坚持应用纯中医治疗多年，2020 年 7 月 6 日回访病情稳定。

【按语】患者 1 年前停用糖皮质激素，应用纯中药治疗，虽病情相对稳定，但仍时有肌肉酸痛、口腔溃疡等表现，患者既有脾胃虚弱的一面，又有湿邪阻滞及阴火的方面，因此需要综合考虑。脾主四肢肌肉，患者年逾半百，胃气渐衰，脾胃虚弱，气血不足，不能润养四肢肌肉，故而出现肌肉酸痛；脾胃虚弱，阳不生阴不长，阴火内生，故见口腔溃疡时有发作；脾虚不能散精于肺，肺通调水道功能失调，导致水湿停滞，故见舌苔白腻。如此火湿内蕴，浸淫肌腠，导致肌肉酸痛、口腔溃疡、舌苔白腻之证候。此案患者湿热为患，湿重于热，责之太阴肺脾，以脾胃为主。故范永升用藿朴夏苓汤合甘草泻心汤加减治疗，方中以白术、姜半夏苦温健脾燥湿，石菖蒲醒脾化湿和胃；藿香、佩兰辛温芳香化湿；茯苓、薏苡仁甘平淡渗利湿；姜半夏、黄芩、干姜、生甘草配伍，辛开苦降而伏口腔溃疡之阴火，并加用蒲公英甘寒清利湿热，皂角刺温散排脓；火麻仁润肠通便而泻火；沉香曲、炒鸡内金健脾消食，疏肝和胃。诸药合参，共奏清热解毒、芳香化湿、健脾和胃之功效。二诊药后口腔溃疡改善，大便转畅，故减皂角刺、火麻仁；面部有暗斑，故加用郁金活血行气，生黄芪益气健脾。从舌象上看，仍有湿浊邪气，以白术、姜半夏苦温健脾燥湿，藿香、佩兰辛温芳香化湿；茯苓、薏苡仁甘平淡渗利湿；黄芩、蒲公英清利湿热。三诊患者懒言体倦，乃脾胃气虚之象，舌苔薄白腻又有湿浊，故用生黄芪、太子参益气健脾；继以白术、姜半夏苦温健脾燥湿，藿香、佩兰辛温芳香化湿；茯苓、薏苡仁甘平淡渗利湿；沉香曲和胃行气；干姜温中；鸡内金健脾消食。范永升处方以益气健脾治其本，祛湿治其标。紧抓病机，方证对应，故疗效显著。

（二）医案处方特点

本案首诊患者既有脾胃虚弱的一面，又有湿热内蕴的一面，针对虚实夹杂的病机特点，范永升用药扶正与祛邪兼顾，既有白术、茯苓、甘草、沉香曲、炒鸡内金等健运脾胃，又有石菖蒲、藿香、佩兰等芳香化湿，同时针对口腔溃疡之阴火仿《金匮要略》甘草泻心汤辛开苦降法治疗。口腔溃疡消退之后，便加用黄芪、太子参等以益气健脾治本为主。从三诊的用药看，范永升始终坚持益气健脾，有湿浊内蕴，则用藿香、佩兰等芳香化湿，或用茯苓、薏苡仁等淡渗利湿；有热毒阴火，则用黄芩、干姜、姜半夏等辛开苦降。

二、皮肌炎

（一）典型医案分析

何某，女，54岁。

初诊时间：2012年5月4日。

主诉：皮肤红斑2年，加重伴肌无力3个月。

病史：2年前患者无明显诱因出现多发红斑，以颜面部、前胸部为主，当地医院查肌酶升高，考虑为"皮肌炎"，建议激素治疗，因怕激素不良反应而拒绝。3个月前皮肤红斑加重，出现颜面部、躯干、腰臀部、四肢关节伸侧红斑，眶周有水肿性红斑，伴有四肢近端肌无力、头颈部抬起困难，稍感气急，无咳嗽。入院查体：眶周水肿性红斑，颜面部、躯干、腰臀部、四肢关节伸侧可见红斑，四肢近端肌力4级。辅助检查：肌酶谱示磷酸肌酸激酶（CK）335U/L，乳酸脱氢酶（LDH）317U/L。ANA（+）1：100，余均阴性。血常规、肝肾功能、肿瘤指标、免疫功能、ESR、CRP均正常。肺部HRCT未见异常。

刻下症：眶周水肿性红斑，颜面部、躯干、四肢关节伸侧多处红斑，呈紫红色，颜面部为甚，时有瘙痒，便秘，出汗多，夜寐不安，舌红苔少，脉细数。

西医诊断：皮肌炎。

中医诊断：皮痹（热入营血）。

治法：清营凉血，解毒祛风。

方药：犀角地黄汤合白虎汤加减。水牛角30g（先煎1小时），生地黄30g，赤芍18g，牡丹皮12g，青蒿30g，凌霄花9g，大青叶18g，生石膏30g（先煎），知母9g，徐长卿30g，生防风9g，僵蚕9g，乌梢蛇10g，土茯苓45g，生大黄9g，生甘草12g，白花蛇舌草30g，麦冬30g，桃仁12g，首乌藤30g，淮小麦30g，炒枳壳18g，银柴胡9g。7剂，水煎服，日1剂，分2次服用。西医予以甲强龙针40mg/d+羟氯喹0.2g/d抗炎免疫抑制治疗。

2012年5月11日二诊：肌力较前改善，颜面部、躯干红斑颜色变浅变暗，大便转畅。治法同前。前方去大青叶、僵蚕、白花蛇舌草、石膏，改银柴胡为柴胡9g，加丹参30g加强养血活血。7剂，煎服法同前。

2012年5月18日三诊：自觉症状较前明显改善，肌力基本恢复，颜面仍有明显红斑，躯干、四肢红斑较前减少，大便偏干。复查肌酶正常。中医治法同前，前方生大黄加至15g，炒枳壳加至20g加强行气通便，并加川牛膝9g引火下行。7剂，煎服法同前。

2012年5月25日四诊：患者肢体红斑渐少，颜面红斑仍有，时感瘙痒，前方加白鲜皮20g祛风止痒。7剂，煎服法同前。

2012年6月1日五诊：患者症状稳定，颜面红斑仍有，时感瘙痒，大便改善，时有干结。中医治法同前，处方：水牛角30g（先煎1小时），生地黄30g，赤芍30g，牡丹皮12g，青蒿30g，凌霄花9g，徐长卿30g，生防风9g，乌梢蛇10g，土茯苓45g，生大黄18g，生甘草9g，麦冬30g，桃仁15g，首乌藤30g，淮小麦30g，炒枳壳20g，柴胡9g，丹参30g，川牛膝9g，白鲜皮30g，金银花12g。7剂，煎服法同前。

2014年3月28日六诊：近日肢体多发红斑，肤痒难受，舌质暗红，苔少，脉细，拟清热凉血解毒为治。处方：水牛角30g（先煎1小时），生地黄30g，赤芍30g，牡丹皮15g，青蒿30g，乌梢蛇10g，土茯苓45g，生大黄25g（后下），生甘草12g，麦冬30g，淮小麦30g，白鲜皮45g，炒白术30g，桃仁10g，地肤子30g，炒海螵蛸30g，佛手9g，徐长卿30g，蝉蜕5g，茵陈30g，炒枳壳18g，蒺藜12g。7剂，煎服法同前。

2015年3月20日七诊：近日头部及全身皮肤时有作痒，舌质暗红，质中裂，苔少，脉细，拟参清解为治。处方：生地黄30g，赤芍30g，牡丹皮15g，青蒿30g，乌梢蛇10g，土茯苓45g，生大黄20g（后下），生甘草12g，白鲜皮45g，桃仁10g，地肤子30g，佛手9g，徐长卿30g，生石膏45g，水牛角30g（先煎1小时），重楼30g，炒丹参30g，穿山甲6g（先煎1小时），藁本12g，炒防风9g，蒺藜12g，金银花12g。7剂，煎服法同前。

2016年2月5日八诊：四肢痒痛改善，唯目赤，头皮作痒明显，舌质暗红，质中裂，苔薄，脉细，拟参清肝为治。处方：生地黄30g，赤芍30g，牡丹皮15g，青蒿30g，乌梢蛇12g，土茯苓45g，生大黄30g（后下），生甘草15g，白鲜皮45g，桃仁10g，徐长卿30g，生石膏60g，水牛角30g（先煎1小时），重楼30g，穿山甲6g（先煎1小时），炒防风9g，蒺藜15g，银柴胡9g，炒黄柏10g，藁本9g，龙胆草9g。7剂，煎服法同前。

范永升治疗该患者基本守方应用犀角地黄汤合白虎汤加减，治疗达5年之久，终获良好效果。甲泼尼龙减至6mg/d维持治疗。如患者所说："五年来从不中断服用中药。前四年每次服药比平时更难受，说明猛药在体内起作用，似与病魔打仗。第五年后这种感觉就没了，且服药后愈加舒服。毒邪已排出体外了！2016年下半年所有身上的病灶瞬间全消失了。到2017年年初所有指标均正常，肢体红斑消退，面色白净，偶有皮肤瘙痒，已基本康复。"

【按语】《素问·至真要大论》曰："诸痛痒疮，皆属于心。"患者皮肤多发红斑、瘙痒明显，故病位在心。"汗为心之液"，出汗多不仅见于阳明气分证，也可见于心火偏旺病证；君火必伤营血，热伤营血，故而出现斑疹隐隐；《素问·刺禁论》说"心部于表"，表部皮肤失于血液的濡养，血燥偏胜，故肤痒严重；阴血亏虚，不能涵养心阳，乃至夜间阳不入阴，故而出现夜寐不安；火热克肺金，肺失于肃降，出现便秘；舌红苔少，脉细数为热伤营血之征象。从患者总体表现看，是热毒血瘀阴虚证。范永升始终以解毒凉血散瘀、清热养阴祛风为基本治法。守方应用犀角地黄汤合白虎汤加减。范永升治疗该病例始终重用甘寒之石膏清热泻火；咸寒之水牛角加甘寒之生地黄、赤芍（叶天士《本草经解》云："赤者入心与小肠，心主血，小肠主变化，所以行而不留，主破血也。"）、牡丹皮（叶天士云："丹皮辛寒，可以散血热，所以和荣而疗痈疮也。"）清营凉血，加重楼、白花蛇舌草、大青叶、土茯苓、黄柏等清热解毒，白鲜皮、徐长卿、乌梢蛇、防风、蒺藜等祛风止痒，青蒿、麦冬等养阴透热，大黄清热通下，穿山甲、桃仁等活血祛瘀。守方治疗5年最终取得良好的治疗效果。

（二）医案处方特点

本案病情缠绵，治疗时间长，5年间处方常用的药物有水牛角、生地黄、赤芍、牡丹皮、青蒿、乌梢蛇、土茯苓、生大黄、白鲜皮、地肤子、生石膏、防风、生甘草等，并且大多用量较大，其中水牛角、生地黄、赤芍、青蒿分别用至30g，生石膏最大用至60g，土茯苓最大用至45g，大黄最大用至30g，白鲜皮最大用至45g。从常用药分析，范永升在治疗本案中始终以犀角地黄汤清热凉血散瘀，加生石膏甘寒清透，青蒿养阴透热，生大黄清热通下，土茯苓、白鲜皮、地肤子、防风、乌梢蛇等解毒祛风，用辛甘温之防风意在透毒出表，生甘草解毒护中。

处方特点：一是注重应用清热解毒凉血法。疾病急性期热毒炽盛、热入营血时，范永升常应用清热解毒凉血药物配伍应用，如水牛角与生地黄、生地黄与赤芍、生石膏与知母等配伍，以加强清热解毒凉血之效。水牛角必须先煎 1 小时才能起到清营凉血的效果。现代药理研究发现，水牛角热提液具有明显的解热、镇静作用，而冷浸液解热作用较弱。二是重视应用活血祛瘀法。皮肌炎必然出现血瘀证候，如皮肤红斑呈现紫红色，累及肺部出现间质性肺病也有血瘀病理过程的参与。故范永升常用郁金和丹参等药物活血祛瘀，累及皮肤常用牡丹皮、赤芍、凌霄花凉血养血祛风，累及肺部常用桃仁、地龙等活血祛瘀通络。范永升用赤芍量较大，常用 30g。现代药理研究发现赤芍总提物能抑制血小板聚集、明显延长部分凝血活酶时间，作用优于白芍总提物。三是注意应用滋阴法以顾护阴液。热毒易于耗伤津液，古人云"留得一分津液，便有一分生机"，因此疾病急性期须时常顾护阴津。热邪耗伤阴液，使血液黏稠，血液循环缓慢，在血脉中凝聚成瘀。养阴药具有生津液的功效，降低血液黏度，改善血液循环，因此养阴药有散瘀之功，如吴鞠通云"地黄去积聚而补阴"。故范永升常应用生地黄、知母等养阴生津。四是常用祛风解表透热法。皮肌炎皮疹多在肌表，因而常需要应用白鲜皮、徐长卿、防风、白蒺藜、白僵蚕、蝉蜕等药物祛风解表以透热除邪。现代药理研究认为，这些祛风中药具有良好的抗炎、抗过敏作用。

三、皮肌炎并间质性肺病

（一）典型医案分析

杨某，女，54 岁。

初诊时间：2011 年 5 月 13 日。

主诉：四肢关节肌肉疼痛、双手指皮疹 5 年，咳嗽 3 个月。

病史：患者 5 年前出现四肢近端肌肉酸痛，双手抬举受限，手指鳞屑样皮疹、裂纹。曾查 CK 293U/L，抗 Jo-1 抗体阳性。3 个月前出现咳嗽咳痰，痰白黏或黄白相兼，量少，伴有活动后气急，乏力，伴有口干，低热，胸部 CT 提示两肺间质性改变。

刻下症：咳嗽，咳痰白黏为主，带有黄痰，量少，活动后气促，低热，乏力，口干，舌淡暗，苔薄腻，脉略滑。

西医诊断：皮肌炎，间质性肺病。

中医诊断：肌痹，肺痿（气阴亏虚，痰瘀阻肺）。

治法：益气养阴，化痰通络，宣肺平喘。

方药：生脉散、三拗汤合小陷胸汤加减。太子参30g，炒白术15g，麦冬20g，生甘草9g，苦杏仁6g，桔梗6g，炙麻黄5g，瓜蒌皮12g，姜半夏9g，黄芩9g，鱼腥草30g，芦根20g，炙紫菀9g，浙贝母9g，炙百部30g，丹参30g，郁金9g。7剂，水煎服，日1剂，分2次服用。

2011年5月20日二诊：咳嗽减少，咳痰少量，不易咳出，黄白相兼，以白为主，乏力减轻，仍有低热，口干明显，舌淡暗，苔薄腻，脉略滑。治法同前，上方改麦冬30g。7剂，煎服法同前。

2011年5月27日三诊：咳嗽基本消除，乏力减轻，发热消退，无胸闷气急，口干好转，舌淡暗，苔薄腻，脉略滑。治法同前，上方去百部。7剂，煎服法同前。

服药3周后，患者症状明显改善，复查肌酶正常，肺部CT提示肺间质病变较前明显吸收。病情好转出院。

【按语】皮肌炎肺间质病变属于中医"肺痹""肺痿"范畴。本病的基本病机为痰瘀阻肺，肺失宣降。本案患者兼有活动后气促、低热、乏力、口干等气阴两虚之症，故而治疗上要标本兼治，兼顾扶助正气。处方以太子参、炒白术、麦冬等益气养阴；苦杏仁、桔梗、炙麻黄宣肺平喘；小陷胸汤去黄连加黄芩，合用鱼腥草、炙紫菀、浙贝母、炙百部、芦根等清热宽胸，化痰止咳；丹参、郁金活血祛瘀；生甘草调和诸药，并有清热解毒之效。诸药合用，共奏益气养阴、化痰通络、宣肺平喘之功效。辨证较为准确，治疗效果良好。

（二）医案处方特点

一是重视宣利肺气，常用三拗汤加桔梗合小陷胸汤宣肺宽胸；二是久病必虚，重视扶正气，常用生脉散益气养阴；三是重视病邪的祛除，常用鱼腥草、芦根、炙紫菀、浙贝母等清热化痰，丹参、郁金等活血祛瘀。

四、无肌病性皮肌炎并急性间质性肺炎

（一）典型医案分析

患者，女，47 岁。

初诊时间：2013 年 1 月 4 日。

主诉：全身多处红斑 1 个多月，发热干咳 3 天。

病史：患者 1 个多月前出现全身多处红斑，以颜面部、背部及四肢关节伸侧为主，伴四肢关节疼痛及口腔溃疡。3 天前出现发热干咳，最高体温达 39.6℃，伴胸闷气急。入院查体：颜面部、背部、四肢关节伸侧可见红斑，压之不退色，Gottron 征（＋），披肩征（＋），两下肺可闻及散在 Velcro 啰音，舌红，苔薄黄，脉数。辅助检查：CRP 48.0mg/L，ESR 69mm/h，肌酶谱、肿瘤指标正常。ANA 阴性。血气分析提示Ⅰ型呼吸衰竭。肺部 HRCT 提示两肺弥漫性间质性肺炎。肌电图无异常。

刻下症：发热，胸闷气急，干咳，颜面部、背部及四肢关节伸侧红斑，大便干结，舌红，苔薄黄，脉数。

西医诊断：无肌病性皮肌炎，急性间质性肺炎，Ⅰ型呼吸衰竭。

中医诊断：皮痹，肺痹（热毒炽盛，痰热郁肺）。

治法：清热解毒，化痰宣肺。

方药：青蒿鳖甲汤合麻杏石甘汤、小陷胸汤加减。青蒿 30g，生地黄 15g，牡丹皮 12g，赤芍 18g，炙麻黄 5g，苦杏仁 9g，生石膏 30g，炙甘草 12g，芦根 30g，炙百部 20g，姜半夏 9g，瓜蒌皮 12g，黄芩 12g，桔梗 5g，柴胡 10g，鱼腥草 30g，桃仁 12g。7 剂，水煎服，日 1 剂，分 2 次服用。西医治疗予以甲强龙针 0.5g/d×3d 冲击，继予甲强龙针 80mg/d 及环磷酰胺针 0.6g/2w 冲击治疗。

2013 年 1 月 11 日二诊：发热消退，肢体红斑减少，活动后气急，感咽

痛，仍有咳嗽，咳中等量白痰，大便偏干。治法同前。前方桃仁加至 15g，加用射干 6g 解毒化痰平喘。续进 7 剂，煎服法同前。

2013 年 1 月 18 日三诊：肢体红斑明显减少，咳嗽较前减轻，无咽痛，咳白痰，量少，无明显气急，大便转畅。前方去射干、鱼腥草。续进 14 剂，煎服法同前。

2013 年 2 月 1 日四诊：面部及关节伸侧仍有少许红斑，时有咳嗽、咳痰，痰黏量少，无气急，舌红，苔薄白，脉略滑。病情有明显好转，宗培土生金法。处方：青蒿 30g，生地黄 15g，赤芍 18g，麻黄 5g，苦杏仁 9g，炙甘草 12g，芦根 30g，炙百部 15g，姜半夏 9g，瓜蒌皮 12g，黄芩 12g，桔梗 5g，桃仁 15g，地龙 12g，黄芪 30g，白术 15g。续进 14 剂，煎服法同前。激素减至甲强龙针 60mg/d。

2013 年 2 月 15 日五诊：患者颜面及目内外眦仍有红斑，少许咳嗽，咳痰少，口干，盗汗。为热毒阴虚之证，前方生地黄加至 30g，去桃仁，加用水牛角 30g（先煎 1 小时），金银花 12g，牡丹皮 12g，南沙参 30g，银柴胡 9g 清营解毒养阴。续进 14 剂，煎服法同前。2 月 20 日复查肺部 CT 提示间质性炎症较前吸收，间质纤维化程度较前加重。激素减至甲强龙针 40mg/d。

2013 年 3 月 1 日六诊：颜面及目内外眦红斑减少，咳嗽减轻，痰少。结合肺部 CT，微观辨证，前方去水牛角、银柴胡，赤芍加至 30g，加用丹参 30g，郁金 9g 活血祛瘀。续进 14 剂，煎服法同前。

经过中西医结合治疗 3 个月后患者症状改善，生活质量明显提高，激素减至泼尼松 30mg/d，病情好转出院。

【按语】无肌病性皮肌炎合并急性间质性肺炎发病时病情危重，病死率较高。发病之初，先后予以甲强龙和环磷酰胺冲击治疗，同时配合应用中医中药辨证论治。患者急性发病，以发热、咳嗽、胸闷为主，同时有肢体皮疹。病位在气分和营分。叶天士《温热论》说"入营尤可透热转气"，故范永升首先治拟清热宣肺、养阴透热为主，以麻杏石甘汤合小陷胸汤等清热宣肺，化痰止咳，合用青蒿鳖甲汤养阴透热，凉血解毒。五诊时患者肺部症状减轻，颜面及目内外眦仍有红斑，故重点以犀角地黄汤凉血散血。热伤阴血及阴液，阴液耗伤又容易导致血瘀，故范永升随后治疗以养阴祛瘀为主，以南沙参、赤芍、丹参、郁金等滋阴凉血祛瘀。经过3个月的中西医结合治疗后患者症状改善，肺部CT提示间质性炎症较前吸收，取得了良好的治疗效果。本案例以糖皮质激素为主的中西医结合治疗后挽救了患者的生命，提高了患者的生活质量。

（二）医案处方特点

六诊处方常用方药：青蒿，生地黄，赤芍，麻黄，苦杏仁，炙甘草，芦根，炙百部，姜半夏，瓜蒌皮，黄芩，桔梗，桃仁。

处方特点：一是重视针对原发病的治疗，常用青蒿、生地黄、牡丹皮、赤芍等清热解毒，凉血透热。二是针对间质性肺病的治疗，急性发作时常用千金苇茎汤、麻杏石甘汤合小陷胸汤等清热宣肺，化痰平喘。三是重视活血通络，间质性肺病多由痰瘀等病理产物逐步痹阻肺络而成，故常用桃仁、地龙、丹参、郁金等药物，现代药理研究表明地龙具有抗炎、抗组胺、纤溶作用，能够防止气管重构。

五、抗合成酶综合征

（一）典型医案分析

陈某，女，53岁。

初诊时间：2021年12月9日。

主诉：咳嗽、气短6年，加重3个月。

病史：患者6年前出现咳嗽、气短，3个月前气短干咳加重，查胸部CT提示间质性肺病，查肌酸激酶（CK）875U/L，抗组氨酰tRNA合成酶（Jo-1）抗体阳性。

刻下症：咳嗽痰少，胸闷气短，口唇疱疹，口鼻干，舌质暗红，苔黄腻，脉细数。

西医诊断：抗合成酶综合征，间质性肺病。

中医诊断：肺痹（湿热蕴肺）。

治法：清热化湿，宣肺止咳。

处方：黄芩滑石汤合三仁汤加减。黄芩12g，滑石24g（包煎），茯苓15g，甘草9g，苦杏仁6g，薏苡仁30g，厚朴花9g，姜半夏9g，芦根30g，桔梗5g，僵蚕9g，酒乌梢蛇9g，金银花12g，蒲公英30g，蜜百部12g，虎杖30g。14剂，每日1剂，水煎，早晚温服各200mL。

2021年12月23日二诊：药后干咳、口唇疱疹较前好转，鼻衄，两踝关节作痛、麻木，舌质暗红，苔薄腻，脉细。实验室检查：CK降至正常，肌酸激酶同工酶（CK-MB）30U/L。治以清肺化湿，祛风通络。上方去苦杏仁、僵蚕，加独活12g，垂盆草30g。14剂，煎服法同前。

2022年1月6日三诊：两踝关节作痛改善，夜寐欠佳，仍有气短，舌质淡红，苔腻，脉弦。查CK 419U/L，CK-MB 29U/L。治以清热化湿安神。处方：黄芩12g，滑石24g（包煎），茯苓15g，甘草9g，薏苡仁30g，姜半夏9g，芦根30g，桔梗5g，酒乌梢蛇9g，蒲公英30g，虎杖30g，垂盆草30g，秫米30g，石菖蒲9g，郁金9g。14剂，煎服法同前。患者症状改善。

【按语】范永升认为，间质性肺病的发生多在禀赋不足的基础上内生"湿、热、毒"邪，深伏肺络，蕴结于上，久而肺失宣肃，正如《金匮要略·肺痿肺痈咳嗽上气病脉证治第七》所说"热在上焦者，因咳为肺痿"。本案湿浊化热，阻于肺络，故气短咳嗽；湿热蕴脾，则生口唇疱疹；湿热流注关节，致两踝麻木作痛。故治以清热化湿为主，辅以宣肺通络，方用黄芩滑石汤合三仁汤加减。方中黄芩、滑石、茯苓清利湿热；杏仁、桔梗宣利肺气；薏苡仁淡渗利湿，厚朴花、半夏行气化湿；芦根透散清利；蜜百部、虎杖止咳化痰；僵蚕、乌梢蛇祛风通络散结；金银花、蒲公英清热化湿。诸药合参，以辛苦之法开宣上焦，并着重清化湿热。二诊口唇疱疹好转，但出现鼻衄，且两踝关节作痛，故加独活祛风通络，垂盆草增强利湿解毒功效。三诊肌肉关节作痛改善，夜寐欠佳，故加甘寒之秫米，与姜半夏合为半夏秫米汤化湿安神，石菖蒲芳香化浊，郁金活血行气。整个过程围绕清热宣肺、芳香化湿进行治疗，且随症用药，使湿浊得化，肺气得宣，上焦通利，故收效明显。

（二）医案处方特点

本案三诊共同用药包括黄芩，滑石，茯苓，甘草，薏苡仁，姜半夏，芦根，桔梗，酒乌梢蛇，蒲公英，虎杖，甘草。

用药特点：一是注重清热化湿，常用苦寒之黄芩、蒲公英，甘寒之滑石、甘草（六一散）清利湿热，茯苓、薏苡仁健脾利湿，并用姜半夏苦温燥湿，寒温并用，清利法与燥湿法并用，务在除湿热毒邪。二是始终用桔梗、芦根、甘草等清热宣肃肺气。三是善用虎杖，性微寒，味微苦，归肝、胆、肺经，既能清利肝胆湿热，又能清热化痰止咳，一举两得。

第五节　硬皮病

硬皮病又称系统性硬化症（systemic sclerosis，SSc），是一种临床上以局限或弥漫性皮肤增厚和纤维化为特征的，可影响心、肺、肾和消化道等器官的结缔组织疾病。如果病变既累及皮肤，又侵及内脏的，称为系统性硬皮病；若病变只局限于皮肤而无内脏损害，则称为局限性硬皮病。根据临床及病理表现，中医属"皮痹""肌痹"范畴，如《素问·痹论》有"风寒湿三气杂至，合而为痹""皮痹不已，复感于邪，内舍于肺""肌痹不已，复感于邪，内舍于脾"等相关论述。

范永升认为，硬皮病主要是因为阳气不足，肺脾亏虚，复因寒邪侵袭，凝滞于肌腠之间，寒凝血瘀，痹阻络脉，并可随经脉循行而内舍于脏腑，从而形成复杂多变的症候群。当人体免疫功能正常时，机体能够实现免疫自身稳定，一旦出现阳气亏虚，气血不足，免疫自稳功能就会出现紊乱，如果此时复感于寒邪，内外相合就会发病。本病在早期主要表现为阳虚寒凝证，中晚期就会出现阳虚寒凝兼夹血瘀证。根据中医理论及西医学对本病的认识，范永升认为本病总的病机特点为阳虚寒凝，肺脾不足，络脉痹阻，终至皮肤失养所致。本病的性质为本虚标实，本虚主要为阳气亏虚，脾肺不足，标实主要为寒凝、血瘀，并提纲挈领地概括为"虚、寒、瘀"。范永升根据阳虚寒凝血瘀的病理特点总结出本病的基本治则：温阳散寒，通络祛瘀，培补肺脾。

硬皮病除有皮肤病变外，常可累及其他系统，其中消化道是常累及的部位，也可以是硬皮病的首发症状；其次是肺脏的受累。其中消化道受累的患者常出现反流性食管炎，表现为胸骨后烧灼感、恶心、呕吐、饱胀感等症状，此时，范永升会加用姜半夏、炒海螵蛸、延胡索、蒲公英等以和胃降逆，制酸止痛。累及肺脏时，患者出现肺间质纤维化，并常伴发肺动脉高压，临床主要表现为咳嗽、咳痰、胸闷、气急等症状，此时，范永升善用炙麻黄、桔梗、苦杏仁、瓜蒌皮等开宣肺气，宽胸理气以恢复肺脏的宣肃功能，取"提壶揭盖"之意；若燥咳明显者，则加用北沙参、麦冬、天花粉、桑叶、川贝母粉等以润燥止咳；若痰热明显者，则加用竹沥、半夏、黄芩、鱼腥草、芦根等清热化痰；若寒痰明显者，则加用细辛、姜半夏、干姜、五味子等以温化寒痰；若兼有气阴两虚者，则重用太子参，加用麦冬、五味子、北沙参等以益气养阴；若出现肺肾气虚，肾不纳气者，则加用灵磁石、沉香、蛤蚧、五味子等以助肾纳气。

硬皮病为临床难治性疾病，若合并间质性肺病或肺部感染则更为棘手。

一、局限性硬皮病

（一）典型医案分析

何某，女，58 岁。

初诊时间：2010 年 3 月 27 日。

主诉：双手指皮肤变硬 1 年余。

病史：患局限性硬皮病 1 年余，双手指如腊肠样肿胀刺痛，发硬，局部发凉，无汗，雷诺现象明显，经用西药及中药治疗，效果欠佳。

刻下症：双手指皮肤变硬，雷诺现象明显，局部发凉、麻木不仁，怕冷，舌质淡暗，苔薄白，脉弦无力。

西医诊断：局限性硬皮病。

中医诊断：皮痹（阳虚寒凝，气血痹阻）。

治法：温阳散寒，活血行痹。

方药：黄芪桂枝五物汤加减。生黄芪 30g，桂枝 9g，炒白芍 30g，干姜 6g，当归 12g，丹参 15g，川芎 12g，鸡血藤 30g，乌梢蛇 12g，红枣 10g，炙甘草 10g。14 剂，水煎服，日 1 剂，分 2 次服用。

2010 年 4 月 10 日二诊：局部硬肿较前稍软，皮损好转，紫暗色渐淡。拟参通络为治。上方加桃仁 10g，红花 6g，丝瓜络 10g。续进 14 剂。

2010 年 4 月 24 日三诊：皮肤硬肿及紫斑基本消退，局部皮肤发凉明显好转。治宗前法，原方续服 28 剂。

【按语】本案由阳气亏虚，阴寒之邪搏结于皮肤、经络之间，营卫行涩，血瘀痹阻所致。《金匮要略·血痹虚劳病脉证并治第六》曰："血痹，阴阳俱微，寸口关上微，尺中小紧，外证身体不仁，如风痹状，黄芪桂枝五物汤主之。"黄芪桂枝五物汤温经散寒，和营通痹；当归、川芎、鸡血藤、乌梢蛇等养血活血，化瘀通络；红枣、炙甘草行气和中，调和诸药。本方温阳与通痹并施，扶正与祛邪兼顾，取得了良好的临床疗效。

（二）医案处方特点

三诊处方共有药物：生黄芪，桂枝，炒白芍，干姜，当归，丹参，川芎，鸡血藤，乌梢蛇，红枣，炙甘草。

处方特点：一是注重温阳散寒法。硬皮病的基本病机为阳虚寒凝，复感寒邪凝滞经络肌腠，故处方常用黄芪桂枝五物汤益气温经，散寒通阳。二是重视活血祛瘀法。瘀血内结是在寒凝和气虚基础上形成的病理产物，同时也是硬皮病发生发展过程中的重要病理环节和必然结果，即所谓的"瘀不去则气血不通，气血不通则皮肤不荣"，故化瘀通络是治疗本病的重要方法。常用当归、丹参、川芎、鸡血藤、丝瓜络、乌梢蛇或桃红四物汤等活血通络。

二、局限性硬皮病合并肺部感染

（一）典型医案分析

滕某，女，50 岁。

初诊时间：2016 年 12 月 9 日。

主诉：左下肢皮肤瘙痒变硬 6 年余，咳嗽咳痰 5 天。

病史：患者 6 年多前出现左下肢皮肤瘙痒变硬，局部发凉，查抗核抗体谱：ANA 1 ∶ 320，抗 nRNP 抗体阳性，抗 SSA 抗体阳性，抗 Ro-52 抗体阳性，抗 PM-Scl 抗体弱阳性。当时诊断为"局限性硬皮病"。予西药及中药治疗，效果欠佳。5 天前出现咳嗽咳痰，查血沉 26mm/h，肺部 CT：右肺上叶及左肺舌段斑点、结节影，两肺下叶少许炎症。

刻下症：左下肢皮肤刺痛，发硬，色素沉着，局部发凉，伴咳嗽咳痰，痰色白质黏，能自咳，舌淡，苔薄白，脉细。

西医诊断：局限性硬皮病，肺部感染。

中医诊断：皮痹，肺痹（阳虚寒凝，肺失宣降）。

治法：温阳散寒，宣肺通络。

方药：黄芪桂枝五物汤、苓桂术甘汤合三拗汤加减。黄芪 20g，桂枝 9g，白术 15g，茯苓 15g，生甘草 10g，麻黄 6g，苦杏仁 6g，桔梗 6g，积雪草 30g，芦根 30g，丹参 30g，郁金 10g，麦冬 18g，佛手 10g，射干 6g，僵蚕 9g，地龙 9g，瓜蒌皮 10g。14 剂，日 1 剂，水煎分 2 次服。

2016 年 12 月 23 日二诊：左下肢皮肤发凉较前好转，时有咳嗽，少许咳痰，便溏，舌淡，苔薄白，脉细。在原方基础上去杏仁，加干姜 5g，炙百部 15g。继服 14 剂，煎服法同前。

2017 年 1 月 6 日三诊：少许咳嗽，舌淡，苔薄白，脉细。改桂枝为 6g，去百部，加化橘红 6g，续服上方巩固疗效。

【按语】本案为阳气亏虚，阴寒之邪搏结于皮肤、肺之腠理间质，表现为皮肤硬化，肺失宣通，肺间质当中的血管闭塞，气血不能温养肺间质，出现肺功能下降，肺失肃降而咳嗽。范永升紧抓阳虚寒凝这个根本病机，应用黄芪桂枝五物汤为基础方，药用黄芪补气升阳，桂枝温经通阳，白术、茯苓、甘草等健运脾胃，麻黄、杏仁、桔梗等宣利肺气，同时用地龙、丹参、郁金等化瘀通络平喘，积雪草解毒、抗纤维化治疗，射干、芦根清解利咽，瓜蒌皮、佛手理气宽胸。诸药合用，共奏温阳通络、宣肺平喘之功。

（二）医案处方特点

三诊处方常用药物有黄芪，桂枝，白术，茯苓，生甘草，麻黄，桔梗，积雪草，芦根，丹参，郁金，麦冬，佛手，射干，僵蚕，地龙，瓜蒌皮。

范永升认为，硬皮病的发生主要是由于阳气不足，肺脾亏虚，复因寒邪侵袭，凝滞于肌腠之间，寒凝血瘀，痹阻络脉，并可随经脉循行而内舍于脏腑，从而形成复杂多变的症候群。故治疗首先应温阳散寒，常以黄芪桂枝五物汤为基础方。其次常用活血祛瘀法。常用药物有积雪草、地龙、丹参、郁金等。其中积雪草是范永升治疗硬皮病时常用之品，现代药理研究发现积雪草不仅能抑制成纤维细胞的增殖，而且可以抑制成纤维细胞合成胶原，发挥抗纤维化作用。这也体现了范永升辨证论治与辨病论治相结合的思想。再次，范永升在活血化瘀的同时常佐以芳香理气、培补肺脾之品，如黄芪、佛手、白术、茯苓、炙甘草等。最后，硬皮病除有皮肤病变外，常累及其他系统，其中肺脏是其常累及的部位，范永升善用麻黄、桔梗、苦杏仁、瓜蒌皮等开宣肺气，宽胸理气，以恢复肺脏的宣肃功能，有"提壶揭盖"之意。

三、系统性硬皮病

（一）典型医案分析

朱某，女，49岁。

初诊时间：2011年11月2日。

主诉：双手遇冷变白变紫10年，口干眼干3年，胸闷气急半年。

病史：患者10年前出现双手遇冷变白变紫，随后出现双手指皮肤肿胀变硬。3 年前出现口干，伴猖獗齿，同时伴有眼干。半年前出现胸闷气急，查：ANA（＋）1：320，抗 SSA 抗体阳性，ESR 62mm/h，肺部 HRCT 示两下肺弥漫性间质性炎症。查体：面部表情僵硬，鼻唇沟变浅，额纹减少，口唇变薄，口腔内无牙齿，颜面及手指皮肤变硬，指尖凹陷性斑痕，两下肺可闻及 Velcro 啰音。

刻下症：双手遇冷变白变紫，手指皮肤变硬，口眼干燥，胸闷气短，舌淡，苔薄白，脉沉细。

西医诊断：系统性硬皮病，干燥综合征，间质性肺病。

中医诊断：皮痹（阳虚寒凝，痰瘀阻肺）。

治法：温阳散寒，化痰祛瘀。

方药：黄芪桂枝五物汤合小陷胸汤加减。生黄芪 30g，桂枝 9g，炒白芍 30g，炙甘草 10g，红枣 10g，川芎 15g，杏仁 5g，广地龙 12g，姜半夏 9g，瓜蒌皮 10g，黄芩 12g，丹参 30g。14 剂，水煎服，日 1 剂，分 2 次服用。西医予泼尼松 15mg/d 治疗。

2011 年 11 月 16 日二诊：患者胸闷好转，活动后气急，时有咳嗽，少量咳痰，大便偏稀，舌淡，苔薄白，脉沉细。治法同前，固护脾胃，加强润肺止咳。前方去杏仁，加干姜 5g，芦根 30g，炙百部 15g。续进 14 剂。

2011 年 11 月 30 日三诊：患者胸闷、气急减轻，少许咳嗽，舌淡，苔白，脉沉细。治宗前法，加强宣肺、化痰通络。前方改桂枝为 6g，去炙百部，加炙麻黄 3g，石菖蒲 9g，郁金 9g，化橘红 6g。续进 14 剂。

如此中西医结合治疗约半年，患者雷诺现象好转，胸闷气急明显改善，复查血沉正常，肺 HRCT 显示两下肺间质病变较前明显改善，糖皮质激素逐渐减至泼尼松 10mg/d。

【按语】本案患者既有阳虚寒凝之雷诺现象、手指皮肤僵硬，又有阴津不足之口干、眼干证候，同时还有肺气失于宣降之胸闷气喘病症。此属于阴阳俱损之虚损性疾病。《素问·阴阳应象大论》曰："形不足者，温之以气；精不足者，补之以味。"《黄帝内经》道出了虚损病的治疗原则和方法。肺主皮毛，脾主四肢，故本病的病位主要在肺脾，基本病机为脾胃虚弱，少阳三焦衰弱。阳气虚衰,不能达于四末,故而出现雷诺现象。《灵枢·本脏》曰:"肾合三焦膀胱,三焦膀胱者,腠理毫毛其应。"阳气不足,不能"熏肤、充身、泽毛",故而出现皮肤硬化;不能散精于肺,故而肺之腠理间质不得宣通,出现胸闷气喘。范永升治以黄芪桂枝五物汤益气温阳,散寒通痹;小建中汤温中健脾;小陷胸汤改黄连为黄芩,加用杏仁清热化痰,宣利肺气;佐以川芎、地龙、丹参活血通络,其中地龙兼有平喘之功效。如此中西医结合治疗约半年终获良效。

(二)医案处方特点

三诊处方共有药物:生黄芪,桂枝,炒白芍,炙甘草,红枣,川芎,广地龙,姜半夏,瓜蒌皮,黄芩,丹参。

处方特点:一是应用黄芪桂枝五物汤为基本方益气温经通阳,宗《黄帝内经》"所谓阳者,胃脘之阳也"之经义,此亦为培土生金之法。脾为后天之本,为气血生化之源,人体的四肢百骸、脏腑皮肉皆有赖于气血的荣养。若脾健则气血生化有源,肌肤有所濡养而不失润;若脾衰则气血生化乏源,皮肤失去赖以濡养的物质基础,从而出现皮肤失润硬化的表现。二是治疗间质性肺病常用小陷胸汤加苦杏仁、麻黄、桔梗等宣肺宽胸。三是常用川芎、地龙、丹参活血通络,尤其是多用地龙通络平喘。

第六节 脊柱关节炎

脊柱关节炎是一类以累及脊柱和外周关节,或者关节及韧带和肌腱为主要表现的慢性炎症性风湿病。其中典型的疾病是强直性脊柱炎(ankylosing spondylitis,AS),其他还包括反应性关节炎、银屑病关节炎、炎性肠病关节炎等。AS是一种主要累及中轴,以骶髂关节炎和脊柱强直为主要特点的慢性自身炎症性疾病。中医无强直性脊柱炎病名。《素问·痹论》说"风寒湿三气杂至,合而为痹也",《素问·六元正纪大论》说"感于寒,则病人关节禁固，腰脽痛，寒湿持于气交而为疾也"，《素问·生气通天论》又说"阳气者，精则养神，柔则养筋，开阖不得，寒气从之，乃生大偻"。故 AS 可属中医"痹证""大偻"等范畴。

范永升认为，背为阳，腰为肾之府，AS 以腰背部、腰骶部僵硬疼痛为主，背部太阳经所过之处，腰骶为督脉循行之所，AS 发病病机以肾督亏虚为本，风寒湿等邪气乘虚而入，深侵肾督，气血运行不畅，阻滞于经络、骨节，病久导致骨质受损，脊柱强直。故临证多见肾虚督寒，寒湿痹阻之证。其中湿邪为 AS 病机发展过程的关键环节，湿为阴邪，无温不能化，非运不易行。因此，治疗要着重考虑温肾健脾，祛湿通络。兼寒湿证常以温燥、芳化等法为基础，配合温阳通络之品，以祛寒湿为要；兼湿热证常以清热、渗利为基础，配合温阳通络之品，以清湿热为旨。

临床除了强直性脊柱炎外，银屑病关节炎、炎性肠病关节炎等脊柱关节炎也为难治性疾病，故整理相关的医案进行分析。

一、强直性脊柱炎

（一）典型医案分析

医案 1

唐某，男，27 岁。

初诊时间：2009 年 3 月 26 日。

主诉：腰背及臀部疼痛 9 年。

病史：患者 9 年前出现腰背及臀部疼痛，伴晨僵，活动后缓解，休息后加重，当地某三甲医院诊断为"强直性脊柱炎（AS）"。实验室检查：HLA–B27 阳性，ESR 32mm/h，骶髂关节 CT 示：双侧骶髂关节炎。

刻下症：腰部冷痛，活动受限，伴晨僵，活动后缓解，畏寒明显，臀髋部交替痛，后半夜及晨起尤甚，颈部酸痛不适，阴雨天及劳累后加剧，舌质淡红，苔薄腻，脉沉细。

西医诊断：强直性脊柱炎。

中医诊断：大偻（肾虚督寒）。

治法：温肾通督，散寒除湿。

方药：独活寄生汤化裁。羌活 10g，独活 12g，桑寄生 15g，秦艽 12g，防风 9g，川芎、炒白芍各 30g，炙甘草 9g，粉葛根、杜仲各 30g，蕲蛇 9g，佛手片、红枣各 10g，淫羊藿 18g，淡附片、制川乌各 6g（均先煎 1 小时）。14 剂，水煎服，日 1 剂，分 2 次服用。

2009 年 4 月 9 日二诊：患者诉畏寒明显减轻，腰脊背部痛势缓解，颈部仍酸痛僵硬，大便溏薄，予原方减制川乌，加炒白术 30g，木瓜 12g 健脾祛湿，续进 28 剂。

2009 年 5 月 7 日三诊：患者诉腰背部及颈部疼痛基本缓解，大便转为正常，继守前方再服 2 个月。

2009 年 7 月 6 日四诊：患者病情稳定，腰背部疼痛已消，血沉降至 14mm/h，嘱其回当地继守原方治疗。随访 1 年，病情未见复发。

【按语】AS 中医属"大偻"范畴，肾虚督寒为其基本病机。《素问·六元正纪大论》说："感于寒，则病人关节禁固，腰脽痛，寒湿持于气交而为疾也。"《医学衷中参西录》说："凡人之腰疼，皆脊梁处作痛，此实督脉主之……肾虚者，其督脉必虚，是以腰疼。"《证治准绳》论腰胯疼说："若因伤于寒湿，流注经络，结滞骨节。气血不和，而致腰胯痛者。"患者肾督阳虚为本，又感受风寒湿邪后经络之气受阻，气血痹阻，则腰脊筋骨失于温煦，遂发大偻。阳虚寒凝，则畏寒；气血运行不畅，不通则痛，故腰背拘急疼痛；肾阳虚衰，不能温煦脾土，则便溏。舌质淡，苔薄，脉沉细为肾阳虚衰之象。患者证属肾虚督寒，寒湿痹阻，法当温肾通督，散寒除湿。附子为回阳救逆、温肾助阳、逐风寒湿之要药。汪昂在《本草备要》中称附子"辛甘有毒，大热纯阳。其性浮而不沉，其用走而不守，通行十二经，无所不至。能引补气药以复散失之元阳，引补血药以滋不足之真阴，引发散药开腠理，以逐在表之风寒，引温暖药达下焦，以祛在里之寒湿"。乌头功同附子而稍缓，散寒止痛作用较附子为强。方中以羌活、独活、防风、秦艽祛风除湿，散寒止痛；川芎行气活血；白芍和营通痹，兼制乌头温热之性；葛根舒筋解肌；杜仲、桑寄生、淫羊藿温补肾阳；蕲蛇搜风通络；红枣、炙甘草补益气血；佛手理气健脾。全方理法明晰，用药精准，疗效甚佳。

医案 2

黄某，男，26 岁。

初诊时间：2015 年 8 月 11 日。

主诉：腰痛 1 个月。

病史：1 个月前无明显诱因出现腰部疼痛，下腰时明显，活动过后缓解，休息后加重，而至当地医院，查：HLA-B27 阳性，ESR 32mm/h，骶髂关节 CT 提示双侧骶髂关节炎，诊断为 AS。予消炎止痛药口服后，稍缓解即复发。

刻下症：足跟、腰骶作痛明显，颈部不适，晨起觉腰部冷痛，僵硬，食寐尚可，小便偏黄，大便黏滞，舌质暗红，苔薄黄，脉沉滑。

西医诊断：强直性脊柱炎。

中医诊断：大偻（肾虚湿热）。

治法：益肾通督，清热祛湿。

方药：四妙丸加味。黄柏 9g，苍术 12g，川牛膝 12g，薏苡仁 10g，杜仲 30g，制川乌 5g（先煎 1 小时），淡附片 9g（先煎 1 小时），乌梢蛇 9g，川芎 12g，独活 12g，木瓜 12g，大枣 10g，生甘草 12g，佛手 9g。14 剂，水煎服，日 1 剂，分 2 次服用。

2015 年 9 月 8 日二诊：诉前方服后腰部不适症状明显缓解，颈部仍稍感不适，近期口腔溃疡发作。原方加葛根 20g，蒲公英 15g。28 剂，煎服法同前。

2015 年 10 月 9 日三诊：患者诉药后各症状基本消失，于前方去制川乌，加淫羊藿 15g 补肝肾，祛风湿，继服 14 剂。嘱回当地医院复查血沉、肝肾功能等。

2015 年 10 月 23 日四诊：病情稳定，腰背及颈部无不适感觉，肝肾功能无殊，血沉为 14mm/h，嘱继服前方，随访至今，病情未见反复。

【按语】该病患长夏之季发病，大便黏滞，可见内有湿邪内阻，小便偏黄，加之舌质暗红，可知内有蕴热；患者青年发病，足见其先天肾气不足，冷痛明显，僵硬，其阳亦不足。湿热阻滞于腰部经络，气机不利，不通则痛。正虚于内，邪阻于外，正虚为本，邪实为标，本在肾虚，邪在湿热，故治拟益肾通督，清热祛湿。方以四妙丸清利湿热为基础，加补肾之杜仲，温阳之制川乌、淡附片；舌质偏暗，络之不通，因于邪阻，故加乌梢蛇、独活、川芎活血祛风；用木瓜和胃化湿，舒筋活络。二诊时药后腰部疼痛症状缓解，而口腔溃疡发作，故加蒲公英清热佐之，再加葛根舒缓项部不适。三诊时诸症好转，以补肝肾、祛风湿之淫羊藿易大毒之制川乌以巩固治疗。四诊见舌质转红，阳气渐充，予减附子之量，并嘱其查相关脏器功能，以防制川乌、淡附片之药损。再诊诸症稳定，肝肾功能未见异常，且血沉亦正常。

（二）医案处方特点

两个案例中一个为肾虚督寒证，另一个为肾虚湿热证，首诊共同药物有独活，川芎，杜仲，淡附片，制川乌，乌梢蛇或蕲蛇，甘草，红枣，佛手。

处方共同用药特点：一是无论寒证还是湿热证，肾虚督寒是基本病机，因此都用了温肾补火的药物，如杜仲、淡附片、制川乌等。二是都有独活辛苦温祛风湿，引药下行。三是都用了血肉有情之品的乌梢蛇或蕲蛇祛风通络。四是均有甘草、红枣、佛手和中理气。

二、银屑病关节炎

（一）典型医案分析

陈某，女，58岁。

初诊时间：2015年4月8日。

主诉：四肢多关节肿痛近月余，伴散在皮疹、脱屑2年余。

病史：患者2年前无明显诱因出现斑块样皮疹，不规则形，表面覆有大量银白色鳞屑，散在发生，以肘膝关节伸侧面多见，瘙痒明显，当地医院诊为寻常型银屑病，给予多种外涂药膏（具体不详），涂后瘙痒减轻，停药或饮食不当便复发，时轻时重。近来因衣着不当，重感冒后开始出现大片皮疹，皮色鲜红，鳞屑增厚，瘙痒，全身多处关节疼痛，部分红肿，屈伸不利，时有低热，自觉乏力，自服解热镇痛药，疼痛稍有好转。查血沉65mm/h，类风湿因子和抗"O"均阴性。

刻下症：左侧肘腕关节、右侧膝踝关节疼痛明显，皮色较正常部位偏红，触诊皮温稍高，关节处散在皮疹，基底部色红有鳞屑，伴瘙痒，纳差，眠尚可，舌暗红，苔薄黄，脉弦细。

西医诊断：银屑病关节炎。

中医诊断：白疕，痹证（风热血燥）。

治法：清热解毒，凉血祛风。

方药：生地黄15g，赤芍15g，牡丹皮12g，丹参30g，炒防风9g，独活12g，乌梢蛇9g，炒僵蚕9g，徐长卿15g（后下），苍术9g，土茯苓15g，白鲜皮12g，生薏苡仁10g，生甘草9g。14剂，日1剂，水煎分2次服。嘱其忌食辛辣之品，避免劳累。

2015年4月22日二诊：患者诉近日体温正常，皮疹有所消退，乏力缓解，上肢关节肿痛减轻，但下肢关节疼痛仍明显，纳可，眠安，二便调，舌暗红，苔薄白，脉弦细。前方加川牛膝10g，木瓜10g，14剂，煎服法同前。

2015年5月6日三诊：患者诉服用上述方药后，诸症好转，唯膝关节仍有疼痛，整体病情稳定，舌暗红，苔薄白，脉细数。前方去生地黄、赤芍、牡丹皮，加威灵仙30g，豨莶草15g，北细辛3g，14剂，煎服法同前。

如此治疗两个多月，关节疼痛和皮疹瘙痒均好转，病情控制稳定。

【按语】本案属中医"白疕"范畴。根据患者证候，属风热血燥证。范永升认为，此时治当清热解毒，凉血祛风。药用生地黄、赤芍、牡丹皮清热凉血；丹参养血活血；防风解表祛风；苍术燥湿健脾；白鲜皮、土茯苓清热解毒；独活、乌梢蛇祛风止痛；徐长卿、炒僵蚕祛风止痒；薏苡仁渗湿除痹，健脾利水；辅以生甘草调和诸药。范永升认为，关节炎迁延日久，邪气久羁，深入骨骱经隧，气血凝滞不行，致经络闭塞不通，非草木之品所能宣达，须借虫蚁之类搜剔窜透，方能使经行络通，邪除正复，故常根据患者的病情灵活运用乌梢蛇或蕲蛇等虫类药祛风通络。药后关节肿痛、皮疹减轻消退，但下肢关节疼痛仍明显，故加用川牛膝、木瓜舒筋通络。三诊时，皮疹和关节症状减轻显著，唯膝关节时有疼痛，原方去生地黄、赤芍、牡丹皮，加用威灵仙、豨莶草、北细辛，以加强祛风湿止痹痛之效。范永升辨证用药准确，故疗效显著。

（二）医案处方特点

三诊处方共有药物：丹参，防风，独活，乌梢蛇，僵蚕，徐长卿，苍术，土茯苓，白鲜皮，生薏苡仁，生甘草。

处方特点：一是根据疾病的不同阶段进行辨证施治。首诊时以皮疹色红、脱屑伴瘙痒明显，伴有关节痛，以热毒风湿为主，用药以赤芍、牡丹皮、生地黄清热凉血，土茯苓、白鲜皮清热解毒，兼用独活、防风、徐长卿等祛风止痛。三诊时皮疹和关节症状均减轻，唯膝关节疼痛留恋难去，以风湿痹阻为主，故而去生地黄、赤芍、牡丹皮清热凉血药物，加用威灵仙、豨莶草、北细辛祛风通络。二是始终应用防风、徐长卿、僵蚕、乌梢蛇等祛风湿通经络，土茯苓、白鲜皮等清热解毒祛湿。三是始终应用丹参养血活血，体现了"治风先治血，血行风自灭"的用药思想。

三、炎性肠病关节炎

（一）典型医案分析

陈某，男，49 岁。

初诊时间：2016 年 3 月 17 日。

主诉：反复腹泻 3 年余，腰背痛 1 个月。

病史：患者既往曾有慢性腹泻病史 3 年余，当地医院诊断为"溃疡性结肠炎"，予柳氮磺吡啶口服治疗。1 个多月前感冒后出现后背及腰部不适，查 HLA-B27 阳性，ANA、RF 阴性，ESR 22mm/h。当地医院考虑为"强直性脊柱炎（AS）"，加大柳氮磺吡啶剂量后症状稍有缓解。患者为寻求中医治疗，遂至范永升处就诊。

刻下症：腰背僵硬不适，肠鸣，大便溏，每日 3～5 次。舌质淡，苔白腻，脉沉细。

西医诊断：炎性肠病关节炎。

中医诊断：痹证（中阳不足，寒湿阻络）。

治法：健脾祛湿，温肾通络。

方药：苓桂术甘汤加味。茯苓 30g，桂枝 9g，炒白术 15g，炙甘草 9g，杜仲 30g，姜半夏 9g，滑石 30g（包煎），乌梢蛇 9g，薏苡仁 10g，菟丝子 10g，威灵仙 20g，豨莶草 15g，细辛 3g，大枣 10g，佛手 9g。21 剂，水煎服，日 1 剂，分 2 次服用。

2016 年 4 月 7 日二诊：诉服前方后，每日大便次数基本控制在 3 次左右，后背及腰部不适症状基本消失，舌质较前稍红，脉象基本同前。效不更方，改白术为 20g。续进 28 剂，煎服法同前。

2016 年 6 月 14 日三诊：诉近两个月基本维持服前方，腰背不适症状未发作，现大便每日 1～2 次。于前方中减乌梢蛇为 6g，嘱继服。后患者未再就诊。

【按语】患者素来脾虚湿盛，有慢性腹泻病史。半百之年，脾肾两虚。发病之时为正月，天气寒冷，外感后引发本病，可见其正气本虚。脾阳不足，运化无力而湿邪内生，湿性黏滞，阻滞经络，不通则痛，发于胃肠则腹泻；肾阳不足，温煦失职，故腰背僵硬。治以健脾祛湿为主，兼以温肾通络。方以苓桂术甘汤健脾温中，化气利水，加细辛、半夏、薏苡仁、滑石以加强祛湿之效，辅以杜仲、菟丝子以温肾，用乌梢蛇、威灵仙、豨莶草祛风除湿通络，佐以佛手理中焦之气机。方证相合，故二诊时诸症好转，舌质亦稍转红，为中阳渐长之象。三诊诸症未发，而腹泻症状亦明显好转。

（二）医案处方特点

一是健脾祛湿与温肾通督并举，以健脾温中、化气利水为主，兼以温肾通督。二是白术、姜半夏等辛苦温健脾燥湿之品与茯苓、薏苡仁、滑石等甘淡利水渗湿药物协同，以加强祛湿之效。三是威灵仙、豨莶草等药物与乌梢蛇同用，以加强祛风湿通络之效。

第七节　白塞病

白塞病（Behcet's disease，BD）是一种以口腔和外阴溃疡、眼炎及皮肤损害为临床特征，可累及多个系统的慢性血管炎性疾病。复发性口腔溃疡（recurrent oral ulcer，ROU）是一种常见的反复发作性口腔黏膜溃疡性疾病。白塞病或单纯复发性口腔溃疡属中医"狐惑病"范畴。《金匮要略·百合狐惑阴阳毒病证治第三》曰："狐惑之为病，状如伤寒，默默欲眠，目不得闭，卧起不安，蚀于喉为惑，蚀于阴为狐，不欲饮食，恶闻食臭，其面目乍赤、乍黑、乍白。蚀于上部则声喝，甘草泻心汤主之。"本病多认为属于虫毒为病，虫因湿热而化生，往往腐蚀于幽阴之处，肉眼看不见，故有狐惑之称。

范永升认为，本病的发生主要是由于心火、脾胃虚弱和湿浊内蕴而使热毒内攻，脏腑受损，湿热久停，熏蒸气血而致肉腐失养形成口腔溃疡。本病反复发作，临床多见虚实夹杂的证候。虚证多由脾胃气虚，或过用抗炎药物与苦寒清凉之品而致清阳不升，阴火不降，阴火乘虚上炎，熏蒸于口而成此证；实证多由心脾积热，腐蚀口腔而形成溃疡。白塞病慢性期或复发性口腔溃疡多为虚实夹杂，寒热并见的病症。病机以脾胃虚弱为本，阴火湿热为标，治疗应攻补兼施，寒热并用。常用《金匮要略》之甘草泻心汤治疗本病。

（一）典型医案分析

医案 1

郑某，女，47 岁。

初诊时间：2018 年 11 月 24 日。

主诉：反复口腔溃疡伴下肢结节红斑 6 年余，再发 1 个月。

病史：患者 6 年前无明显诱因下出现口腔溃疡，伴双下肢结节红斑，无发热、关节疼痛，无口干、目干等不适，遂至某市公立医院就诊，行双下肢结节活检等检查后诊断为"白塞病"，予沙利度胺、帕夫林口服后症状缓解，后因乏力及面部、四肢浮肿停用上述药。1 年前曾至范永升处就诊，开始口服中药治疗，口腔溃疡持续改善，双下肢结节红斑稍有反复。1 个月前再次出现口腔溃疡伴双下肢结节红斑，无发热、关节痛等不适，遂于范永升处就诊。

刻下症：口唇溃疡，下肢结节性红斑发作，局部皮肤肤温高，体倦乏力，大便干，舌质淡红，苔薄，脉细。

西医诊断：白塞病。

中医诊断：狐惑病（脾胃虚弱，湿毒水饮）。

治法：清热解毒，通阳利湿。

方药：甘草泻心汤、苓桂术甘汤合赤小豆当归散加减。生甘草 12g，姜半夏 6g，干姜 6g，黄芩 9g，黄连 5g，茯苓 15g，桂枝 6g，炒白术 12g，赤小豆 10g，当归 10g，蒲公英 30g，佛手 9g，香附 9g，重楼 6g，生薏苡仁 30g，柴胡 9g，川牛膝 9g。14 剂，日 1 剂，水煎服，分 2 次服用。

2018 年 12 月 8 日二诊：口唇溃疡已退，下肢结节性红斑仍有，便干，体倦乏力，舌质淡红，苔薄，脉细，拟解毒散结为治。前方去黄芩、炒白术、重楼和川牛膝，减干姜至 3g，加黄芪 9g，沉香曲 6g，金银花 15g，皂角刺 9g。14 剂，煎服法同前。

2018 年 12 月 23 日三诊：结节性红斑已消，仍有便干，体倦乏力，舌质淡暗红，苔薄腻，脉细，拟健脾化湿和中为治。前方去香附、金银花、皂角刺，加黄芪至15g，加火麻仁9g，炒枳壳12g。14剂，煎服法同前。

目前患者病情稳定，仍在随访中。

【按语】患者以"口唇溃疡、下肢结节性红斑"为主症，可属中医"狐惑病"范畴。患者脾胃虚弱，湿浊内蕴，郁积而成火热之毒，阴火上乘，则发口唇溃疡；湿浊与热毒相合，壅遏脉络，则生结节性红斑；中焦虚弱，气血生化不足，则有体倦乏力。故范永升以甘草泻心汤加蒲公英、重楼清热解毒祛湿，苓桂术甘汤加佛手、生薏苡仁健脾渗湿化饮，赤小豆当归散活血化瘀，清利湿热，川牛膝活血祛瘀，引药下行。又因狐惑病多与情绪相关，故以柴胡、香附疏肝理气，调畅情志。二诊时，患者口疮已退，故减去清上焦火热的黄芩和重楼，由于患者仍有下肢结节性红斑，故易川牛膝为皂角刺，使其走窜之力愈强，直达皮肤肌肉；加金银花透散表热，黄芪托毒排脓；减干姜用量，易炒白术为沉香曲，既能健脾化湿，又不至于温补过热。三诊时，患者诸症好转，故减去香附、金银花、皂角刺；仍有大便不畅，故加炒枳壳、火麻仁行气润肠通便。

医案2

伍某，女，38岁。

初诊时间：2013年10月23日。

主诉：复发性口腔溃疡10年余，加重2年。

病史：患者10年前出现口腔溃疡，反复发作，伴有外阴部溃疡。2年前症状加重，查抗核抗体谱：ANA 1∶100，余抗体均阴性，当时诊断为"白塞病"。予泼尼松片、沙利度胺片治疗后好转，停用激素后溃疡复发，近期多处（口腔、咽喉、会阴）溃疡，且疼痛明显。查：白细胞$7.0×10^9$/L，血沉58mm/h。

刻下症：口腔内多发溃疡，会阴部溃疡，伴头晕、胃纳差，舌红，苔黄腻，脉弦滑。

西医诊断：白塞病。

中医诊断：狐惑病（湿热内蕴）。

治法：清热祛湿，解毒生肌。

　　方药：甘草泻心汤加味。黄连 9g，黄芩 9g，姜半夏 9g，干姜 6g，生甘草 12g，太子参 15g，大枣 9g，丹参 15g，白花蛇舌草 15g，蒲公英 30g，乌梢蛇 9g，白芍 15g，皂角刺 9g，天花粉 15g，木瓜 10g，佩兰叶 9g。14 剂，日 1 剂，水煎分 2 次服，禁忌生冷辛辣、炒货等。

　　2013 年 11 月 6 日二诊：口腔溃疡明显减轻，疼痛消除，会阴部溃疡消失，胃纳可，舌质淡红，苔薄腻，脉弦滑。在原方基础上去太子参、木瓜，加金银花 12g，黄芪 12g，半枝莲 15g，继服 14 剂，煎服法同前。

　　2013 年 11 月 20 日三诊：症状明显改善，只有 2 个浅表的口腔溃疡未愈，续服上方巩固疗效。

　　【按语】范永升认为白塞病可属中医"狐惑病"的范畴，本病的发生主要是由于脾胃虚弱而致阴火（心火），日久必有湿浊内生，湿火熏蒸，肉腐失养，口疮泛发。本病反复发作，临床多见虚实夹杂的证候。虚证多为脾胃气虚，或过用抗炎药物与苦寒清凉之品而致清阳不升，阴火乘虚上炎，熏蒸于口，而成此证；实证多为心脾积热，腐蚀口腔，形成溃疡。病机总以脾胃虚弱为本，阴火湿热为标，因此治疗应攻补兼施、寒热并用。范永升常用《金匮要略》之甘草泻心汤治疗本病。

　　本案患者反复口腔溃疡 10 年余，表现为湿热内蕴证候，其病机本质为虚实夹杂、寒热错杂。范永升认为，此时治当清热解毒祛湿，治以甘草泻心汤加减，其中黄连、黄芩苦降，清热燥湿，泻火解毒；半夏、干姜辛开，既可宣畅气机，又可燥湿；佩兰、木瓜化湿，醒脾开胃；蒲公英、白花蛇舌草清热解毒；丹参、乌梢蛇活血祛瘀；湿热久郁，必伤正气，故用太子参补中益气，与甘草相用以扶正祛邪。药后溃疡明显减轻，疼痛消除，患者正气得复，去太子参，继续予清热祛湿，加用金银花、半枝莲加强清热解毒，合黄芪健脾祛湿。范永升辨证用药准确，故疗效显著。

（二）医案处方特点

　　两个案例处方共有药物：甘草、姜半夏、干姜、黄芩、黄连、蒲公英、皂角刺等。核心处方为甘草泻心汤。

处方特点：一是黄连、黄芩等苦寒药物与干姜、姜半夏等辛温药物合用，以起到"辛开苦降"的作用，一者上焦邪热得清，二者中焦湿浊、水饮得化。二是既用清热燥湿的黄连、黄芩，又有健脾燥湿的姜半夏或白术，以及甘寒解毒利湿的蒲公英或半枝莲等药物，全方位祛除湿毒之邪。三是疾病发作时，都用清热解毒药物，或用重楼，或用白花蛇舌草等。四是都用活血祛瘀药，或用当归活血，或用丹参活血。

第八节　成人斯蒂尔病

成人斯蒂尔病（adult-onset still's disease，AOSD）是一组以发热、关节痛和（或）关节炎、皮疹、白细胞增多、淋巴结肿大等为主要临床表现的综合征。范永升就本病的临床特点，即发热、皮疹、关节痛，提出了"热疹痹"的新病名，并正名如下：热疹痹是指感受风、湿、热毒等邪气，痹阻经络，郁而化热，引起发热、皮疹、关节痛，或伴有瘰疬肿大，甚或伴有脏腑功能损伤的一种疾病。

本病的发病与感受风热、时行疫毒、湿热毒邪等邪气有关。风热之邪，熏蒸清道，则出现咽喉或瘰疬肿痛；时行疫毒，极易出现热毒炽盛，流连气分，则见高热、汗出；风湿热毒，痹阻关节经络，引起关节灼热肿痛、甚或屈伸不利；热毒深入营血，可出现斑疹隐隐等症状。基本病机为风湿热毒，痹阻气血。该病因素体阳盛，脏腑积热，复感风热、时行疫毒、湿热毒邪等邪气，循卫气营血内传，或侵犯关节、经络，甚或累及脏腑，痹阻气血而发病。初期以邪实为主，多为风湿热毒；后期伤及正气，出现阴虚内热、气阴亏虚之证候，久病出现瘀血阻络之征象。

本病初期邪犯肺卫，应疏风清热，解肌透邪，常选用柴葛解肌汤合银翘散加减治疗；进展期湿热毒蕴，应清热祛湿，解毒通络，常选用宣痹汤合四妙散加减治疗；极期邪入气营，当清营凉血，透热转气，常选用白虎汤合犀角地黄汤加减治疗；恢复期当养阴清热，散瘀通络，常选用青蒿鳖甲汤合增液汤加减治疗。尤其在疾病活动期，临床表现为寒战高热，起伏不断，汗出，口渴，喜冷饮，肢体红斑皮疹随热而出，瘰疬灼热肿痛，关节疼痛较剧，尿黄，便干，舌红苔黄燥或红绛少苔，脉滑数或洪数，范永升常用柴胡桂枝汤、白虎汤合犀角地黄汤加减清热泻火，清营凉血，常常起到良好的临床疗效。

（一）典型医案分析

医案 1

陈某，女，45 岁。

初诊时间：2011 年 4 月 22 日。

主诉：反复发热、皮疹、关节痛伴咽痛 1 年，再发 2 天。

病史：患者 1 年前无明显诱因下出现发热，体温在 39～40℃，发热时出现四肢及躯干部红色斑丘疹，伴四肢关节游走性疼痛，咽痛。抗感染治疗无效后，予糖皮质激素和甲氨蝶呤治疗后病情逐渐缓解。2 天前劳累后上述症状再发，故至本院诊治。入院查体：体温 39.2℃，心率 90 次 / 分，呼吸 20 次 / 分，血压 100/75mmHg，四肢及躯干可见散在红色斑丘疹，浅表淋巴结未及肿大，心肺听诊无殊，腹平软，无压痛，肝脾肋下未及，双下肢无水肿，右踝关节略肿，压痛阳性。辅助检查：白细胞 $16.5×10^9$/L，中性粒细胞 89.4%，CRP 122.6mg/L，ESR 90mm/h，铁蛋白 1103.2ng/mL，ANA 阴性，RF 阴性，肝肾功能、肿瘤指标正常。血培养、咽拭子培养均阴性。

刻下症：恶寒发热，出汗，肢体皮疹时隐时现，踝关节疼痛，咽痛咽干，纳寐可，二便调，舌红，苔薄腻，脉细数。

西医诊断：成人斯蒂尔病。

中医诊断：热疹痹（邪热伤阴，风湿痹阻）。

治法：清热祛风，养阴透热。

方药：柴胡桂枝汤、白虎汤合青蒿鳖甲汤加减。柴胡 10g，黄芩 12g，姜半夏 9g，桂枝 6g，生石膏 30g（先煎），知母 12g，青蒿 30g，牡丹皮 12g，赤芍 20g，升麻 9g，滑石 24g（包煎），生甘草 9g，白僵蚕 9g，蝉蜕 6g，防风9g，独活10g，佛手9g。7剂，水煎服，日1剂，分2次服用。西医予以甲强龙针40mg/d，甲氨蝶呤片10mg/w，羟氯喹片0.2g/d抗炎、免疫抑制治疗。

2011年4月29日二诊：药后发热、皮疹逐渐消退，仍有下肢关节隐隐作痛，口干，舌红，苔薄，脉数。处方：柴胡10g，黄芩12g，姜半夏9g，知母12g，青蒿30g，牡丹皮12g，赤芍20g，升麻9g，滑石24g（包煎），生甘草9g，白僵蚕9g，蝉蜕6g，防风9g，独活10g，威灵仙30g，徐长卿30g，麦冬20g，佛手9g。7剂，煎服法同前。

2011年5月6日三诊：药后皮疹隐隐，下肢关节时有疼痛，感有口干，舌红，苔薄白，脉细数。前方去黄芩、升麻，加生地黄15g滋阴养血，独活9g，川牛膝12g祛风湿通络。续进7剂。

应用中西医结合治疗3周后患者发热、皮疹、关节痛及咽痛症状消退。门诊继续予以中西医结合治疗2个月后复查：白细胞$12×10^9$/L，中性粒细胞81.1%，血小板$255×10^9$/L，CRP 67mg/L，ESR 60mm/h，激素逐渐减至泼尼松片10mg/d，甲氨蝶呤片12.5mg/w，羟氯喹片0.2g/d治疗。病情得到明显改善。

【按语】本案患者初诊时有高热起伏，汗出，肢体皮疹随热而出，踝关节疼痛，咽痛咽干等表现，范永升结合本病的证候特点，创造性地提出了"热疹痹"的概念。病机为三阳合病，热入营血，毒热伤阴，治宜清透三阳之热毒，佐以凉血和营，祛风通络。处方应以柴胡桂枝汤、白虎汤及青蒿鳖甲汤三方为基本方。其中柴胡桂枝汤出自《伤寒论·辨太阳病脉证并治下》，曰："伤寒六七日，发热，微恶寒，支节烦疼，微呕，心下支结，外证未去者，柴胡桂枝汤主之。"柴胡桂枝汤是桂枝汤和小柴胡汤的合方，用于治疗太阳少阳合病。白虎汤为治疗阳明气分热盛的方子。柴胡桂枝汤与白虎汤合用以清三阳经邪热，同时合用青蒿鳖甲汤解毒养阴透热，深得仲景清热育阴之治法。加以辛苦寒之牡丹皮、赤芍清热凉血透热；苦寒之黄芩、辛温之半夏辛开苦降，寒热并用，以祛湿邪；滑石甘寒利尿通阳；蝉蜕利咽透疹；白僵蚕、防风、独活通络止痛；生甘草调和诸药。药后发热、皮疹逐渐消退，下肢关节仍隐隐作痛，故去石膏、滑石之寒凉药，加用威灵仙、徐长卿以祛风除湿，通络止痛；患者又诉口干，此乃热后津伤之征，故用麦冬滋阴润燥。三诊时，热已消，唯皮疹隐隐，口干，下肢关节时有疼痛，原方去黄芩、升麻，加用独活、牛膝增强祛风通络之效，合生地黄以养阴生津。范永升辨证用药准确，故疗效显著。

医案 2

徐某，男，69 岁。

初诊时间：2009 年 9 月 12 日。

主诉：反复发热、皮疹、腕关节痛伴咽痛 5 年，再发 3 天。

病史：5 年前出现反复发热，发热时伴有皮疹、腕关节痛，以及咽痛，曾在某三甲医院住院治疗，诊断为"成人斯蒂尔病"，经大剂量激素及免疫抑制剂治疗后病情缓解。3 天前患者自行停药后上述症状再发。辅助检查：白细胞 13.5×10^9/L，中性粒细胞 80.4%，C 反应蛋白 112.6mg/L，血沉 90mm/h，抗核抗体阴性。血培养阴性。

刻下症：高热，汗出，皮疹时隐时现，腕关节疼痛，咽痛，纳差，寐可，二便调，舌质暗红，苔薄腻，脉数。

西医诊断：成人斯蒂尔病。

中医诊断：热疹痹（热毒内盛，风湿痹阻）。

治法：清热解毒，祛风除湿。

方药：白虎汤合柴胡桂枝汤加减。石膏 15g（先煎），知母 10g，桂枝 9g，炒白芍 20g，柴胡 9g，姜半夏 9g，黄芩 10g，生薏苡仁 10g，滑石 15g（包煎），生甘草 12g，蕲蛇 9g，羌活 10g，青风藤 10g，蜂房 10g，石菖蒲 9g，佩兰 9g。7 剂，水煎服，日 1 剂，温服。同时应用甲强龙针 40mg/d 静脉滴注抗炎、免疫抑制治疗。

2009 年 9 月 17 日二诊：药后发热逐渐消退，仍有腕关节隐隐作痛，口干，食欲较前好转，舌红，苔腻转薄，脉数。前方去石膏、滑石、石菖蒲、佩兰，加威灵仙 30g，徐长卿 30g 祛风除湿，加麦冬 20g 滋阴润燥。再进 7 剂。

2009 年 9 月 24 日三诊：药后无发热，皮疹隐隐，腕关节时有疼痛，仍有口干，自觉乏力，舌红，苔薄白，脉沉细。前方去黄芩，加黄芪 15g，生地黄 15g 益气滋阴养血；加独活 9g，川牛膝 12g 祛风湿通络，续进 7 剂。

如此治疗 3 周后，患者发热、皮疹、腕关节痛及咽痛症状消退。复查：白细胞 9.5×10^9/L，中性粒细胞 79%，C 反应蛋白 30mg/L，血沉 30mm/h。病情得到明显改善。范永升强调由于本病病情易反复，故取效后不宜停药过快，嘱患者按原方继续服药 2 周，并定时复诊。

【按语】本案患者初诊时高热，汗出，肢体皮疹随热而出，腕关节疼痛，咽痛，舌红，苔薄腻，脉数，范永升认为当属于"热疹痹"。病机为阳明气分证与太阳、少阳合病，兼风湿痹阻关节。范永升认为，此时治则当清透三阳经邪热，同时要兼顾祛风湿，通经络。药用石膏、知母清透阳明气分邪热出表；柴胡、黄芩和解少阳经邪气；桂枝、白芍从太阳论治，调和营卫；滑石、生甘草清利湿热；石菖蒲、佩兰芳香化湿；羌活、青风藤、蕲蛇、蜂房等祛风湿，通经络。二诊时，药后发热、皮疹逐渐消退，腕关节仍隐隐作痛，故去石膏、滑石之寒凉药，加用威灵仙、徐长卿以祛风除湿，通络止痛；口干乃热后津伤之征，故用麦冬滋阴润燥；苔腻转薄，食欲较前好转，故去石菖蒲、佩兰。三诊时，热已消，唯皮疹隐隐，口干，乏力，腕关节时有疼痛，脉沉细，此乃病程迁延患者出现气阴两虚之证，原方去黄芩加用独活、川牛膝增强祛风通络之效；加黄芪、生地黄以益气养阴生津。范永升辨证用药准确，故疗效显著。

（二）医案处方特点

两个医案的共同处方药物有柴胡、黄芩、姜半夏、桂枝、生石膏、知母、滑石、生甘草等。核心方剂为柴胡桂枝汤合白虎汤。

处方特点：一是强调解毒透热。本病传变迅速，极易由气分转入营血，形成气营两燔的局面，故应及早使用清热凉血药，有利于疾病向好的方向转归。处方应用白虎汤之生石膏、知母清气分热，同时医案 1 又应用牡丹皮、赤芍等清营凉血，法取吴又可《温疫论》"客邪贵于早逐""邪不去则病不愈"之理。同时又注重解毒透热之法，医案 1 用了青蒿辛寒，配合知母、牡丹皮等清透热毒。二是善用和解之法。本病有"往来寒热"的特点，邪气在半表半里，故范永升常用柴胡桂枝汤和解少阳，调和营卫。柴胡桂枝汤出自《伤寒论·辨太阳病脉证并治下》，曰："伤寒六七日，发热，微恶寒，支节烦疼，微呕，心下支结，外证未去者，柴胡桂枝汤主之。"柴胡桂枝汤是桂枝汤和小柴胡汤的合方，用于治疗太阳少阳合病，其中桂枝汤调和营卫，解肌辛散，以治太阳之表，小柴胡汤和解少阳，宣展枢机，以治半表半里。三是注重祛风除湿。本病湿邪为患，病程缠绵，又注重湿邪的祛除，范永升常应用滑石清热利湿，黄芩清热燥湿，姜半夏健脾燥湿。范永升认为，湿邪弥漫，阻滞气机，易致阳气不通，进而化热，故重视祛湿法。同时患者常有关节游走作痛及皮疹隐现，病位在表，故范永升或取升降散之蝉蜕、僵蚕等祛风透疹，或用羌活、独活、防风、乌梢蛇、蕲蛇等祛风湿通络，或用石菖蒲、佩兰等芳香化湿。

第九节　自身免疫性肝病

自身免疫性肝病是以累及肝脏为主的一类自身免疫性疾病，主要包括自身免疫性肝炎、原发性胆汁性肝硬化、原发性硬化性胆管炎及三者中任两者的重叠综合征。范永升认为，本病属中医"胁痛""黄疸""鼓胀""癥瘕"等范畴。该病的发生，往往由于情志不遂，肝失条达，气机不利，气滞血瘀，或肝郁脾虚，水液运化失职，津液停聚，继而出现积聚、鼓胀；或饮食不节，嗜食膏粱肥腻，烟酒无度，日久脾胃受伤，运化失职，湿浊内生，阻滞中焦，土壅木郁，胆汁被阻，不循常道，浸淫肌肤而出现黄疸。该病的病位在肝，涉及肝、脾、肾三脏。肝郁血瘀是形成该病的基本病机。气滞、血瘀、水停互为因果，疾病进一步发展，阴损及阳，阳损及阴，最终导致气血阴阳亏虚。本病病变的性质是本虚标实，本虚主要为肝、脾、肾亏虚，标实主要为气滞、血瘀、水停。

范永升认为，本病早期按"胁痛"论治，治则以疏肝理气健脾为主，常选用逍遥散合金铃子散加减治疗；慢性期以滋阴通络为主，常选用一贯煎加减治疗；进展期发黄按"黄疸"论治，以清热祛湿退黄为主，常选用茵陈蒿汤加减治疗；晚期按"鼓胀"或"癥瘕"论治，以活血化瘀利水为主，常选用调营饮加减治疗。

一、自身免疫性肝炎

（一）典型医案分析

翟某，女，66岁。

初诊时间：2020年3月21日。

主诉：肝功能异常2年余。

病史：患者2年前体检时发现血小板偏低，遂至浙江省某医院进一步复查，检查发现谷丙转氨酶（ALT）、谷草转氨酶（AST）、总胆汁酸明显升高，IgG升高，ANA 1∶160，排除感染、肿瘤后，考虑为"自身免疫性肝炎"，予优思弗、纷乐口服治疗。治疗半年后因肝功能指标控制不佳，开始加用美卓乐4mg/d口服，因肝酶持续异常，ALT、AST波动在70～120U/L之间，遂至范永升处诊治。

刻下症：两胁胀痛，腹部胀滞，便溏，舌质红，苔薄腻，脉沉细。

西医诊断：自身免疫性肝炎。

中医诊断：胁痛（肝脾不和）。

治法：疏肝健脾，活血除湿。

方药：四逆散合六君子汤加减。太子参30g，炒白术30g，青蒿30g，茯苓15g，炙甘草9g，半枝莲30g，赤芍30g，柴胡9g，姜半夏9g，木瓜9g，川芎12g，炒白芍20g，炒枳壳15g，郁金9g，垂盆草15g，佛手9g。14剂，日1剂，水煎服，分2次服用。

2020年4月4日二诊：复查肝功能提示ALT、AST恢复正常水平，胁痛减轻，腰背酸楚，舌质红，苔薄腻，脉细。治以益肾通络散结。前方去川芎、郁金、垂盆草，加桔梗 5g，生薏苡仁 15g，杜仲 30g，炒枳壳调整为 30g，续进 14 剂。

2020 年 4 月 18 日三诊：胁痛改善，腰背酸楚好转，舌质红，苔薄腻，脉细。治以益肾柔肝通络。前方去桔梗、生薏苡仁，加川厚朴花 9g，茯苓调整为 18g，姜半夏调整为 6g，续进 14 剂。

目前诸症稳定，皮肤偶发瘀斑，仍在范永升处定期服用中药。

【按语】患者以"两胁胀痛"为主症，可属中医"胁痛"范畴。患者病位在肝，肝郁气滞，故两胁胀痛；横逆犯脾，脾胃气虚，运化失司，则见腹部胀滞、大便稀溏。范永升认为，见肝之病，知肝传脾，当先实脾。故首以六君子汤为主方健脾和胃，方中以太子参代替人参，除易取价廉外，太子参性平，归脾经，体润性和，虽大补元气之力不及人参，但其补气之余亦能生津，清补相兼，顾护中焦，以助运化；兼以四逆散加佛手疏肝解郁，理气止痛。患者病程日久，久病入络，气滞日久，必有血瘀，故合用川芎、郁金、赤芍凉血行气活血。青蒿、半枝莲、垂盆草保肝降酶。二诊时，患者胁痛减轻，故以降逆开结的桔梗换辛温香燥的川芎和郁金；肝酶水平恢复正常，故减垂盆草。患者有腰背酸楚，故以杜仲补益肝肾，强筋壮骨。三诊时，患者症状均改善，故以川厚朴花质轻甘平之药替换桔梗，加重健脾祛湿的茯苓用量。范永升结合患者病情和刻下症状，用药精当，用药以胜病为主，病轻则药轻，而不徒伤正气。

（二）医案处方特点

范永升三诊处方常用药物有太子参，炒白术，青蒿，茯苓，炙甘草，半枝莲，赤芍，柴胡，姜半夏，木瓜，炒白芍，炒枳壳，佛手。核心处方是六君子汤合四逆散。

处方特点：一是注重健运脾胃，"见肝之病，知肝传脾，当先实脾"，故首诊以六君子汤为主。二是强调疏肝行气，常用四逆散，并重用白芍。三是重视活血祛瘀，"久病入络"，气滞日久，必有血瘀，因此，常加入赤芍、郁金等行气活血祛瘀药物。四是注意祛除湿邪，常用白术、茯苓健脾祛湿，或茵陈、薏苡仁、垂盆草甘淡利湿，或用姜半夏、川厚朴花等化湿。

二、原发性胆汁性肝硬化

（一）典型医案分析

汪某，女，41 岁。

初诊时间：2020 年 8 月 10 日。

主诉：肝功能异常 1 年，皮肤、巩膜黄染 2 个月。

病史：1 年前体检时发现肝酶升高，无皮肤、巩膜黄染，口服护肝片后肝酶有所下降。2 个月前出现皮肤发黄，巩膜黄染，伴小便黄，偶有乏力、腹胀，实验室检查：谷丙转氨酶（ALT）196U/L，谷草转氨酶（AST）194 U/L，碱性磷酸酶（ALP）402U/L，谷氨酰转移酶（GGT）443U/L，总胆红素（TBIL）73.7μmol/L，直接胆红素（DBIL）38.5μmol/L，间接胆红素（IBIL）35.2μmol/L，总胆汁酸（TBA）106.3μmol/L；抗核抗体阳性 1∶320，抗线粒体抗体 M2 型（AMA-M2）阳性（+++）；肝脏 MRI 提示肝硬化，脾大。

刻下症：患者全身皮肤发黄，巩膜黄染，小便发黄，乏力，腹胀，伴呃逆、纳差、口干、大便秘结，月经经量减少有血块，经期延长。舌质暗红，苔黄腻，脉弦细滑。

西医诊断：原发性胆汁性肝硬化。

中医诊断：黄疸（阳黄，热重于湿）。

治法：清热化湿，柔肝健脾。

方药：茵陈 20g，虎杖 15g，郁金 10g，垂盆草 30g，生地黄 12g，赤芍 30g，麸白芍 20g，银柴胡 10g，枸杞子 12g，蒸南五味子 9g，茯苓 15g，薏苡仁 15g，木瓜 12g，佛手 9g，炙甘草 9g。14 剂，每日 1 剂，水煎，早晚温服 200mL。同时予优思弗（0.25g tid）治疗。

2020 年 8 月 24 日二诊：药后目黄、身黄已退大半，乏力改善，小便尚黄，仍有口干苦、排便不畅、呃逆，伴胸胁胀满，舌质暗红，苔薄腻，脉弦滑。前方改银柴胡为柴胡 10g，改佛手为炒枳壳 12g，茯苓加至 30g，加大黄

6g（后下）。14 剂，煎服法同前。

2020 年 9 月 8 日三诊：复查肝功能提示肝酶、胆酶及黄疸指标均有明显下降，体力恢复明显，皮肤、小便颜色近乎正常，呃逆、胸胁胀满亦减，大便转畅，稍有口干，仅余目微黄，舌质暗红，苔薄黄腻，脉弦。处方：茵陈 20g，郁金 10g，垂盆草 30g，赤芍 20g，麸白芍 20g，柴胡 10g，枸杞子 12g，蒸南五味子 9g，茯苓 30g，薏苡仁 30g，车前草 15g，炒枳壳 12g，炙甘草 9g。14 剂，煎服法同前。继续予以中西医结合治疗巩固疗效。

【按语】原发性胆汁性肝硬化是一种由自身免疫反应介导的慢性进行性胆汁淤积性肝病，属中医"黄疸"范畴。《金匮要略·黄疸病脉证并治第十五》言"黄家所得，从湿得之"，其病机关键是湿邪为患。本案病机为湿从热化，瘀热在里所致的阳黄，如《医学心悟》所云："黄疸者，湿热蕴蒸所致，如氤氲相似，湿蒸热郁而黄成矣。"湿热蕴结中焦，胆液不循常道，泛溢他处，故见目黄、身黄、尿黄；肝郁脾虚故见胸胁胀满、呃逆纳差、月经量少且有血块。范永升认为本案热重于湿，病属阳明，拟清热化湿、凉血退黄为主，兼以养血柔肝。方中茵陈为退黄要药，虎杖、郁金、垂盆草清热利湿退黄，配伍生地黄、重用赤芍以清肝凉血退黄，正如《医学心悟》云"祛瘀生新而黄自退"；银柴胡清透虚热，白芍、枸杞子、五味子柔肝养血以补肝体；茯苓、薏苡仁甘淡渗利以退黄；佛手疏肝理气，木瓜和胃化湿，炙甘草调和诸药。二诊仍有胸胁胀满、口苦、呃逆、大便不畅，为肺胃不降之指征，故改银柴胡为柴胡疏肝行气，加用大黄、炒枳壳通腑泄热，药后诸症改善。三诊患者仍有目睛微黄，湿邪留恋，故以茯苓、薏苡仁、车前草联用加强淡渗利湿之效。清热利湿退黄并举，适时通腑泄热，以祛除湿热为要，方证对应，疗效满意。

（二）医案处方特点

此案范永升处方三诊共同用药如下：茵陈、郁金、垂盆草、赤芍、白芍、柴胡（或银柴胡）、枸杞子、五味子、茯苓、薏苡仁、炙甘草等。

用药特点：一是因湿热郁滞是免疫性肝病的关键病机，故重视清热利湿退黄法，常用茵陈、垂盆草等药物。二是范永升认为枢机不利为免疫性肝病发病的重要病机之一，故常用四逆散疏利肝气。三是践行"见肝之病，知肝传脾，当先实脾"的用药原则，常用茯苓、薏苡仁健脾利湿，佛手、炙甘草理气和胃。四是重用赤芍、白芍滋阴柔肝，凉血祛瘀，以及五味子酸温保肝，现代药理研究证实芍药、五味子有良好的保肝作用，故范永升常辨病辨证结合使用。

三、自身免疫性肝炎并原发性胆汁性胆管炎

（一）典型医案分析

沈某，女，61 岁，浙江桐乡人。

初诊时间：2011 年 3 月 4 日。

主诉：皮肤发黄 18 年，腹胀、双下肢水肿半年。

病史：患者 18 年前出现皮肤发黄，半年前出现腹胀、双下肢水肿，于 2011 年 3 月 1 日入住本院。入院查体：面色晦滞不华，皮肤、巩膜略黄染，浅表淋巴结未及肿大，心肺听诊无殊，腹大膨隆，脾肋下一横指，移动性浊音阳性，腹部可见散在蜘蛛痣，双下肢可见多处瘀点瘀斑，伴有中度凹陷性水肿。入院后辅助检查：血常规示白细胞（WBC）2.5×10^9/L，血红蛋白（Hb）117g/L，血小板（PLT）35×10^9/L。肝功能示白蛋白 29.7g/L，ALT 170U/L，AST 155U/L，总胆红素 45.2μmol/L，直接胆红素 25.8μmol/L，碱性磷酸酶（ALP）230U/L，谷氨酰转肽酶（GGT）167U/L。凝血功能示凝血酶原时间（PT）22.0s，国际标准化比值（INR）1.75。肝炎抗体全套均阴性。ANA（＋）1：320，AMA-M2 阳性，抗可溶性肝抗原抗体 / 抗肝胰抗体阳性。腹部 B 超示慢性弥漫性肝病，脾大，腹腔积液。

刻下症：面色晦滞不华，身目略发黄，脘腹胀满，口干而苦，眼干涩，小便短少，大便干，肢体瘀点瘀斑，下肢浮肿，舌暗红，苔黄白相兼，脉滑。

西医诊断：自身免疫性肝炎并原发性胆汁性胆管炎。

中医诊断：鼓胀（肝胆湿热，水瘀内停）。

治法：清热利湿，活血祛瘀。

方药：茵陈蒿汤合调营饮加减。绵茵陈 30g，焦栀子 9g，制大黄 9g，赤芍 30g，川芎 15g，白英 9g，郁金 12g，茯苓 30g，猪苓 30g，仙鹤草 30g，麦冬 20g，枸杞子 30g，生薏苡仁 10g，苍术 12g，姜半夏 9g，川厚朴花 9g，红枣 10g。14 剂，水煎，每日 1 剂，分 2 次服用。西医予以美卓乐片 12mg/d、优思弗胶囊 500mg/d、输血浆及利尿（螺内酯片和速尿片）治疗。

2011 年 3 月 18 日二诊：药后下肢浮肿减退，黄疸渐消，口干仍有，感下肢关节酸胀，舌暗红，苔薄黄腻，脉滑。拟参除湿舒筋为治。上方改赤芍为 45g，麦冬为 30g，去川芎、郁金、川厚朴花，加丹参 30g，石菖蒲 9g，滑石 12g（包煎），木瓜 10g。14 剂，煎服法同前。

2011 年 4 月 1 日三诊：药后下肢浮肿及黄疸基本消退，腹胀减轻，面色逐渐转华，右眼白内障术后，舌暗红，苔薄黄腻，脉滑。拟参清肝明目为治。处方：绵茵陈 30g，焦栀子 9g，制大黄 9g，赤芍 45g，丹参 30g，白英 9g，郁金 12g，茯苓 30g，猪苓 30g，仙鹤草 30g，麦冬 30g，枸杞子 30g，生薏苡仁 10g，苍术 12g，姜半夏 9g，滑石 12g（包煎），木瓜 10g，谷精草 15g，红枣 10g。14 剂，煎服法同前。

如此坚持中西医结合治疗 1 年后，患者黄疸消退，腹胀消除，下肢浮肿消退，面色转华，病情明显好转。复查血常规示 WBC 3.8×10^9/L，Hb 127g/L，PLT 59×10^9/L。肝功能示白蛋白 35.0g/L，ALT 17U/L，AST 17U/L，总胆红素 19.4μmol/L，直接胆红素 5.5μmol/L，ALP 69U/L，GGT 45U/L。凝血功能示 PT 14.6s，INR 1.12。复查 B 超示腹水明显减少。激素逐渐减量至美卓乐隔日 4mg 口服维持，同时继续服用优思弗胶囊 500mg/d 和中药治疗。

范永升如此中医守法辨证施治及西医辨病治疗坚持 1 年余，终获良效。

2020 年 7 月 5 日电话回访病情稳定，患者从患病至今已 27 年，实属不易。

【按语】该患者西医诊断为自身免疫性肝病，中医可按"黄疸""鼓胀"论治。本病性质为本虚标实，本虚主要为肝脾不调，阴阳亏虚，标实主要为气滞、血瘀、水停。本案患者处于疾病活动期，表现为身目发黄、脘腹胀满、口干而苦、大便干等阳黄见证，治疗以清热利湿退黄为主，同时兼以行气活血祛瘀。故范永升应用茵陈蒿汤加白英、滑石、薏苡仁、茯苓、猪苓等清热利湿退黄。叶天士《温热论·论湿邪》云："湿热病救阴犹易，通阳最难……通阳不在温，而在利小便。"吴鞠通《温病条辨》指出："治湿不利小便，非其治也。"所以范永升多用甘淡药物利湿为主，湿去阳气自然化生。因舌头厚腻，故又加用苍术、姜半夏等健脾燥湿，石菖蒲、厚朴花等化湿和胃，木瓜和胃除湿。同时本病病程长，久病必瘀，该患者有面色晦滞不华、肢体瘀点瘀斑、舌暗红等瘀血阻络见证，故范永升又用王肯堂《证治准绳》调营饮加减治疗，应用赤芍、川芎、郁金、丹参等行气活血化瘀。

（二）医案处方特点

本案范永升前三诊处方常用药物有绵茵陈，焦栀子，制大黄，赤芍，白英，茯苓，猪苓，仙鹤草，麦冬，枸杞子，生薏苡仁，苍术，姜半夏，红枣。核心处方是茵陈蒿汤。

处方特点：一是强调了利湿的重要性。若热重于湿，舌苔黄腻，从阳明治，常选用茵陈、栀子、大黄、白英等清热祛湿退黄；若湿重于热，舌苔白腻，从太阴治，常酌加苍术、川厚朴花、姜半夏、石菖蒲等温化湿邪。叶天士《温热论》曰："湿热病救阴犹易，通阳最难……通阳不在温，而在利小便。"吴鞠通《温病条辨》曰："治湿不利小便，非其治也。"强调了利湿的重要性。因患者有腹水、下肢水肿，故本案例中茯苓、猪苓、薏苡仁等药用量较大，利湿以通阳。二是本病发展缓慢，就诊时病程已久，久病入络，气滞日久，必有血瘀，故在治疗过程中始终强调应用大剂量赤芍、丹参、郁金、川芎等行气活血，凉血祛瘀。现代药理研究发现，赤芍、郁金对肝脏具有保护作用，能够降低肝酶、改善肝功能。

第十节 系统性血管炎

系统性血管炎为临床疑难病，中医临床经验较少。范永升在治疗系统性血管炎如 ANCA 相关性血管炎、结节性多血管炎等方面也积累了一定的临床经验。

一、ANCA 相关性血管炎

（一）典型医案分析

周某，男，58 岁。

初诊时间：2008 年 12 月 10 日。

主诉：发热、乏力 6 个月，水肿 3 个月。

病史：患者 6 个月前无明显诱因出现发热，乏力，消瘦，胸片提示肺部结节灶，当地医院曾疑为肺部结核及肿瘤。3 个月后患者出现颜面及双下肢渐进性浮肿，尿色加深，到某省级医院就诊，查尿常规提示：白蛋白（++），红细胞（++），血肌酐 485μmol/L，血清抗中性粒细胞浆抗体（ANCA）及抗髓过氧化物酶（MPO）抗体阳性，结合肾穿刺活检结果，诊断为"ANCA 相关性血管炎"。经用激素等治疗后，病情缓慢进展，且药物不良反应较重，曾出现肺部感染，患者不愿意继续使用免疫抑制药物，遂来求诊。

刻下症：患者精神萎靡，满月脸，面浮肢肿，腰酸膝软，头昏耳鸣，口干目糊，全身乏力，舌淡紫暗边有瘀点，苔白厚腻，脉沉细。

西医诊断：ANCA 相关性血管炎，慢性肾衰竭。

中医诊断：水肿（瘀血阻滞，气阴亏虚）。

治法：活血祛瘀，益气养阴。

方药：下瘀血汤合参芪地黄汤加减。制大黄 12g，桃仁 6g，地龙 6g，太子参 30g，黄芪 20g，生地黄 20g，山药 20g，牡丹皮 9g，茯苓 15g，泽泻

10g，陈皮 6g，炒枳壳 15g，蒲公英 30g，六月雪 20g。14 剂，水煎服，日 1 剂，分 2 次服用。

2008 年 12 月 24 日二诊：患者精神转佳，面浮肢肿好转，腰酸膝软、头晕耳鸣减轻，但舌淡紫暗如前，苔白腻，脉细涩。续前法，前方加川芎 20g，莪术 6g 加强活血逐瘀之力。14 剂，煎服法同前。

2009 年 1 月 7 日三诊：浮肿消退，面色晦暗改善，稍感腰酸膝软，全身乏力，化验尿蛋白（＋＋），尿红细胞（＋），复查血肌酐 352μmol/L，血红蛋白 102g/L，继续守方治疗以巩固。

2 年来患者一直坚持服药，组方适当化裁后，直至 2010 年 4 月，多次复查血肌酐波动在 300μmol/L 左右。

【按语】ANCA 相关性血管炎为系统性疾病，多见于老年群体，肾脏易累及，肾功能减弱进展较快，常演变为慢性肾衰竭，病因病机特点多为本虚标实。细审本案诸症，本虚主要为肾气阴两虚，肾虚则水液气化失常，而出现湿浊停滞，气虚不能行血，又加本病极易病及肾络，引起瘀血内停，治宜虚实兼顾，标本同治，活血祛瘀，利水泻浊，益气养阴。下瘀血汤出自《金匮要略·妇人产后病脉证治第二十一》，曰："产妇腹痛，法当以枳实芍药散，假令不愈者，此为腹中有干血着脐下，宜下瘀血汤主之。"范永升处方取大黄、桃仁活血泻浊之功，地龙活血通络；参芪地黄汤中既有太子参、黄芪益气健脾，生地黄、山药、牡丹皮滋肾清热，又有茯苓、泽泻淡渗利湿；加蒲公英、六月雪化湿泻浊，陈皮、枳壳行气导滞，使气行则血行。诸药相伍，共奏活血祛浊、益气养阴之功效，故而能取良效。

（二）医案处方特点

处方共同药物有制大黄，桃仁，地龙，太子参，黄芪，生地黄，山药，牡丹皮，茯苓，泽泻，陈皮，炒枳壳，蒲公英，六月雪。核心处方是下瘀血汤合参芪地黄汤。

处方特点：一是太子参、生黄芪等益气健脾药和生地黄、山药、牡丹皮等滋肾清热药物并用，起到益气养阴滋肾之效。二是重视解毒祛湿，常用茯苓、泽泻等淡渗利湿，蒲公英、六月雪等解毒祛湿。三是注重活血祛瘀，常用桃仁、制大黄、地龙、川芎等活血祛瘀。

二、结节性多动脉炎

（一）典型医案分析

许某，男，69 岁。

初诊时间：2009 年 8 月 3 日。

主诉：双下肢多发皮下结节半年，加重 1 周。

病史：患者半月前发现双下肢多发皮下结节，大小不一，不红，有轻微触痛，无发热，未重视。1 周前又见上肢、腹部、颈部、额部出现结节，伴有晨起眼睑浮肿，下午足肿较甚。检查 ANA 阴性，ANCA 阴性，血沉、CRP 偏高。

刻下症：面部、眼睑、双足轻度浮肿，左前额可见 1 枚结节，颈部可见 4 枚结节，上肢、下肢、腹部可见多枚结节，触之质地偏硬，表面无红斑、破溃。舌体胖大，舌质淡黯，苔薄白，脉沉细软。

西医诊断：结节性多动脉炎。

中医诊断：瓜藤缠（阳虚水饮，瘀血阻络）。

治法：益气温阳，祛瘀消肿。

方药：防己黄芪汤、苓桂术甘汤合真武汤加减。汉防己 12g，生黄芪 30g，炒白术 18g，茯苓 30g，炒白芍 30g，川牛膝 12g，桂枝 10g，川芎 15g，淡附片 6g（先煎 1 小时），全当归 10g，陈皮 6g，炙甘草 6g。7 剂，水煎服，日 1 剂，分 2 次服用。

2009 年 8 月 10 日二诊：药后症状明显减轻，浮肿消退，结节明显减少，续以前方 14 剂。

调治 2 个多月，基本痊愈。后因劳累，症状出现反复，仍予原方治疗而痊愈。

【按语】结节性多动脉炎类似于中医的"瓜藤缠"。其主要病机是正气不足，卫外失固，以致外受风湿之邪搏结阻塞脉络，气血运行不畅而发病，多见于老年人。该病当以扶正祛邪为治则。《金匮要略·水气病脉证并治第十四》曰："风水，脉浮，身重，汗出恶风者，防己黄芪汤主之。"《金匮要略·痰饮咳嗽病脉证并治第十二》曰："夫短气有微饮，当从小便去之，苓桂术甘汤主之。"《伤寒论·辨少阴病脉证并治》第316条曰："少阴病……小便不利，四肢沉重疼痛，自下利者，此为有水气……真武汤主之。"本案病机为阳虚水饮为主，久则寒凝血瘀。治宜益气温阳，祛瘀消肿。方用防己黄芪汤益气健脾利水，苓桂术甘汤合真武汤温阳利水，川牛膝、川芎、当归活血祛瘀，陈皮、甘草健脾和胃。诸药合用，共奏温阳利水、活血通络之功。

（二）医案处方特点

本案核心处方为防己黄芪汤、苓桂术甘汤合真武汤。

处方特点：一是注重益气温阳利水，合用益气健脾法与温阳利水法，防己黄芪汤、苓桂术甘汤与真武汤并用，以加强疗效。二是重视活血祛瘀法，久病必瘀，因此在益气温阳利水的基础上，适当加用川芎、当归、川牛膝等活血祛瘀药，有利于结节的消散。

第十一节　幼年特发性关节炎

全身型幼年特发性关节炎（systemic juvenile idiopathic arthritis，sJIA）是儿童时期以高炎症状态为特点的一种发热、出疹性疾病，约占全部幼年特发性关节炎患儿的10%，发病率约为10/10万。本病的发病机制目前尚未阐明，主要涉及感染、免疫和遗传等多种因素。sJIA是一种致残性疾病，严重威胁着儿童的健康成长，贻误治疗或病情控制不佳容易导致关节功能残疾、视力受损，甚至危及生命，给家庭及社会造成巨大的负担。目前，sJIA相关指南中建议应用糖皮质激素或联合非甾体抗炎药、免疫抑制剂及生物制剂以快速控制炎症反应，然而经上述手段治疗后本病仍面临缓解率低、药物不良反应多及疾病易复发等临床问题。

临床上 sJIA 常因前驱感染而触发，大多起病急骤，来势迅猛，以高热为主要见症，常伴有红色斑疹、关节红肿热痛、舌质红等温邪致病之象，范永升认为这与温病的临床特点相似。sJIA 临床进展快，与温病卫气营血的传变规律相符。范永升指出临床上本病多以壮热、关节肌肉疼痛、咽痛、淋巴结肿痛等卫分和气分热盛为初发表现；或伴有由气转营之征，出现斑疹隐隐，如伴有非固定部位的皮疹，此类皮疹多呈淡红色斑丘疹，可融合成片；或传变迅速，逆传心营，病情急重，如出现巨噬细胞活化综合征（macrophage activation syndrome，MAS），引起细胞因子风暴，触发全身炎症反应，表现为皮肤黏膜（或内脏）出血，可伴随神志异常，甚至危及生命。

范永升认为 sJIA 发病过程符合温病卫气营血传变规律，其致病特点与伏邪温病相符合，以失于藏精，正气亏虚为本，内伏郁热基础上复感外邪为标。临床上 sJIA 的病情易反复，或因外邪引动，或邪气伏藏于里，速变急传，燔气窜营，甚至逆传直中心营，危及生命。临床应用火郁发之，透解伏邪；顾护正气，攻伐有度；续贯治疗，增效减毒等治疗思路治疗本病，取得了满意的临床疗效。

一、全身型幼年特发性关节炎

（一）典型医案分析

患儿，男，8 岁。

初诊时间：2018 年 1 月 6 日。

主诉：反复发热、皮疹、多关节痛 1 年余。

病史：患者 1 年前无明显诱因下出现反复发热，体温最高达 39.5℃，发热时伴有皮疹及多关节肿痛，在外院诊断为"全身型幼年特发性关节炎"，经过大剂量激素和免疫抑制剂治疗后症状改善，现服用甲泼尼松龙片（12mg qd）及甲氨蝶呤片（10mg qw）抗炎、免疫抑制治疗，但病情仍有反复，建议加用生物制剂治疗，患者家属拒绝，为求中西医结合治疗，遂求诊于范永升处。

刻下症：患者双膝、右腕关节压痛（＋），局部红肿，活动受限，双侧髋关节压痛（＋），双侧"4"字征阳性，四肢近端及背部可见少许淡红色斑丘疹，体温 38.3℃，咽干，大便干，平素易于外感，舌质暗红，苔薄，脉弦数。辅助检查：白细胞计数 18×10^9/L，CRP 78mg/L，ESR 67mm/h，IL-6 508pg/mL，铁蛋白 1281mg/dL，双侧大腿干 MR 平扫：双侧股骨远端及周围肌群内斑片状异常信号，左膝关节积液。

西医诊断：全身型幼年特发性关节炎。

中医诊断：痹证（气营两燔）。

治法：清解和营，祛风通络。

方药：犀角地黄汤合白虎加桂枝汤加减。赤芍 9g，生牡丹皮 6g，生地黄 10g，防风 5g，徐长卿 12g（后下），僵蚕 6g，蝉蜕 5g，生薏苡仁 10g，乌梢蛇 3g，生石膏 12g（先煎），桂枝 5g，生甘草 5g，佛手 5g。14 剂，水煎服，日 1 剂，分 2 次服用。西医治疗方案同前。

药后患儿热势见退，守上方加减治疗 2 个多月。

2018 年 3 月 24 日复诊：皮疹已退，偶有低热，体温波动在 37.2～37.5℃，右腕关节仍有肿痛，压痛（＋），头汗多，咽部不适，便干，舌质红苔薄，脉弦。治拟清郁热、和枢机、通经络。处方：生石膏 12g（先煎），知母 6g，桂枝 5g，柴胡 6g，黄芩 6g，桔梗 3g，生甘草 5g，生薏苡仁 10g，金银花 10g，桑叶 10g（后下），僵蚕 6g，稽豆衣 6g。14 剂，煎服法同前，美卓乐已减至（6mg qd po），余西药同前。守法随症加减治疗半年余。

2018 年 11 月 10 日复诊：关节症状稳定，易于外感，胃纳差，舌质红苔薄腻，脉细。治拟疏肝清热通络为治。处方：柴胡 6g，黄芩 6g，知母 6g，桂枝 5g，生甘草 6g，僵蚕 6g，生薏苡仁 10g，砂仁 3g（后下），扁豆衣 6g，红枣 6g，茯苓 10g。28 剂，煎服法同前。美卓乐已减至（2mg qd po），余西药同前。

后定期至范永升门诊随诊 1 年余，病情稳定，未见复发。

【按语】sJIA 是儿童时期以高炎症状态为特点的一种发热、出疹性疾病，约占全部幼年特发性关节炎患儿的 10%，发病率约为 10/10 万。sJIA 中医属"小儿痹""痹证""顽痹"等范畴。范永升认为 sJIA 发病过程符合温病卫气营血传变规律，其致病特点与伏邪温病相符合，以失于藏精，正气亏虚为本，内伏郁热基础上复感外邪为标。临床上 sJIA 的病情易反复，或因外邪引动，或邪气伏藏于里，速变急传，燔气窜营，甚至逆传直中心营，危及生命。

本案患者起病 1 年有余，临床表现以发热、关节炎、皮疹等持续活跃的全身炎症反应为主，起病急，传变快，与温病卫气营血的传变规律相似，病情反复，易受外感诱发，符合伏邪温病的发病特点。初诊时表现为高热、关节红肿热痛、全身多处泛发红色斑丘疹等一派气营两燔之象，病情危笃。方选犀角地黄汤合白虎加桂枝汤加减，清气透邪，凉营祛风。以生地黄、赤芍、生牡丹皮等清热凉血散瘀，生石膏辛甘寒以清泄气分里热，以僵蚕、蝉蜕辛散疏解透热，取徐长卿、乌梢蛇、防风、桂枝等辛散祛风之品以助透解伏邪，加用生甘草、薏苡仁、佛手等理气祛湿和胃，全方以气营两清、疏解郁热、祛风通络、祛湿和胃为基本治法。

药后热退疹消，此伏邪由阴出阳，病机为顺，效不更方，守方加减治疗数月后，糖皮质激素逐渐减量，伏邪趋外，透转气分，留恋三焦，范永升仿白虎加桂枝汤合小柴胡汤加减，和解枢机，清透郁热。其中生石膏、知母清透气分热盛，柴胡、黄芩解郁热，退伏邪，桑叶、金银花清解发散透邪，桂枝、僵蚕祛风解肌通络，生甘草配桔梗利咽透邪，生薏苡仁健脾祛湿，稽豆衣敛汗对症治疗。随着治疗进程持续，伏邪将散，正气亦亏，逐渐去生石膏、金银花、桑叶等寒凉之品，以防伤及脾胃，增砂仁、扁豆衣、红枣、茯苓等健脾化湿，固护中州。因此病易反复，遂嘱患儿家属，定期随诊，以应其变。

（二）医案处方特点

此案充分体现了分期治疗的重要性。其用药特点：在疾病活动期多用犀角地黄汤、白虎加桂枝汤及小柴胡汤等化裁，用药多用生地黄、牡丹皮、赤芍、石膏、知母清热凉血解毒为主，同时用防风、徐长卿、桂枝、乌梢蛇等祛风通络，寒温并用，旨在祛邪为主；在疾病缓解期则多用柴胡桂枝汤调理枢机，和解太阳和少阳之郁热，使伏遏之邪热外出达表以防疾病反复。

二、全身型幼年特发性关节炎并巨噬细胞活化综合征

（一）典型医案分析

钱某，男，7岁。

初诊时间：2017年3月19日。

主诉：反复发热伴双膝关节疼痛4个多月。

病史：患者4个月前无明显诱因下出现反复发热伴关节肿痛，高热时有红色斑丘疹，起初查血白细胞升高（具体不详），发病过程中出现血三系减少，骨穿提示有嗜血现象。至某省级三甲医院诊断为"sJIA，巨噬细胞活化综合征（MAS）"，经大剂量激素冲击联合注射用重组人Ⅱ型肿瘤坏死因子受体抗体融合蛋白治疗后好转，出院后长期口服甲泼尼龙、甲氨蝶呤等抗炎、免疫抑制治疗。家长担忧病情反复及长期应用激素、免疫抑制剂的不良反应，故至范永升处就诊。

刻下症：反复低热，双膝等多关节游走作痛，双下肢见陈旧性皮疹，动辄汗出，易于外感，纳差，大便不畅，舌质暗红，苔根薄腻，脉细。查血沉24mm/h；白细胞计数$11.79×10^9$/L，中性粒细胞75.0%，淋巴细胞21.5%，C反应蛋白3mg/L；抗核抗体谱（－）。

西医诊断：sJIA，巨噬细胞活化综合征（MAS）。

中医诊断：小儿痹（湿热痹阻）。

治法：清热利湿，祛风通络。

方药：白虎加桂枝汤合四妙丸加减。生石膏10g（先煎），桂枝6g，知母9g，黄柏6g，苍术9g，川牛膝6g，生甘草9g，乌梢蛇5g，僵蚕6g，红枣9g，佛手6g，稽豆衣9g，桃仁6g。14剂，每日1剂，水煎服，每日2次。嘱患儿服药期间，忌食生冷辛辣食物。

2017年4月2日二诊：家属诉患儿双膝关节疼痛较前改善，偶有发作，低热消退，近日感冒，咽肿不适，汗出畏寒，舌质淡红，苔薄，脉细。治以祛风通络，上方去黄柏、石膏、稆豆衣，加防风6g，桔梗3g，杜仲9g，川芎6g。28剂，煎服法同前。

2017年4月30日三诊：药后关节作痛改善，感冒已瘥，仍有动辄汗出，舌质淡红，苔薄，脉细。治法同前，参以益气固摄，去川芎、牛膝，加黄芪10g，稆豆衣9g，嘱避风寒以防外感。守上法加减治疗1年余，其间未见病情反复，逐渐减用甲泼尼龙剂量。

2018年9月1日复诊：诸症稳定，平素易汗，舌质淡红，苔薄，脉细。治以益气健脾固涩。处方：黄芪12g，炒白术10g，防风6g，独活5g，炒白芍12g，青蒿10g，生甘草9g，蒲公英15g，桑叶9g，稆豆衣6g，佛手6g，浮小麦20g。14剂，煎服法同前。

如此巩固治疗1年余，病情未再反复，电话随访其家属，诉患儿已停药至今，体质转佳，发育良好。

【按语】MAS为sJIA疾病进展的危象，常危及生命。MAS可引起细胞因子风暴，触发全身炎症反应，表现为皮肤黏膜（或内脏）出血，可伴随神志异常，甚至危及生命。本病起病急，热势重。所幸的是患儿来诊时病情已相对稳定。风湿热毒等病邪痹阻经脉故而出现双膝关节作痛、发热等症，范永升治以清热利湿，祛风通络，方以白虎加桂枝汤合四妙丸加减。清代名医张璐在《千金方衍义》中云："白虎以治阳邪，加桂以通营卫，则阴阳和，血脉通。"范永升善用其治疗风湿热痹，合四妙丸清利湿热、引药下行，加僵蚕清透，乌梢蛇通络，桃仁活血润肠，稆豆衣养血祛风止汗，并佐疏理气机之佛手，又有"火郁发之"之意。患儿病情重，故需"急则治其标"，果断攻伐，切中病机，收效显著。二诊时症状较前好转，考虑小儿"脏器轻灵、随应随拨"的特点，攻伐之药应中病即止，故去石膏、黄柏等苦寒药。因患儿感冒故加防风辛散祛风而解表，川芎辛温活血而通络，桔梗利咽，杜仲补肾而扶正。三诊时关节作痛改善，气虚自汗明显，上方去川芎、牛膝，加黄芪、稆豆衣益气固表，扶正祛邪。守上法加减治疗1年余，未见病情复发，并逐渐减量甲泼尼龙。定期复诊时，范永升在察色按脉后，结合其疾病特征，认为其表有未散之邪，内有未清之热，然患儿病程日久，正气衰惫，防感外邪而使疾病复发，遂处以玉屏风散加白芍等益气固表敛阴，青蒿、生甘草、蒲公英、桑叶清热透表，祛邪守正。整个治疗过程结合小儿的生理特点，从"湿、热、毒、虚"角度，辨证分期施治，取得了良好的疗效。

（二）医案处方特点

本案范永升根据患者症状随症治疗，初诊以关节作痛为主症，同时考虑余热未清，故以白虎加桂枝汤合四妙丸加减，以石膏、知母、黄柏、苍术等清热祛湿为主，同时用桂枝、乌梢蛇等祛风通络；二诊感冒故加用防风、桔梗等祛风利咽；随后根据患儿体虚易感的体质进行调理，以玉屏风散为主方益气固表为主。范永升处方用药充分体现了在辨证论治基础上随症治之、标本兼顾的原则。

第五章　皮肤病

　　范永升也十分擅长治疗各种皮肤病，如荨麻疹、银屑病、结节性红斑、口腔扁平苔藓、红斑型天疱疮、多形红斑等。范永升常常根据临床病症的实际情况，依据风、寒、湿、热、血瘀等病邪及患者的体质情况辨证应用祛风解表法、调和营卫法、清热解毒法、清解湿热法、清营凉血法及养血活血法等治疗。范永升治疗皮肤病也有自身的临床特色，重视辨证与辨病相结合，针对皮肤病以热、瘀为主的病机特点，确立清热解毒、凉血祛瘀为核心治法。同时范永升临证重视病机，辨证施治，灵活运用仲景经方如桂枝麻黄各半汤、麻黄连翘赤小豆汤、升麻鳖甲汤、赤小豆当归散、茵陈蒿汤和甘草泻心汤等，温病学派的方剂如银翘散、犀角地黄汤和升降散等，以及后世行之有效的方剂如消风散、当归饮子和龙胆泻肝汤等，常常获得良好的临床疗效。

第一节　荨麻疹

（一）典型医案分析

赵某，女，43岁。

初诊时间：2012年3月16日。

主诉：反复风团、皮疹伴有瘙痒10余年，再发3天。

病史：患者10年前遇冷或吹风后反复出现皮肤风团、皮疹，伴有瘙痒，曾服用氯雷他定等抗过敏药物治疗后缓解，但停药后复发。3 天前遇冷后再发，遂至范永升处就诊。

刻下症：外出受风后瘙痒明显加重，疹色鲜红，且手抖症状明显，伴有头痛、眩晕，夜寐不安，大量脱发，大便不畅，舌红，苔薄白，脉细。

西医诊断：慢性荨麻疹急性发作。

中医诊断：瘾疹（血虚风燥）。

治法：养血祛风止痒。

方药：当归饮子加减。生地黄 15g，炒川芎 12g，炒白芍 30g，当归 10g，制首乌 12g，赤芍 15g，牡丹皮 12g，黄芪 15g，炒防风 9g，荆芥 9g，白蒺藜 10g，徐长卿 30g，僵蚕 9g，乌梢蛇 12g，天麻 9g，淮小麦 30g，生甘草 12g。14 剂，水煎服，日 1 剂，分 2 次服用。

2012 年 3 月 30 日二诊：皮肤瘙痒已明显减轻，皮疹色淡，发作次数减少，手抖症状减轻，仍有脱发，夜寐不安，但较前好转，舌淡红，苔薄白，脉细。上方去牡丹皮、赤芍、生地黄，加枸杞子 30g，再服 14 剂。

1 个月后复诊时皮疹几乎无发作。

【按语】荨麻疹是常见的皮肤黏膜过敏性疾病，以皮肤出现红色或苍白风团，时隐时现，瘙痒为特征，中医称为"瘾疹"或"风疹块"。患者有慢性荨麻疹 10 余年，反复发作，阴血暗耗，阴血虚极，内热由生，故而平时皮疹时有发生，疹色淡红，瘙痒不甚；虚热甚极而生风，平时有手抖症状；外出受风，故瘙痒明显；外风引动内风，故见手抖，伴有头痛、眩晕；风盛则血燥，故疹色转鲜红，大便不畅；虚热扰神，故而夜寐难安。用养血祛风之当归饮子为主方，标本兼治。加用牡丹皮、赤芍清热凉血；乌梢蛇、徐长卿、僵蚕等祛风止痒；天麻平息内风；淮小麦养心安神治疗兼症。二诊时诸症悉减，血热之证既除，故去牡丹皮、赤芍、生地黄等寒凉药物，加大剂量枸杞子滋阴补血平肝，则内风自平，阴血自生，诸症好转。

（二）医案处方特点

本案共同处方药物有川芎，白芍，当归，制首乌，黄芪，防风，荆芥，白蒺藜，徐长卿，僵蚕，乌梢蛇，天麻，淮小麦，生甘草。核心处方为《外科正宗》之当归饮子。

针对血虚风燥类型的荨麻疹，范永升处方特点：一是注重养血行血以祛风。如《医宗必读》说"治风先治血，血行风自灭"，原义针对行痹而言，"治行痹者，散风为主，御寒利湿仍不可废。大抵参以补血之剂，盖治风先治血，血行风自灭也"，此处用于祛风止痒。二是重视祛风解表药的应用。风团、皮疹及瘙痒的病位在表部，因此范永升常用防风、荆芥、白蒺藜、徐长卿、僵蚕、乌梢蛇等祛风通络。三是适时应用清热凉血药。荨麻疹发作时，若皮疹鲜红，则需加用生地黄、牡丹皮、赤芍等清营凉血药物，以防疾病深入。但是要注意此类药物不能单独使用，应与祛风解表药同用，使病邪从表部透发出去。

第二节　银屑病

（一）典型医案分析

张某，男，55岁。

初诊时间：2008年12月5日。

主诉：全身皮疹伴脱屑3年。

病史：患者3年前无明显诱因下出现全身斑块状皮疹，伴有脱屑，曾至某三级甲等医院诊断为"银屑病"，用激素类外用乳剂及他克莫司软膏等涂搽患处，疗效不佳，皮疹逐渐增多，为求中医治疗遂至范永升处就诊。

刻下症：皮肤脱屑，皮损暗红，触之有灼热感，面红口渴，两胁灼胀，大便三日一行，燥如羊屎，寐差，舌暗红，苔黄腻，脉滑数。

西医诊断：斑块状银屑病。

中医诊断：白疕（湿热蕴毒，血热风燥）。

治法：清热利湿，凉血祛风。

方药：茵陈蒿汤合犀角地黄汤加减。茵陈30g，焦栀子10g，生大黄25g，黄柏9g，桃仁20g，水牛角30g（先煎1小时），干地黄30g，牡丹皮12g，赤芍30g，生甘草12g，当归12g，防风5g，连翘20g，七叶一枝花12g，地肤子10g，白鲜皮20g，炒枳壳12g。5剂，水煎服，日1剂，分2次服用。

2008年12月10日二诊：面红口渴，皮肤热感好转，大便已一日一行，但皮疹仍明显，舌红，苔黄腻，脉滑数。仍拟解毒消斑为治。上方加凌霄花10g，蒲公英30g，续服14剂。

2008年12月24日三诊：皮疹渐退，大便一日二行，舌红，苔薄黄，脉数。上方去栀子、黄柏，减生大黄为12g，加铁皮石斛12g，露蜂房12g，续服21剂。

2009年1月14日四诊：皮疹伴脱屑均明显好转，二便自调，仍感关节肿痛，舌质红，苔薄白，脉细。上方去茵陈、蒲公英，加茯苓15g，青风藤12g，威灵仙20g，炒白芍20g，续服28剂。

2009年2月11日五诊：皮疹稳定，治守前法，利湿活血通络，以巩固疗效。随访1年余，病情未见反复。

【按语】银屑病为慢性炎症性皮肤顽疾，病程迁延，中医属"白疕""松皮癣"等范畴。《医宗金鉴·外科心法要诀》记载有白疕由"风邪客皮肤，亦由血燥难荣外"。范永升认为，"血热""血虚""血燥"为本病的主要病机特点。本案虽然病程较长，但却见湿热熏蒸、血热风燥之急候，范永升认为此时应遵循"急则治其标"的原则，急施以清热利湿、凉血祛风之法。方选茵陈蒿汤合犀角地黄汤。方中茵陈、栀子清热祛湿；重用生大黄泄热通便；水牛角、赤芍、牡丹皮凉血散热；黄柏、连翘、七叶一枝花增强清热之效；桃仁、当归助赤芍、牡丹皮凉血通络；地肤子、白鲜皮、防风祛风止痒。诸药合力，共奏清热利湿、凉血化瘀之功。二诊药后燥热渐消，大便转畅，仍有皮疹，故加用凌霄花、蒲公英解毒消斑。三诊皮疹渐退，大便一日二行，故减大黄剂量。四诊皮疹明显好转，关节作痛，故以青风藤、威灵仙等祛风除湿，通络止痛。

（二）医案处方特点

本案处方共同药物有生大黄，桃仁，水牛角，干地黄，牡丹皮，赤芍，生甘草，当归，防风，连翘，七叶一枝花，地肤子，白鲜皮，炒枳壳。核心方剂是犀角地黄汤。

处方特点：其一，处方以清热利湿方与解毒凉血方合用，正是对疾病湿热内蕴、热入营血病机的准确把握。故处方以茵陈蒿汤清热利湿通腑，犀角地黄汤凉血解毒散瘀。同时本病病位在表，故用连翘、防风、白鲜皮、地肤子清热祛风止痒。《药性论》说白鲜皮"治一切热毒风，恶风、风疮、疥癣赤烂，眉发脱脆，皮肌急"。其二，处方重用生大黄25g，大黄苦寒，不仅具有泄热通腑的作用，《神农本草经》谓之"荡涤肠胃，推陈致新"，同时还具有凉血解毒、逐瘀通经的作用，可用于火毒疮疡类疾病。本案患者既有斑疹火毒，又有热燥便秘，故应用此品非常合适。其三，处方重用赤芍30g，赤芍能清血分实热，散瘀血留滞，与牡丹皮相须为用，以增强清热凉血之效。现代药理研究认为，赤芍具有抗血栓形成、抗血小板聚集、降血脂和抗动脉硬化，以及保肝等作用。其四，处方重用连翘20g，连翘苦微寒，具有清热解毒、消肿散结的作用，可用于治疗丹毒、斑疹、痈疡肿毒等。据《医学衷中参西录》记载："连翘诸家皆未言其发汗，而以治外感风热，用至一两必能出汗，且其发汗之力甚柔和，又甚绵长。"说明连翘又具有透毒外出之效。

第三节　结节性红斑

（一）典型医案分析

林某，女，33岁。

初诊时间：2009年7月24日。

主诉：颜面、双上肢皮肤红斑2个月。

病史：患者2个月前无明显诱因下出现颜面部、双上肢皮肤红斑，压痛明显，伴有低热，曾服用激素，疗效不佳，遂至范永升处就诊。

刻下症：颜面部、双上肢皮肤红斑，色暗红，按之硬，有压痛，边缘清楚，伴反复发热，口渴欲饮，便干尿赤，舌质暗红，苔薄黄，脉滑数。

西医诊断：结节性红斑。

中医诊断：瓜藤缠（热毒血瘀）。

治法：清热解毒，凉血祛瘀。

方药：升麻鳖甲汤、犀角地黄汤合赤小豆当归散加减。处方：升麻 8g，炙鳖甲 15g（先煎），赤小豆 12g，当归 15g，生甘草 12g，生地黄 15g，牡丹皮 10g，赤芍 15g，金银花 12g，生大黄 6g，七叶一枝花 12g，凌霄花 10g，白僵蚕 10g，徐长卿 20g，茜草 12g，连翘 20g，蝉蜕 10g，白鲜皮 15g。7 剂，水煎服，日 1 剂，分 2 次服用。

2009 年 7 月 31 日二诊：发热已退，皮肤红斑渐次消退，舌质暗红，苔薄白，脉细数。上方去金银花、七叶一枝花、蝉蜕，加麦冬 15g，地龙 6g，续服 14 剂。

2009 年 8 月 14 日三诊：皮肤红斑基本消退，关节痛好转，二便自调。上方去生大黄、凌霄花、赤小豆、白鲜皮，加茯苓 15g，白术 15g 健脾祛湿，再进 21 剂。

2009 年 9 月 4 日四诊：皮肤红斑未再发，诸症好转，舌淡红，苔薄白，脉细。拟参凉血通络，以巩固疗效。

【按语】结节性红斑是一种反复发作的炎症性皮肤病，《医宗金鉴》所记载的"瓜藤缠"与之症状相似。中医学认为，本病的主要病因病机特点为热毒、湿热、瘀血胶结。治疗上应以清热解毒、凉血化瘀、利湿通络为主要治法。本案系湿、热、毒侵袭，伤及血脉，血热瘀滞，壅结肌肤，治疗以清热解毒、凉血祛瘀为主，方选升麻鳖甲汤合赤小豆当归散加减。方中升麻辛凉透散热毒；鳖甲咸寒入血脉，清热滋阴；赤小豆清热祛湿；当归养血活血；生甘草助升麻解毒透邪；生地黄、牡丹皮、赤芍清热凉血；生大黄、金银花、七叶一枝花、连翘、凌霄花等清热消斑；白僵蚕、徐长卿、白鲜皮、蝉蜕祛风通络。诸药合力，共奏清热凉血、祛风通络之功。

（二）医案处方特点

本案处方共同用药有炙鳖甲、升麻、赤小豆、当归、生甘草、生地黄、牡丹皮、赤芍、白僵蚕、徐长卿、连翘等。核心处方是升麻鳖甲汤、赤小豆当归散及犀角地黄汤。其中升麻鳖甲汤去雄黄、蜀椒解毒和营，赤小豆当归散活血祛湿，犀角地黄汤去犀角清热凉血，加用白僵蚕、徐长卿祛风，连翘解毒散结。

处方特点：清热凉血药与祛风解表药合用，其中升麻具有解毒透疹的作用，《神农本草经》说升麻"甘辛"，有"解百毒，辟温疾"之效；连翘性凉味苦，轻清上浮，能解毒消痈而散结，故为疮家的要药；徐长卿辛温，具有祛风止痒之功。以上三味药均有祛风透表之功效，与生地黄、牡丹皮、赤芍等清热凉血药合用，起到了清热解毒、祛风透表之疗效。

第四节　天疱疮

（一）典型医案分析

刘某，女，53岁。

初诊时间：2009年7月6日。

主诉：肢体红斑、水疱2年。

病史：患者2年前出现四肢、躯干部多发红斑、水疱，曾至某三甲医院皮肤专科就诊，诊断为"天疱疮"，予以激素治疗后好转，减药后复发，遂至范永升处就诊。

刻下症：全身多处燎疱，目赤肿痛，口干，手心热，腹部紫癜，舌红，苔腻，脉弦。

西医诊断：天疱疮。

中医诊断：火赤疱（肝胆湿热）。

治法：清解肝胆湿热。

方药：龙胆泻肝汤加减。龙胆草9g，焦栀子9g，柴胡10g，生地黄18g，生甘草15g，赤芍20g，牡丹皮12g，夏枯草12g，野菊花10g，白僵蚕9g，蝉蜕6g，七叶一枝花20g，仙鹤草20g，淮小麦30g，佛手片10g。7剂，水煎温服，日1剂，分2次服用。

2009年7月13日二诊：目赤改善，舌质红，苔薄腻，脉涩。拟参通络。上方加川牛膝12g。14剂，煎服法同前。

2009年7月27日三诊：皮疹改善，目赤消失，寐差，舌质暗红，苔薄，脉涩。拟宗前法。上方去仙鹤草，加谷精草15g，煅龙骨30g（先煎），淡豆豉10g。14剂，煎服法同前。

【按语】天疱疮中医又称火赤疱、天疱等。《医宗金鉴·外科心法要诀》云："初起小如苋实，大如棋子，燎浆水疱，色赤者为火赤疱；若顶白根赤，名天疱疮。俱延及遍身，掀热疼痛，未破不坚，泡破毒水津烂不臭。"本案患者为肝胆湿热，湿热相搏，侵袭肌表所致。范永升处方用龙胆泻肝汤加减。其中龙胆草、焦栀子、夏枯草清泻肝胆，牡丹皮、赤芍清热凉血，柴胡、野菊花疏肝明目；白僵蚕、蝉蜕祛风；七叶一枝花清热解毒；生地黄、淮小麦、仙鹤草养阴清热；佛手片、生甘草护胃，使祛邪而不伤正。全方泻中有补，降中有升，配伍精当，故收良效。

（二）医案处方特点

一是注重清利肝胆湿热，以龙胆泻肝汤为基础方。二是重视清热解毒药物的应用，如七叶一枝花、野菊花等。三是常合用清热凉血药，如生地黄、牡丹皮、赤芍等，以防疾病深入。四是应用升降散之白僵蚕、蝉蜕祛风透热，使邪有出路。

第五节　多形红斑

（一）典型医案分析

蒋某，女，6岁1个月。

初诊时间：2015年8月15日。

主诉：反复全身皮疹伴口腔溃疡2年，复发半个月。

病史：2年来反复出现全身皮疹伴口腔溃疡，曾多次入住某省级三甲医院，经"大剂量甲强龙联合丙种球蛋白"治疗好转出院。出院后口服甲泼尼龙并逐渐减量，停药后基本在1～2个月复发。近半个月皮疹及口腔溃疡再发，伴发热，遂再次住院，家属因畏惧长期激素治疗有不良反应，并担忧病情反复，拒绝接受激素疗法，经人介绍来范永升处就诊。实验室检查：血沉23mm/h；白细胞计数15.2×10⁹/L，中性粒细胞百分数82.1%，淋巴细胞百分数11.8%；CRP 1.30mg/L；IgA 1.11g/L，IgG 9.73g/L，IgM 1.28g/L，补体C3 0.97g/L，ANA（－）。

刻下症：右眼结膜充血，口腔两颊黏膜、牙龈及舌尖可见溃疡，色鲜红，热痛，张口吞咽困难，右侧手背及左上肢可见多处环形皮疹，色鲜红，略高出皮面，疼痛不甚，体温38.3℃，口不渴，便干，舌质暗红，苔少中黄腻，脉细数。

西医诊断：多形红斑（重型）。

中医诊断：猫眼疮（热毒血瘀夹湿）。

治法：清热祛湿，凉血解毒。

方药：甘草泻心汤合犀角地黄汤加减。赤芍10g，牡丹皮9g，生地黄9g，白花蛇舌草9g，生甘草9g，姜半夏5g，黄芩9g，川黄连3g，生大黄3g（后下），皂角刺6g，飞滑石10g（包煎），焦栀子6g，白僵蚕5g，佛手

3g。7剂，水煎服，日1剂，分2次服用。嘱其忌食辛辣之品，避免劳累。

2015年8月22日二诊：家属诉服药1日后身热尽退，3日后见全身皮疹明显转消。刻下见患儿全身皮疹已消，双上肢可见陈旧性环状瘢痕，色暗，口腔溃疡改善，色较前淡，疼痛已不甚，舌质红，苔少，脉细。治法同前，上方去滑石、栀子，加桔梗3g，蒲公英15g，红枣10g以利咽护胃和中。7剂，煎服法同前。

2015年9月5日三诊：口腔溃疡全消，二便无殊，胃纳欠佳，偶可闻及口气秽浊。上方去生大黄、黄芩、桔梗，加金银花9g，炒白术10g，茯苓10g以健运脾胃。14剂，煎服法同前。

2015年12月26日复诊：前方加减治疗4个多月，其间未见病情反复。然近期不慎外感，咳嗽、咳痰，痰色黄，咽痛口干，舌红苔薄，脉浮。治以辛散表邪，宣清郁热。处方：炙麻黄3g，连翘10g，赤小豆9g，桔梗5g，生甘草9g，干芦根15g，金银花9g，浙贝母6g，僵蚕9g，蒲公英15g，赤芍10g，佛手6g。7剂，煎服法同前，告知1周后复诊。

2016年1月2日复诊：服上方后外感已瘥，咳嗽、咳痰已消，皮疹口疮未作，诸症稳定，舌质红，苔薄，脉细。拟参健脾和胃，清养气阴，兼以祛邪为治。处方：太子参9g，生甘草9g，茯苓12g，炒白术10g，红枣10g，赤芍10g，生牡丹皮9g，赤小豆9g，生当归9g，生地黄9g，蒲公英15g，桔梗5g，僵蚕6g，防风6g，佛手3g。7剂，煎服法同前。

如此巩固治疗半年余，皮疹、口疮均未反复，如今患儿已停药1年余，与家长电话回访告知其女已如常人，体质转佳，鲜有感冒等不适。

【按语】本例患儿多形红斑反复发作已逾2年，多因外感致病情反复。初诊时起病急，病势重，热邪亢盛，伤络动血，出现双上肢典型的环形红斑。治以凉血解毒，消瘀散斑，兼以和胃泄热降浊。用生地黄、牡丹皮、赤芍凉血散瘀，加用白花蛇舌草以增清解热毒之功，加僵蚕以增清透之功。湿热秽浊之邪盘踞中焦，壅滞气机，则大便干结；客气上逆则目赤、口舌生疮，药用生甘草、黄连、黄芩、半夏等取仲景"狐惑病"主方甘草泻心汤之义，配栀子、滑石清利中焦湿热之毒，用大黄以荡涤秽浊之邪，则气机得通，郁热自解，皂角刺是范永升治疗口舌生疮的常用药物，因其利窍杀虫，药力且专，正如张璐所说"皂角刺治风杀虫，与荚略同，但其锐利、直达病所"。病势危笃，攻伐果断，切中病机，遂收效显著。二诊时，见热势已退，斑疹已消，咽痛、舌疮转佳，因虑邪热耗伤气阴，遂于上方中去滑石、栀子以免伤阴之弊，加桔梗以增利咽之效，配蒲公英、红枣，以和胃护中。三诊时，斑疹、溃疡全消，见邪势愈态，上方去生大黄、黄芩、桔梗以防过用伤中，加金银花、炒白术、茯苓以清养脾胃。守上法加减治疗4个多月，均未见病情复发。再次就诊时挟感冒而来，父母恐其病发。范永升察色按脉后，知其表有未散之邪，内有未清之郁热，若任由病势发展，邪必内传，内陷营阴，皮疹复作。遂处炙麻黄、连翘、金银花、僵蚕辛散在表之邪，赤小豆、生甘草、蒲公英清利在里之郁热，桔梗宣畅气机，助瘀热得解，干芦根、浙贝母甘寒生津润燥，赤芍入营凉血，以杜邪热内陷，佛手芳香理气，调达气机。上方攻伐之剂，不能久服，嘱患儿家属1周后即来复诊。复诊之时患儿外感已瘥，咳嗽、咳痰已消，皮疹、口疮未作，诸症稳定。患儿病程日久，正气衰惫，营阴耗伤，遂处四君子汤健脾益气，生地黄、赤芍、牡丹皮清热养阴，赤小豆、生当归清利中焦湿热以复脾胃升降，桔梗、僵蚕、防风祛邪守正，佐以蒲公英、佛手疏肝和胃。整个治疗过程结合小儿的生理特点，从"虚、热、瘀"角度，辩证地看待疾病发生发展的过程，因人、因时施治，取得了良好的疗效。

（二）医案处方特点

本案前三诊处方常用药物有赤芍，牡丹皮，生地黄，白花蛇舌草，生甘草，姜半夏，黄芩，川黄连，皂角刺，白僵蚕，佛手。核心处方为甘草泻心汤合犀角地黄汤。

处方特点：一是注重清热凉血，如生地黄、牡丹皮、赤芍等药物的应用。二是重视解毒祛湿，如应用黄连、黄芩、大黄、白花蛇舌草等药物。三是注意分阶段治疗，发作期以清热解毒凉血为主，疾病缓解后以健脾胃扶正气为主。

第六节　口腔扁平苔藓

（一）典型医案分析

席某，女，72 岁。

初诊时间：2019 年 12 月 8 日。

主诉：口腔扁平苔藓 11 个多月。

病史：患者于 11 个月前因下唇刺痛，就诊于萧山某三甲医院，诊断为"口腔扁平苔藓"，予西药及外用溃疡膜等药物治疗，疗效欠佳，遂来就诊。

刻下症：下唇黏膜充血、色红，可见两处约 1.0cm×1.5cm 大小的片状糜烂面，周围见灰白色细纹，口唇干燥，腰腿酸疼，心烦痞闷，稍有呃逆，胃纳可，多梦，二便无殊，舌质红，苔薄黄腻，脉滑。

西医诊断：口腔扁平苔藓。

中医诊断：口疮（脾胃湿热）。

治法：清热解毒祛湿。

方药：甘草泻心汤加减。黄连 5g，黄芩 12g，生甘草 9g，蒲公英 30g，姜半夏 9g，干姜 5g，皂角刺 9g，生薏苡仁 15g，炒川楝子 9g，沉香曲 9g，川牛膝 9g，木瓜 9g，首乌藤 30g，佛手 9g。14 剂。日 1 剂，水煎分 2 次服。

2019 年 12 月 22 日二诊：下唇糜烂面变小，黏膜局部色变淡，心烦痞闷明显好转，呃逆缓解，夜寐较前好转。前方去沉香曲、佛手，加猫人参 30g，继服 14 剂，煎服法同前。

后随访患者病情稳定，下唇糜烂面消失，诸症改善。

【按语】患者以口腔黏膜糜烂为主症，属中医"口疮"范畴。《素问·气厥论》说："膀胱移热于小肠，鬲肠不便，上为口糜。"脾胃开窍于口唇，饮食不节，嗜食辛辣肥甘，或长期嗜酒，损伤脾胃，酿生湿热；或情志不舒，气机郁滞，脾运失司，湿邪内生，日久而成湿热；或湿热外犯，蕴积脾胃。湿热上蒸于口，致黏膜充血、水肿、渗出、糜烂结痂而发病。因此，范永升认为脾胃湿热是本病的病理基础，临床中口腔扁平苔藓患者亦多有脾胃湿热蕴结之象。初诊时伴有口唇干燥，心烦痞闷，呃逆，多梦，舌质红，苔薄黄腻，脉滑，属脾胃湿热证。范永升认为，疾病发作时当以清热解毒祛湿为主，故常用《金匮要略》甘草泻心汤加减治疗本病，药用生甘草为君药，配以苦寒之黄连、黄芩清热解毒，干姜、姜半夏辛温化湿，同时加用生薏苡仁、蒲公英等清热化湿药；糜烂面日久，故加皂角刺以祛腐生肌；夜寐欠安，呃逆，故辅以首乌藤安神助眠；沉香曲、川楝子疏肝和胃；佐用和胃化湿之木瓜，一因湿源于中焦津液之不化，以味酸之品行而化之，二因其可舒筋活络，与川牛膝并用，缓解患者腰腿酸疼。二诊时，患者口疮溃烂面变小，诸症减轻，胃和寐安，故去沉香曲、佛手，加用猫人参加强清热解毒，以达标本兼顾之效。方证对应，效如桴鼓。治疗过程中寒温并用，补泻兼施，辛开苦降，共奏清热化湿、和中解毒之功。

（二）医案处方特点

本案处方共有药物：黄连，黄芩，生甘草，蒲公英，姜半夏，干姜，皂角刺，生薏苡仁，炒川楝子，川牛膝，木瓜，首乌藤。核心处方为甘草泻心汤。

处方特点：一是寒温并用，黄连、黄芩等苦寒药与姜半夏、干姜等辛温药并用，辛开苦降。二是重视清利湿热，如甘苦寒之蒲公英、甘平之薏苡仁清热利湿。三是注意固护脾胃，如常用沉香曲、佛手等行气和胃。

第七节 湿 疹

（一）典型医案分析

医案 1

何某，男，1 岁。

初诊时间：2021 年 4 月 2 日。

主诉：皮疹伴渗出 1 年。

病史：患儿家属代诉患儿自出生时便全身湿疹，发红、破溃、有渗液，当地医院诊断为"湿疹"，予激素软膏外用后，疗效不佳，迁延不愈。

刻下症：面部、腹部、背部可见多发红色斑丘疹，高出皮肤，局部起水疱，部分水疱已破溃，有渗液、脱屑，皮肤瘙痒难忍，纳差，夜寐不安，小便黄，大便少，舌质淡红，苔薄腻，脉细数。

西医诊断：湿疹。

中医诊断：湿疮（热入营血）。

治法：凉血清营，祛风化湿。

方药：犀角地黄汤加味。赤芍 3g，生地黄 5g，牡丹皮 3g，防风 3g，桑叶 3g，白僵蚕 5g，蝉蜕 2g，金银花 6g，土茯苓 6g，生薏苡仁 6g，生甘草 2g，佛手 2g。共 7 剂，日 1 剂，水煎服，早晚分服各 30mL。

2021 年 4 月 9 日二诊：患儿面部及身体皮疹已消退三分之二，无新发皮疹，舌淡红，苔薄，脉细。守方加红枣 3g，白菊花 3g。续进 7 剂。

2021 年 4 月 16 日三诊：患儿面部及躯干皮疹基本消退，感冒，纳欠佳，舌淡红，苔薄，脉细。前方去生地黄、土茯苓、红枣、白菊花，加茯苓 5g，神曲 3g，芦根 5g，桔梗 2g。续进 7 剂。

2021 年 4 月 23 日四诊：患儿周身皮疹基本消退，诸症尚可，舌淡红，苔薄，脉细。前方去牡丹皮，加太子参 5g。7 剂巩固疗效。

医案 2

周某，女，4 岁。

初诊时间：2021 年 7 月 16 日。

刻下症：全身湿疹、水疱，瘙痒明显，便溏，舌淡红，苔腻，脉细。

西医诊断：湿疹。

中医诊断：湿疮（脾虚湿蕴）。

治法：健脾化湿祛风。

方药：四君子汤加味。太子参 6g，茯苓 10g，麸炒白术 6g，炙甘草 3g，扁豆花 6g，蜜麸僵蚕 5g，牡丹皮 6g，赤芍 10g，徐长卿 10g（后下），白鲜皮 10g，陈皮 3g。7 剂，日 1 剂，水煎，早晚分服各 50mL。

2021 年 7 月 23 日二诊：躯干湿疹已消，四肢仍有，瘙痒，破溃处疼痛，偶有便溏，舌质红，苔薄腻，脉细。前方去茯苓、牡丹皮、赤芍、徐长卿、陈皮，加土茯苓 10g，金银花 10g，青蒿 10g，蒲公英 10g，炙甘草易为生甘草 3g。续进 7 剂。

2021 年 7 月 30 日三诊：湿疹消退，四肢散在皮疹，瘙痒，时有咳嗽，舌质红，苔薄腻，脉细。拟清热祛风为治。前方去太子参，加赤芍 12g，牡丹皮 10g，桔梗 6g，大青叶 10g，薏苡仁 10g。

【按语】湿疹属中医"湿疮""浸淫疮"等范畴。如《诸病源候论·浸淫疮候》说"心家有风热，发于肌肤。初生甚小，先痒后痛而成疮，汁出，侵溃肌肉；浸淫渐阔，乃遍体""小儿五脏有热，熏发皮肤，外为风湿所折，湿热相搏身体"。患儿禀赋不足，外受风湿之邪，内有血热蕴结。热入营血，故见红斑丘疹，蔓延成片；热伤营阴，阳不入阴，故而夜寐不安；湿热困脾，则纳食不佳，排便不畅。风热侵袭，玄府闭塞不通，阻碍入里之邪外达，且久病伤阴，使得正气无力祛邪外出。治以凉血祛风，清热化湿，透邪外出，方用犀角地黄汤加减。两者又皆以赤芍、牡丹皮凉血清热，僵蚕祛风，金银花清热解毒，轻清透泄，使营分热邪向外向气分透泄而解，针对小儿湿疹"内有血热，外感风邪"的共同病机。前者热邪较重，热伤营阴，故以生地黄清热凉血养阴；防风、桑叶、白菊花清肺卫之热，其中桑叶亦可凉血分之热；蝉蜕有透邪解毒透疹之功，协同僵蚕、金银花之效。加芦根甘寒清热生津；神曲健脾和胃，兼以解表。标本兼顾，共奏清热凉血、祛风化湿之效。后者脾虚湿重，方中四君子汤、扁豆花等健脾祛湿，徐长卿祛风除湿止痒，白鲜皮清热燥湿，陈皮理气健脾。后湿邪渐去，热邪入里，加蒲公英、青蒿清热解毒，大青叶清热凉血透疹。标本兼顾，全方共奏健脾化湿、祛风清热之效。方证对应，用药轻巧，疗效良好。

（二）医案处方特点

两个医案发病时共同用药包括牡丹皮、赤芍、白僵蚕（或蝉蜕）。体现了湿疮病血分有热的共同病机，故用牡丹皮、赤芍清热凉血，取犀角地黄汤之义；同时本病病邪在表部，故用白僵蚕、蝉蜕祛风透邪，取升降散之义。同时针对湿邪，医案1用土茯苓、生薏苡仁清热祛湿；医案2则用茯苓、白术、陈皮健脾祛湿。同中有异，辨证施治，方见良效。

第六章 其他内科疑难病

范永升在其他内科疑难杂病上也积累了丰富的临床经验，如慢性肾病（IgA 肾病、慢性肾功能不全等）、免疫性血小板减少性紫癜、多发性神经炎、肿瘤疾病等。

第一节 慢性肾病

范永升临床辨证治疗各种慢性肾病如 IgA 肾病、系膜增生性肾炎、糖尿病肾病及慢性肾衰竭等也颇有心得。慢性肾病以水肿为主要表现的可属中医"水肿"范畴，以尿血为主要表现的可属中医"血证"范畴，以小便不利和呕吐为主要表现的可属中医"关格"范畴。病位涉及脾肾为主，亦可累及心肺，病机总属本虚标实，本虚以脾肾亏虚为主，阳气虚弱，不能蒸腾、运化水液，导致水湿内停，水停则血瘀，久而导致湿浊毒邪与瘀血互结为患，终至肾阳衰败或心肾阳虚证候。治疗以健脾温肾为本，祛湿通络为标，辨证施治，随症加减，灵活变通，不可拘泥于一法一方。

一、IgA 肾病

（一）典型医案分析

某患者，女，31 岁。

初诊时间：2015 年 9 月 12 日。

主诉：发现血尿 3 年余。

病史：2012年2月因"肉眼血尿3天"就诊于某医科大学附院，查尿常规：尿蛋白（±），尿潜血（+++），ANA（-），补体C3、补体C4正常，经肾穿刺活检诊断为"IgA肾病"。治疗上予洛丁新降压降蛋白，前列地尔注射液改善循环，注射用还原型谷胱甘肽清除氧自由基，生血宁片补血，肾炎舒片保肾等，经治疗肉眼血尿消失，不适症状好转。因病情反复求治于范永升。

刻下症：双侧腰部酸痛不适，外感后头晕目糊，少气乏力，体倦多汗，小便颜色较深，泡沫较多，舌质淡暗红，苔薄，脉细。

西医诊断：IgA肾病。

中医诊断：血证（气虚外感）。

治法：解表祛湿，益气滋肾。

方药：麻黄连翘赤小豆汤、桔梗汤合玉屏风散、二至丸加减。炙麻黄3g，连翘9g，赤小豆10g，桔梗5g，生甘草12g，防风6g，黄芪30g，炒白术15g，墨旱莲15g，女贞子15g，金樱子15g，山药15g，半枝莲15g，积雪草15g，佛手9g。14剂，日1剂，水煎服，分2次服用。

2015年11月8日二诊：患者尿潜血降至（+），外感屡作较前改善，偶有咳嗽，畏寒明显，胃纳尚可，大便偏稀少，月经量少，舌质淡红，苔薄，脉细。治以益气固表，温阳补肾。前方去炙麻黄、连翘、赤小豆，加制附子9g（先煎），芡实15g，炒白芍20g，茯苓15g，黄芪调整为45g，续进14剂。

2015年12月19日三诊：患者尿检潜血阳性，近期易于外感，体倦乏力，舌质淡暗，苔薄，脉细。治宗前法，加强益气固表。前方去芡实，黄芪调整为60g，续进14剂。

2016年2月27日四诊：患者药后连续两个多月无外感，体倦乏力等症状好转，月经改善，寐况欠佳，舌质淡红，苔薄，脉细。治宗前法，加强祛瘀，去山药，加水蛭9g，黄芪调整为120g，续进14剂。

患者依从治疗约半年，易于外感、体倦乏力及镜下血尿等明显好转，病情逐渐趋于稳定，随访1年未复发。

【按语】患者起病以"肉眼血尿"为主症，可属中医"血证"范畴。患者首诊因外感而致病情反复，范永升认为本病首当解表祛邪，故以麻黄连翘赤小豆汤加桔梗、防风、生甘草等祛风解表，黄芪、炒白术、山药、佛手健脾益气，墨旱莲、女贞子养阴清热，金樱子固涩缩尿，半枝莲、积雪草祛瘀活血。二诊时，患者表证已解，症状好转，故去麻黄连翘赤小豆汤，从患者证候看属于脾肾阳虚，故予真武汤健脾温肾，黄芪加量至45g，配伍防风、白术益气固表，并加用芡实益肾固摄为治。三诊时，因易于外感，范永升将黄芪用量加至60g进一步固表以防外邪侵袭。四诊时，诸症较前好转，为巩固疗效，黄芪加量至120g益气健脾固表，另考虑久病必瘀，故加水蛭祛瘀生新。范永升结合患者体质，根据病情发展的不同阶段进行辨证施治，合理到位，且十分重视治未病的思想理念，治疗过程中始终重视益气固表，防患于未然，故依法辨证施治半年，终获良效。

（二）医案处方特点

本案针对 IgA 肾病发生发展的特点，根据疾病的不同阶段进行辨证施治，首诊以麻黄连翘赤小豆汤等解表祛邪为主，兼以玉屏风散等益气解表，二至丸滋阴止血。二诊表证已除，处方以真武汤温阳利水为主，并逐渐加大黄芪剂量益气固表。三诊、四诊黄芪用量从 60g 至 120g，方剂方向转为以益气固表为主，概考虑"邪之所凑，其气必虚"，本病以预防外邪侵袭为根本，必须加固在外之藩篱，同时针对患者虚弱的体质，以益气健脾固肾从本论治，有利于疾病的康复。本案范永升处方还体现了用药如用兵，分阶段根据标本缓急的原则用药的学术思想。

二、慢性肾衰竭

（一）典型医案分析

徐某，男，55岁。

初诊时间：2013 年 9 月 25 日。

病史：患者在杭州某三甲医院诊断为"慢性肾衰竭，痛风"，目前在血透室进行血液透析治疗。近日查：铁蛋白 1587μg/L，尿素氮 11.04mmol/L，肌酐 338μmol/L，总蛋白 49.8g/L。

刻下症：精神不振，由家人推轮椅出行，并背至二楼诊室，双下肢浮肿，足趾作痛，呕恶明显，纳差，舌质淡，苔滑，色黑白相兼，有齿印，脉细。

西医诊断：慢性肾衰竭。

中医诊断：水肿（脾肾阳虚，湿毒内阻）。

治法：温阳通络，利湿解毒。

处方：真武汤合大黄附子汤加减。淡附片 6g（先煎），茯苓 30g，炒白术 15g，干姜 6g，砂仁 6g（后下），制大黄 6g，佩兰 9g，佛手 6g，竹茹 10g，炙甘草 9g。7 剂，水煎服，日 1 剂，分 2 次服用。

2013 年 10 月 9 日二诊：药后水肿大退，体力恢复，已能自行步入诊室，呕恶好转，胃纳已开，唯有足趾仍然作痛，舌质淡暗，苔薄腻，脉细。拟参通络。上方去竹茹，加泽泻 15g，土茯苓 30g，丹参 15g。续进 14 剂，煎服法同前。

2013 年 10 月 30 日三诊：纳差改善，唯有抽筋，舌质淡暗，苔薄，脉细。拟柔筋止痛。上方加生薏苡仁 10g，木瓜 9g。续进 14 剂，煎服法同前。

患者 3 年来间断服用中药，病情稳定，各项指标均有所改善。

2016 年 8 月 24 日复诊：诉近日背部肤痒，望之全背密布黑褐色湿疹，且高出皮肤，舌质淡暗，苔腻，脉涩，拟参温肾祛风化湿为治。处方：附子 9g（先煎），茯苓 18g，炒白术 15g，干姜 6g，制大黄 9g，甘草 12g，防风 9g，徐长卿 30g，赤芍 15g，牡丹皮 12g，砂仁 5g（后下），乌梢蛇 9g，赤小豆 10g，当归 10g。7 剂，煎服法同前。

2016 年 9 月 21 日复诊：患者诉背部皮疹明显改善，痒感已消，湿疹变薄，颜色转淡，舌质淡暗，苔腻，脉细，拟参芳化。前方加连翘 10g。患者间断服药半年余。

2017 年 4 月 26 日复诊：患者背部仅遗留少许散在浅褐色皮疹，舌质淡红，苔少，脉弦细，拟参温阳利湿为治。处方：附子 6g（先煎），茯苓 45g，炒白术 30g，干姜 6g，制大黄 9g，甘草 9g，防风 9g，徐长卿 30g，赤芍

30g，牡丹皮 12g，乌梢蛇 9g，黄芪 20g，薏苡仁 10g，半枝莲 30g，炒鸡内金 10g，土茯苓 30g，佛手 9g，佩兰 9g。14 剂，煎服法同前。

随访半年，患者病情稳定。

【按语】 慢性肾衰竭根据其临床表现可归属中医"水肿""虚劳"等范畴，其特点是病程长、易反复、难治愈。该案患者为老年男性，肾衰竭日久，久病伤及脾肾阳气。肾主水，司开阖。肾阳不足则水液不能蒸化，故湿浊潴留。脾为后天之本，运化失职，湿浊内生，郁久化热成毒。水湿泛溢肢体，则下肢浮肿。浊邪上逆，则呕恶、纳差。下注则足趾作痛。舌脉也是一派脾肾阳虚，湿毒内阻之象。故范永升用真武汤合大黄附子汤加减温阳通络，利湿解毒。方中附子为君药，辛甘性热，擅长温肾助阳，以化气行水，温运水湿。《本草正义》曰："附子，本是辛温大热，其性善走，故为通行十二经纯阳之要药，外则达皮毛而除表寒，里则达下元而温痼冷，彻内彻外，凡三焦经络，诸脏诸腑，果有真寒，无不可治。"配伍大黄，使郁积的邪毒从大便而出，给邪以出路。茯苓淡渗利水；白术健脾燥湿，使水湿邪气有所制；干姜助附子温阳散寒；佩兰、砂仁、竹茹、佛手芳香化湿，清胃止呕。二诊时，患者水肿大退，体力逐渐恢复，呕恶感好转，唯有足趾作痛，去竹茹，加泽泻、土茯苓加大利湿泻浊之力，丹参祛瘀止痛。三诊患者抽筋，加用薏苡仁、木瓜清热利湿，通络止痛。患者病情稳定，间断服药。2016 年 8 月患者出现背部肤痒，全背黑褐色湿疹，高出皮肤。辨证以脾肾阳虚为本，风湿、浊毒、瘀热互结为标。续用真武汤合大黄附子汤为基础方，加防风、徐长卿、乌梢蛇祛风利湿，通络止痒，赤芍、牡丹皮、赤小豆、当归清热凉血，活血化瘀。约 1 个月后复诊，皮疹明显改善，加连翘轻清宣透，有"透热转气"之意。守方治疗半年余，皮疹逐渐消退。再加黄芪、薏苡仁、半枝莲、炒鸡内金、土茯苓等益气健脾，利湿祛浊，巩固疗效。范永升治疗本病以温阳通络、利湿解毒为基本治法，随证治之，取得了较为理想的效果。

（二）医案处方特点

前三诊处方共有药物：淡附片，茯苓，炒白术，干姜，砂仁，制大黄，佩兰，佛手，炙甘草。核心处方是真武汤、大黄附子汤。

用药特点：一是注重温阳利水，常用真武汤治疗。二是重视解毒除湿，如应用制大黄、土茯苓、半枝莲等活血解毒，清热除湿。三是注意化湿和胃，如应用砂仁、佩兰、竹茹、佛手等芳香化湿，和胃止呕。四是适时祛风透热，如应用赤芍、牡丹皮等清热凉血祛瘀，防风、徐长卿、连翘等祛风透毒。

第二节　免疫性血小板减少性紫癜

（一）典型医案分析

李某，男，11岁。

初诊时间：2009年5月9日。

主诉：发现紫癜、血小板减少8年。

病史：患者8年前无明显诱因下出现皮肤紫癜，无瘙痒，牙龈有出血，检查发现血小板减少、贫血，血小板最少只有 20×10^9/L，经某省级三甲医院诊断为"免疫性血小板减少性紫癜，营养不良性贫血"。

刻下症：双下肢新发紫癜，精神疲倦，汗出，怕冷，纳差，色淡红，舌淡少苔，脉浮无力。

西医诊断：免疫性血小板减少性紫癜。

中医诊断：血证，紫癜（脾失健运，气血亏虚）。

治法：健脾益气，固摄止血。

方药：归脾汤加减。生晒参6g，生黄芪20g，当归6g，炒白术10g，炒白芍9g，干姜3g，大枣10g，茯神10g，阿胶6g（烊化），远志6g，生地榆12g，炙甘草9g。7剂，水煎服，日1剂，分2次服用。

2009年5月16日二诊：精神渐振，紫癜减少，畏寒轻，自汗减少，前方再进7剂。

2009年5月23日三诊：紫癜消失，唇色红润，舌质淡红，出现少量薄白苔，脉缓有力，气血调和，脾运复健。处方：生黄芪 12g，炒白术 10g，炒白芍 6g，干姜 3g，生地黄、熟地黄各 6g，大枣 10g，当归 6g，阿胶 6g（烊化），紫河车 1.5g（冲服）。隔日 1 剂，调理 20 余剂。

【按语】本案患者为气虚血亏，脾失健运，统血失职所致。治拟归脾汤加减。归脾汤来自宋代《严氏济生方·惊悸怔忡健忘门》，原治"思虑过度，劳伤心脾，健忘怔忡"，即心脾两虚证。今以此方加减治疗脾不统血证。方中生晒参、黄芪、白术、大枣益气健脾，炒白芍、当归养血，阿胶、干姜温中统血，生地榆止血，远志、茯神养心安神。全方健脾为本，兼以益气养血，故收良效。

（二）医案处方特点

一是注重健脾益气，如应用生晒参、黄芪、白术、炙甘草等药物。二是重视补养心血，如应用生地黄、熟地黄、当归、白芍、阿胶、大枣等药物。三是适时应用止血药物，如应用地榆止血。四是适当应用紫河车之血肉有情之品，滋补精血。

第三节　多发性神经炎

（一）典型医案分析

张某，女，43 岁。

初诊时间：2009 年 11 月 9 日。

主诉：双下肢麻木 3 个月。

病史：3 个月前患者始觉双足发凉，双膝酸软无力，继而膝以下麻木，皮下有如蚁行，触之疼痛。查肌张力减退，腱反射消失，肌电图提示下肢多发神经源性病变，诊断为"多发性神经炎"。曾用复合维生素及弥可保等治疗数月，效果欠佳，故求治于中医。

刻下症：面色萎黄，下肢麻木，双足发凉，月经量少并愆期，舌淡红，苔少，脉细。

西医诊断：多发性神经炎。

中医诊断：血痹（气血亏虚，营卫失和）。

治法：益气养血，调和营卫。

方药：黄芪桂枝五物汤加减。生黄芪30g，桂枝9g，炒白芍30g，当归12g，丹参30g，鸡血藤30g，木瓜9g，忍冬藤15g，独活12g，蕲蛇9g，僵蚕9g，炙甘草9g，红枣10g，佛手9g。7剂，水煎服，日1剂，分2次服用。

2009年11月16日二诊：肢麻足凉明显减轻，仍有双膝酸软。拟参通络为治。前方去忍冬藤，加川牛膝9g。14剂，煎服法同前。

2009年11月30日三诊：肢麻足凉基本消失，双膝酸软改善。治宗前法。处方：生黄芪30g，桂枝9g，炒白芍30g，当归12g，丹参30g，鸡血藤30g，木瓜9g，独活12g，川牛膝9g，蕲蛇6g，僵蚕9g，炙甘草9g，红枣10g，佛手9g。再服14剂以巩固疗效。

【按语】多发性神经炎可属中医"痿证""肌痹""皮痹"等范畴。该病的发生，多因饮食劳逸，病后失血，或复感外邪，而致经络阻滞，气血运行不畅，痰凝血瘀，痰瘀留于经隧关节，又可进一步阻遏气血流通，久而成病。本病以气血亏虚为本，风寒湿邪及痰湿为标，多属虚证或虚中夹实，故治以扶正祛邪。《金匮要略·血痹虚劳病脉证并治第六》曰："血痹，阴阳俱微，寸口关上微，尺中小紧，外证身体不仁，如风痹状，黄芪桂枝五物汤主之。"本案为气血亏虚，营卫不和之证。患者感觉麻木，皮下如有蚁行，乃气血不足，营卫不和所致。方用黄芪桂枝五物汤益气温经，和血通痹。其中黄芪甘温益气，补益在表之卫气；桂枝、白芍配伍和营通痹；鸡血藤、忍冬藤养血通络；当归、丹参活血祛瘀；蕲蛇、僵蚕加强通络；独活、木瓜引药下行，兼有祛风舒筋之功。全方配伍精当，共奏益气温经、和血通痹之效。

（二）医案处方特点

本案处方共同用药有生黄芪，桂枝，炒白芍，当归，丹参，鸡血藤，木瓜，独活，蕲蛇，僵蚕，炙甘草，红枣，佛手。核心处方为黄芪桂枝五物汤。

处方特点：一是注重益气健脾，温经和营，善用生黄芪、桂枝、白芍等药物，白芍量常多倍于桂枝，有黄芪建中汤之方义，体现了"所谓阳者，胃脘之阳也"之《内经》扶阳思想。二是重视活血通络，常用当归、丹参、鸡血藤等药物活血祛瘀，蕲蛇、僵蚕等祛风通络。三是善用引经药物，如应用独活、木瓜引药下行，达于病所。

第四节　肿瘤疾病

一、肝癌术后

（一）典型医案分析

索某，男，54 岁，金华人。

初诊时间：2004 年 7 月 1 日。

病史：2004 年 2 月 27 日因"发现肝内占位 2 天"入住浙江某医院行"右半肝规则切除术＋胆囊切除术＋门静脉右支癌栓清除"，病理诊断为"右肝细胞癌及胆管细胞癌（2004-04406）"。术后做过 3 次介入化疗。经朋友介绍，至范永升处就诊。

刻下症：肝癌术后化疗中，肝功能异常，血小板低下，寐差，偶有溲黄，舌质红，苔薄，脉弦细。

西医诊断：肝癌术后。

中医诊断：癥瘕（脾虚湿蕴，肝阴亏虚，毒瘀互结）。

治法：健脾祛湿，养阴柔肝，解毒软坚。

方药：茵陈四苓汤、四逆散合甘麦大枣汤加减。绵茵陈 30g，猪苓 30g，茯苓 30g，炒白术 15g，猫人参 30g，炙甘草 10g，柴胡 9g，炙鳖甲 12g（先煎），白英 10g，半枝莲 18g，炒白芍 30g，枸杞子 30g，淮小麦 30g，红枣 15g，丹参 30g，首乌藤 30g，佛手 10g。28 剂，水煎服，日 1 剂，分 2 次服用。

2004 年 7 月 29 日二诊：肝癌术后化疗中，肝功能有好转，血小板偏低，痹况好转，舌暗红，苔薄，脉细。拟参益气活血通络。前方去佛手，加赤小豆 10g，全当归 30g，生黄芪 30g。28 剂，煎服法同前。

2004 年 8 月 26 日三诊：肝癌术后化疗中，血小板 $56 \times 10^9/L$，舌暗红，苔薄，脉细。拟益气健脾，养阴柔肝为治。处方：绵茵陈 30g，猪苓 30g，茯苓 30g，炒白术 15g，猫人参 30g，炙甘草 10g，柴胡 9g，炙鳖甲 12g（先煎），白英 10g，炒白芍 30g，枸杞子 30g，淮小麦 30g，红枣 15g，丹参 30g，首乌藤 30g，赤小豆 10g，全当归 30g，生黄芪 30g，仙鹤草 30g，党参 15g。28 剂，煎服法同前。

2004 年 12 月 2 日四诊：肝癌术后化疗中，血小板升至 $70 \times 10^9/L$，诸症稳定，舌红，苔薄，脉弦。拟益气养阴柔肝为治。处方：绵茵陈 40g，猪苓 30g，茯苓 30g，炒白术 15g，猫人参 30g，炙甘草 10g，炙鳖甲 15g（先煎），白英 10g，炒白芍 30g，枸杞子 30g，淮小麦 30g，丹参 30g，首乌藤 30g，赤小豆 10g，全当归 30g，生黄芪 30g，仙鹤草 30g，党参 15g，酸枣仁 15g，垂盆草 15g，木瓜 10g，蒲公英 15g。28 剂，煎服法同前。

2005 年 2 月 17 日五诊：肝癌术后，口淡，咽部不适，舌质淡红，有齿印，脉细。拟参芳香化湿为治。处方：绵茵陈 40g，猪苓 30g，茯苓 30g，炒白术 15g，猫人参 30g，炙甘草 10g，炙鳖甲 15g（先煎），白英 10g，炒白芍 30g，枸杞子 30g，淮小麦 30g，丹参 30g，赤小豆 10g，太子参 20g，全当归 10g，生黄芪 30g，仙鹤草 30g，党参 15g，酸枣仁 15g，垂盆草 15g，姜半夏 9g，川厚朴花 9g。35 剂，煎服法同前。

2006 年 2 月 10 日六诊：肝癌术后，已近 2 年，诸症稳定。唯近日肝功能稍差，舌质暗红，苔薄，脉细。拟清肝为治。处方：粉葛根 15g，炒鸡内金 10g，赤小豆 15g，猫人参 30g，猪苓 30g，茯苓 30g，佛手片 10g，青蒿 15g，炙鳖甲 15g（先煎），炒白术 30g，炒白芍 30g，枸杞子 30g，丹参 30g，绵茵陈 30g，生黄芪 30g，丹参 30g，仙鹤草 30g，枳壳 30g，垂盆草 30g，五味子 9g，半枝莲 15g。28 剂，煎服法同前。

2007 年 3 月 9 日七诊：肝癌术后 3 年余，一直坚持服中药治疗。近日查血常规提示白细胞 4×10^9/L，血红蛋白 156g/L，血小板 75×10^9/L；肝功能提示总蛋白 70g/L，白蛋白 44.4g/L，白球比 1.73，ALT 44IU/L，其余指标正常。舌质红，苔薄腻，脉细。拟柔肝清解渗利为治。处方：潞党参 15g，猫人参 30g，猪苓 30g，茯苓 30g，青蒿 15g，炙鳖甲 12g（先煎），炒白术 30g，炒白芍 30g，枸杞子 30g，绵茵陈 30g，生黄芪 30g，垂盆草 30g，五味子 9g，绞股蓝 30g，酒延胡索 10g，川楝子 10g，虎杖根 30g，全当归 10g，柴胡 9g，赤小豆 10g，佛手片 10g。28 剂，煎服法同前。

2008 年 5 月 24 日八诊：肝癌术后 4 年余，复查血常规、甲胎蛋白（AFP）正常（2.64ng/mL），舌质红，苔少，脉细。拟益气养阴柔肝为治。处方：郁金 9g，木瓜 9g，仙鹤草 30g，绵茵陈 45g，猫人参 30g，猪苓 30g，茯苓 30g，青蒿 18g，炙鳖甲 12g（先煎），炒白术 30g，炒白芍 30g，枸杞子 30g，生黄芪 30g，垂盆草 35g，五味子 9g，绞股蓝 30g，酒延胡索 12g，全当归 10g，赤小豆 10g，佛手片 10g。28 剂，煎服法同前。

2019 年 3 月 5 日电话回访，患者思路清晰，健谈，非常欣喜地告诉范永升，其生活、工作均如常人。

【按语】肝癌可属中医"癥瘕"范畴。肝主藏血，主疏泄，体阴而用阳。肝失疏泄，木不疏土，脾胃失和，渐而湿热内蕴，毒瘀互结于肝，日久而成癌肿；湿热下注，则见溲黄；湿热亦可伤及阴血，阴血不足则神不安，故见寐差；同时术后化疗又伤及气血，故见体倦，白细胞、血小板下降等。本案虚实夹杂，主要病机为湿热内蕴，湿重于热，毒瘀互结，兼有肝阴不足、气血亏虚，故治以清热利湿、解毒祛瘀为主，兼顾养阴柔肝、益气养血。初诊以茵陈四苓汤加白英等清热利湿健脾，加用半枝莲、猫人参清热解毒，活血消肿。其中猫人参是浙江地区常用中药，常用于消化道肿瘤的治疗，研究表明，从猫人参中提取的积雪草酸和科罗索酸对 LOVO（人结肠癌细胞）和 Hepg$_2$（人肝癌细胞）有一定的抗肿瘤活性。同时加用柴胡、鳖甲、丹参、佛手等疏肝行气，活血软坚，以及白芍、枸杞子等养阴柔肝，并用淮小麦、炙甘草、红枣健脾和中。因术后化疗伤及正气，出现白细胞、血小板下降，故二诊、三诊加用黄芪、党参、仙鹤草及赤小豆当归散等益气健脾，养血祛湿。范永升认为，仙鹤草又称"脱力草"，应用大剂量仙鹤草可调补气血，有助于体力恢复。黄芪与当归配伍有益气补血之功，方中又有归脾汤益气补血，健脾养心，以对抗化疗引起的不良反应。患者坚持服药5个月，诸症稳定，血小板升至 70×10^9/L。随后4年，范永升始终坚持扶正祛邪，益气健脾、养阴柔肝与活血祛湿并施，灵活践行了国医大师何任教授提出的"不断扶正，适时祛邪，随证治之"的针对肿瘤治疗的原则，如此坚持治疗近5年，复查血常规、AFP等指标均正常，诸症稳定。通过中西医结合治疗，肝癌术后15年，患者仍身体健康如常人，实属不易。

（二）医案处方特点

从对本案患者的中医治疗全程看，范永升用药特点：一是几乎不用苦寒的所谓具有抗癌作用的药物（仅用了一味猫人参辨病治疗）。二是坚持应用茵陈、猪苓、茯苓、白术健脾清利湿热。三是注重养阴柔肝药物的应用，如白芍、枸杞子、当归、五味子等养肝阴、补肝血。四是用药始终应用当归补血汤合归脾汤加减，补益气血、健脾养心，不断扶助正气。五是酌情加用柴胡、佛手、炒枳壳等疏肝行气，丹参、当归、延胡索等活血通络，以及坚持用鳖甲软坚散结。从以上用药特点看，范永升紧抓脾虚湿毒、肝阴不足、气滞血瘀之病机本质，坚持益气健脾、解毒祛湿、养阴柔肝、行气活血之治法，标本兼顾，"不断扶正，适时祛邪，随证治之"，最终获得良好的治疗效果。

二、肝癌肺转移

（一）典型医案分析

潘某，男，47岁，金华人。

初诊时间：2011年3月9日。

主诉：肝癌术后2年，乏力4个月。

病史：患者2年前行肝癌切除术，4个月前无明显诱因下出现乏力、消瘦，当地医院查肺部CT：两肺结节灶，多发转移瘤考虑，查甲胎蛋白99.68μg/L，当地医院诊为"肝癌术后，肝癌肺转移"。患者慕名至范永升处就诊。

刻下症：患者胁部隐痛，身目黄染，情绪不稳，头晕乏力，口干口苦，舌质暗红有瘀点，舌苔黄腻，脉弦。

西医诊断：肝癌术后，肝癌肺转移。

中医诊断：肝癌肺转移（湿热蕴结，正气不足）。

治法：清利湿热，益气扶正。

方药：茵陈蒿汤合四君子汤加减。枸杞子30g，生薏苡仁30g，生黄芪30g，炒白术18g，丹参30g，黄芩15g，水蛭12g，垂盆草30g，虎杖根30g，郁金9g，飞滑石30g（包煎），绵茵陈45g，焦栀子12g，制大黄5g，猫人参45g，生甘草12g，三叶青30g，姜半夏9g，猪苓45g，茯苓45g，半枝莲30g。21剂，日1剂，水煎分2次服用。

【按语】肝主藏血，主疏泄，有贮藏和调节血液的功能。湿浊凝聚成痰，痰阻气滞，络脉瘀阻，湿热瘀毒蕴结于肝，日久而成癌肿，暗耗阴血致肝阴不足。肝与胆相表里，胆汁外溢，则身目俱黄，湿热内蒸，则口苦。湿热蕴结为本，肝阴不足为标，故施以清利湿热，益气扶正，方用茵陈蒿汤合四君子汤加减。茵陈蒿汤为治疗湿热黄疸的经方，《金匮要略》用其治疗谷疸，"谷疸之为病，寒热不食，食即头眩，心胸不安，久久发黄为谷疸，茵陈蒿汤主之"。绵茵陈苦泄下降，清热利湿，为治黄疸要药；焦栀子清热降火，通利三焦，助茵陈引湿热从小便而去；制大黄泄热逐瘀，通利大便。肝癌邪毒日久，损伤人体正气，症见身目俱黄，乏力明显，头晕，情绪不稳，用四君子汤加减补气扶正。方中用黄芪补益中气，辅以白术健脾益气，甘草和胃补中，茯苓健脾利湿行水，加猪苓利水不伤阴，研究表明四君子汤可提高和恢复机体免疫功能，减轻化疗的不良反应，降低化疗药物的用量而达到抑制肿瘤组织生长的目的。方中重用猫人参、半枝莲、生薏苡仁，研究表明猫人参有效部位 MA、MB 能抑制小鼠移植性肿瘤的生长，其机制可能与影响细胞周期、诱导细胞凋亡有关，且对机体的不良反应较小；半枝莲可致小鼠腹水肝癌 H_{22} 细胞坏死和凋亡；生薏苡仁提取物有抗癌功效，可抑制肿瘤增殖、迁移和侵袭。方中郁金、丹参、水蛭活血祛瘀，破宿血，生新血；虎杖根、垂盆草、黄芩、飞滑石加强祛湿退黄功效；枸杞子滋养肝阴。全方药物，有补有清，补而不滞湿，利而不伤阴，方药与病机相合，在清利湿热基础上，益气扶正，标本同治。

2011 年 4 月 16 日二诊：乏力稍缓解，仍有口苦，甲胎蛋白 166.09μg/L，面色晦暗，舌质暗红，舌尖瘀点，舌苔黄腻，脉弦，拟参益阴祛瘀法为治。上方加炒枳壳 18g，白英 10g，去丹参。21 剂，煎服法同前。

【按语】患者肝癌病久，肝经湿热瘀阻，肝火亢盛，邪气未去，症见面目黄染，舌质暗红，舌尖瘀点，治疗仍以扶正与祛邪并重为主，原方加白英清热利湿，解毒消肿，枳壳行气消积。

2011 年 5 月 21 日三诊：肝癌术后 2 年多，乏力，咳嗽，甲胎蛋白 207μg/L，两肺多发转移瘤，肝功能改善，舌质暗红，舌苔薄黄腻，脉细，拟参宣肺化痰为治。处方：瓜蒌皮 12g，白花蛇舌草 30g，水蛭 15g，白英 12g，枸杞子 30g，生薏苡仁 30g，生黄芪 30g，炒白术 18g，黄芩 15g，虎杖根 30g，郁金 9g，飞滑石 30g（包煎），绵茵陈 45g，焦栀子 12g，制大黄 5g，猫人参 45g，生甘草 12g，三叶青 30g，姜半夏 9g，猪苓 45g，茯苓 45g，半枝莲 30g。21 剂，煎服法同前。

【按语】肝癌日久，进而损及其他脏腑，气血亏虚，无力克化癌肿，致使病情进一步发展。肺为金脏，金之所畏者，火也。肝火亢盛，木火刑金，症见咳嗽。上方加瓜蒌皮宽胸散结，宣利肺气；白花蛇舌草清热解毒，除湿散结，研究表明白花蛇舌草在抗肿瘤治疗中能取得较好的临床疗效，特别是对原发性肝癌有较好的疗效。

2011 年 7 月 9 日四诊：肝癌术后 2 年多，仍有乏力，甲胎蛋白 209μg/L，两肺多发转移瘤，药后肝功能改善，舌质暗红，舌苔黄腻，脉涩。再守方治之，芳香化湿。守方加鱼腥草30g，改炒白术为30g。28剂，煎服法同前。

【按语】患者肝癌术后2年多，邪毒久稽，损伤人体正气，故症见乏力。处方加鱼腥草，《分类草药性》曰："治五淋，消水肿，去食积，补虚弱，消鼓胀。"此处巧用鱼腥草，既用其清解肺痈，又用其清热祛湿。加大白术剂量，意在健脾气以燥湿。

2011年9月24日五诊：肝癌术后2年多，甲胎蛋白246.47μg/L，当地医院复查肺部CT：两肺多发转移瘤。舌质暗红，舌苔腻，脉弦。再守方芳香化湿，佐以散结，上方再加积雪草18g，怀山药15g。28剂，煎服法同前。

【按语】此处在审证选药基础上，亦有辨病选药、随症加药之意。积雪草味苦、辛，性寒，归肝、脾、肾经，清热利湿，解毒消肿。怀山药味甘，性平，归脾、肺、肾经，补脾养胃，生津益肺。全方合用既可清肝胆湿热，又可益气阴扶正。

2011年12月3日六诊：肝癌术后2年多，咳嗽咳痰，甲胎蛋白195.28μg/L，肺有多发转移瘤，症见声音洪亮，思维清晰，精神恢复尚可，舌质暗红，舌苔薄腻，脉弦细，拟参润肺化痰法为治。处方：浙贝母10g，芦根30g，积雪草18g，怀山药15g，鱼腥草30g，炒白术30g，瓜蒌皮12g，白花蛇舌草30g，水蛭15g，白英12g，枸杞子30g，生薏苡仁30g，生黄芪30g，黄芩15g，虎杖根30g，郁金9g，绵茵陈45g，焦栀子12g，猫人参45g，生甘草12g，三叶青30g，姜半夏9g，猪苓45g，半枝莲30g。28剂，煎服法同前。

【按语】服药近1年，湿热毒邪渐消，正气逐渐恢复，故声音洪亮，思维清晰，精神恢复良好。加用浙贝母、芦根甘寒清热润肺，化痰止咳。

2012年3月3日七诊：肝癌肺转移已3年余，甲胎蛋白183.79μg/L，诸症尚可，舌质暗红，苔少，脉弦细，柔肝润肺为治。上方去积雪草，再加木瓜12g，改黄芩为12g，枸杞子为45g。28剂，煎服法同前。

【按语】患者药后黄腻苔已消除，舌质暗红、苔少、脉弦细为肝阴不足之象，再守方并加强养阴柔肝功效。故加木瓜，并将枸杞子加大剂量用以养阴柔肝。

两年后随访，患者仍带瘤生存，继续坚持服药。

（二）医案处方特点

本案处方常用药物有枸杞子、生薏苡仁、生黄芪、炒白术、黄芩、水蛭、虎杖根、郁金、飞滑石、茵陈、焦栀子、制大黄、猫人参、生甘草、三叶青、姜半夏、猪苓、半枝莲等。

处方特点：一是重视辨病与辨证相结合。在中医辨证论治的基础上，积极汲取现代科学的研究结果，适当运用具有良好抗癌作用的药物，如猫人参、生薏苡仁、三叶青、半枝莲、白花蛇舌草等以辨病治疗。同时又十分重视舌象，临床根据舌象紧扣湿热毒聚、气阴两虚的病机进行辨证施治。二是结合祛瘀化痰以祛邪。在清热利湿退黄的基础上，又善用水蛭、丹参、郁金等破血逐瘀以生新，同时应用鱼腥草、浙贝母、瓜蒌皮等清肺化痰以逐邪。三是不断培本益元以扶正。处方始终应用黄芪、白术、茯苓、山药、薏苡仁等益气健脾除湿，枸杞子、木瓜、生甘草等滋阴柔肝和胃。总之，范永升用药充分体现了何任教授治疗肿瘤的基本原则，即"不断扶正，适时祛邪，随证治之"。

第五节　更年期综合征

（一）典型医案分析

张某，女，56岁。

初诊时间：2018年7月28日。

主诉：畏寒恶风、多汗2年余。

病史：患者2年前无明显诱因下出现全身怕冷恶风，夏天需裹棉袄，伴上肢及头背部出汗多，活动后加重，易于外感。曾多处就诊，考虑"更年期综合征"可能，症状持续。既往有糖尿病病史、慢性胃炎病史。

刻下症：汗出湿衣，质冷色清，动则益甚，畏寒以下肢、胁肋部、后背为主，大便频数质稀，舌质淡红，苔薄，脉沉细。

西医诊断：更年期综合征。

中医诊断：自汗（阳气亏虚，营卫不和）。

治法：益气温阳，调和营卫。

方药：黄芪桂枝五物汤、真武汤合四逆散加减。黄芪30g，桂枝9g，白芍30g，炙甘草9g，干姜6g，红枣10g，北细辛3g，制附子6g（先煎），柴胡9g，炒枳壳12g，炒白术15g，茯苓15g。14剂，日1剂，水煎服，分2次服用。

2018年8月12日二诊：自汗减少，仍有头部汗出，畏寒较前减轻，舌质淡红苔薄，脉沉细。治宗前法，上方制附子加至9g，续进14剂。

2018年8月26日三诊：汗出畏寒已减轻大半，近日腹痛便溏，舌质淡红，苔薄，脉沉细。治宗前法，调和肝脾。前方去北细辛、柴胡，制附子加至12g，黄芪加至45g，桂枝加至12g，炒白术加至30g，另加防风9g，炒鸡内金9g，银柴胡9g。续进14剂，日1剂，水煎服，分2次服用。

随诊时患者腹痛已愈，仍偶有外感，频率较前减少，畏寒程度明显减轻。

【按语】患者以"自汗"为主症，可属中医"汗证"范畴。患者首诊自汗畏寒明显，平日易于外感，属太阳表证。范永升认为患者卫阳亏虚，表阳不固，而成自汗恶风，故以黄芪桂枝五物汤益气温阳，固表止汗；同时里阳亦虚，累及脾肾可有便溏，故以真武汤温阳利水；体内气机不畅、内有郁热，故以四逆散调畅气机，清除郁热。二诊时，患者自汗畏寒的程度减轻，但仍有头部汗出，考虑药轻不能胜病，故将制附子加至9g，守方续服。三诊时，患者新出现腹痛便溏的症状，范永升用防风替换细辛，加大炒白术剂量，与原方配成痛泻要方，达到调和肝脾、祛湿止泻之效，以炒鸡内金健脾消食；以银柴胡替换柴胡，考虑汗出泄泻津液亏耗，阴虚内热；加重附子、黄芪、桂枝的剂量，以增强祛风散寒除湿、温助表里阳气的力量。范永升结合患者体质，根据患者的病情随症加减用药。

（二）医案处方特点

本案三诊处方共同用药有制附子，黄芪，桂枝，白芍，炙甘草，干姜，红枣，炒枳壳，炒白术，茯苓。核心处方有黄芪桂枝五物汤和真武汤。

处方特点：一是注重益气温阳固表，以黄芪桂枝五物汤为基本方，其中又有桂枝加附子汤温阳固表，调和营卫。二是因患者有畏寒肢冷、便溏、脉沉之阳虚水饮证，故又用真武汤温阳利水。三是注意调和肝脾，用痛泻要方柔肝健脾，用四逆散清除郁热。

第六节　疲劳综合征

一、疲劳综合征伴产后水肿

（一）典型医案分析

叶某，女，28 岁。

初诊时间：2022 年 6 月 23 日。

主诉：反复双下肢水肿半年余。

病史：半年前患者产后心情抑郁，逐渐出现双下肢反复浮肿，午后、劳累后为甚，各项化验指标正常。

刻下症：纳少体倦，暮时足肿，咽有痰，月经不调，色暗有血块，痛经明显，舌暗红，质中裂，苔薄腻，脉弦细。

西医诊断：疲劳综合征，产后水肿。

中医诊断：虚劳（肝郁脾虚）。

治法：疏肝健脾。

方药：逍遥散加减。柴胡 9g，炒白芍 20g，益母草 12g，川芎 12g，当归 10g，赤小豆 10g，茯苓 15g，生白术 15g，桔梗 6g，炙甘草 9g，炒鸡内金 9g，枸杞子 12g。14 剂，水煎服，日 1 剂，早晚分服。

2022 年 9 月 1 日二诊：患者自觉乏力、足肿好转，但劳累后仍胫前水肿，大便略稀，咽中有痰，舌质红，苔薄白，脉弦，治法同前。前方去枸杞子，白术改炒用，加牡丹皮、佛手各 9g，太子参 12g。28 剂，煎服法同前。

2022 年 12 月 14 日三诊：足肿明显好转，近日情绪不佳，月经不调，舌质红，苔薄黄，脉弦细，拟柔肝健脾和中为治，前方去桔梗、炒鸡内金、佛手，茯苓加至 30g，另加焦栀子 9g，炒枳壳 12g。28 剂，煎服法同前。患者因工作原因间断在外转方，后随访患者病情稳定，乏力缓解，水肿渐消。

【按语】本案患者产后脏腑失调，纳少体倦多为脾虚；暮时足肿、咽有痰、苔腻为水湿困阻之象；月经病、舌暗、脉弦细则与肝郁血瘀相关。故辨证为肝脾不调，兼有水停瘀结。肝郁气滞，枢机不利，则气血瘀滞，故痛经、有血块。脾虚气滞则生湿，停于咽部而凝痰，袭于阴位则肢肿。故予逍遥散疏肝健脾，方中白术生用功善健脾利水，合当归赤小豆散活血利湿，益母草化瘀利水调经，桔梗宣肺化痰。二诊出现肝郁化火倾向，故将枸杞子换佛手、牡丹皮疏肝清火，加太子参清补气阴。三诊情志不调，化火明显，加栀子清肝火，佛手理气，茯苓加量健脾利水。此案以调气机为主而获效。

（二）医案处方特点

产后易于出现情绪波动，出现肝脾不调的情况。肝脾协调维持气机升降，肝脾和调则枢转畅通，周身气机升降出入正常，气血津液得以正常生成与运行。故此案范永升在治疗上以调和肝脾、运达枢机为要，善用逍遥散、四逆散等方加佛手、炒川楝子、炒枳壳等药物外转枢机、内调肝脾，以达气机升降平衡。

二、疲劳综合征伴焦虑失眠

（一）典型医案分析

夏某，男，33岁。

初诊时间：2023年5月4日。

主诉：寐差易醒7个多月。

病史：患者7个月前因运动汗出后饮冷、冲凉，出现夜寐欠安、畏寒等症，自行服用附子理中丸、桂附地黄丸等症状无改善，遂至范永升处就诊。

刻下症：心悸，寐差，汗多，畏寒，腰酸，大便频稀，情绪焦虑。舌质淡，苔薄，脉弦细。

西医诊断：疲劳综合征，焦虑失眠。

中医诊断：虚劳（阳郁湿阻）。

治法：通阳化湿，调气安神。

方药：柴胡桂枝干姜汤合苓桂术甘汤加减。柴胡9g，桂枝9g，干姜6g，煅牡蛎15g（先煎），炙甘草9g，茯苓15g，炒白术15g，大枣9g，炒鸡内金9g。14剂，水煎服，日1剂，早晚分服。

2023年5月20日二诊：焦虑好转，仍有寐差，腰酸，便稀，乏力，夜身热，舌质淡，苔腻根剥，脉沉细，仍拟益气通阳、化湿和中为治。前方煅牡蛎、炒白术均加至30g，加煅龙骨20g（先煎），杜仲15g，生黄芪30g，制附子6g（先煎），炒白芍15g。14剂，煎服法同前。

2023年6月3日三诊：近日腰酸好转，寐欠佳，胃痛，舌淡暗，质中裂，有齿印，苔薄腻，脉弦细，治法同前。前方去杜仲，煅牡蛎减至15g，加延胡索、沉香曲各9g。14剂，煎服法同前。继续随症加减以巩固疗效，后随访患者诸症改善。

【按语】本案患者以大汗后寒湿入侵，阻遏阳气为关键病机，结合心悸、畏寒、大便稀烂、腰酸等症，辨为表里阳虚，枢机不利。因寒湿在里，损伤心脾阳气，故便稀、心悸、寐差，肌表营卫不和则畏寒、汗出。又见情绪焦虑之象，且舌脉皆虚兼水饮，故仿柴胡桂枝干姜汤合苓桂术甘汤燮理枢机，通阳化饮，合龙骨、牡蛎重镇安神。方中柴胡、桂枝温通周身气机，干姜、鸡内金健运中土枢机，并以苓桂术甘汤通阳化饮。二诊加强了安神、建中之力，以黄芪建中汤补虚运脾，附子加强通阳散寒，杜仲补益肝肾。三诊胃痛，考虑胃阳亏损，减重镇咸寒之牡蛎用量，加延胡索活血止痛，沉香曲温中行气。此案调气、调神和通阳三法并用而获效。

（二）医案处方特点

针对虚劳病合并焦虑失眠的患者，范永升提倡"调神"。心者，神之变也，七情内伤首发于心，处方常以柴胡桂枝类方调养心神。《伤寒论》中有针对"心烦""胸满烦惊""谵语"等心神病证的描述，故范永升常用柴胡加龙骨牡蛎汤、柴胡桂枝汤等方解郁通阳安神。此案用柴胡调气，用苓桂术甘汤或加黄芪、附子等益气通阳，龙骨、牡蛎镇心安神。三法并用以调气通阳安神。

三、疲劳综合征伴晕厥

（一）典型医案分析

范某，女，56岁。

初诊时间：2023年5月4日。

主诉：反复头晕、昏厥1年余。

病史：患者1年前在劳累后出现反复头晕，甚至昏厥。脑电图显示：各部位5～7Hz频段功率偏高，轻度异常。其余检查未见异常，辗转就医未见改善，遂来就诊。

刻下症：头晕，昏厥频繁，胸闷气短，易疲劳，舌质淡红，苔薄，脉细。

西医诊断：疲劳综合征，晕厥。

中医诊断：虚劳（气虚湿阻）。

治法：益气通阳化湿。

方药：补中益气汤合苓桂术甘汤加减。生黄芪 30g，炒白术 15g，陈皮 9g，太子参 18g，柴胡 9g，炙甘草 9g，升麻 6g，当归 9g，茯苓 15g，桂枝 9g，川芎 12g，丹参 15g。14 剂，水煎服，日 1 剂，早晚分服。

2023 年 5 月 19 日二诊：药后昏厥减少，疲劳减轻，胸闷好转，然心烦寐差，舌质淡红，苔薄，脉细，拟通阳化湿、养心安神为治。前方去陈皮、太子参、升麻，加生龙骨（先煎）、炒白芍各 20g，煅牡蛎（先煎）、淮小麦各 30g。14 剂，煎服法同前。

2023 年 6 月 1 日三诊：诸症好转，胸闷劳累后复发，入夏加重，舌质淡红，苔薄，脉细，拟益气升阳、化湿利窍为治。前方去生龙骨、煅牡蛎，加葛根 30g，佩兰 9g。14 剂，煎服法同前。继续服药以巩固疗效，后随访患者头晕、昏厥、体倦均已告瘥。

【按语】本案患者劳累后起病，平素胸闷气短、易疲劳，考虑劳损后天之本。脾胃虚损则气血生化乏源，中土枢机升降不利，中气不升则头脑不荣而眩晕，甚至昏不识人，宗气虚滞则胸闷气短，舌脉皆为气血不足之象，故以补中益气汤益气养血升阳，如《脾胃论》曰"内伤脾胃，乃伤其气……惟当以辛甘温之剂，补其中而升其阳"。因脾为阴土极易生湿，故合茯苓、桂枝成通阳化饮之剂，恢复枢机通达之性。另加头痛要药川芎，以及丹参行胸中瘀结。二诊疗效明显，然出现心神受扰表现，考虑升阳太过，故去升麻等药物，加龙骨、牡蛎、淮小麦安神，炒白芍敛阴养血，防止温燥伤阴。三诊诸症均好转，故加强化湿之功，谨防余邪反复。此案补益中气与通阳调神并用而获效。

（二）医案处方特点

此案以脾虚气陷、阳虚湿阻为主要病机，因此在治疗上重视健脾益气升阳，以补中益气汤为主，同时阳虚致湿阻，故加苓桂术甘汤以通阳化湿。《素问·生气通天论》云："阳气者，精则养神，柔则养筋。"阳气充盛则神明窍清，此为调神治本之法。同时针对心烦寐差用龙骨、牡蛎镇心安神，以及甘麦大枣汤养心安神。

参考文献

［1］范永升.中医药治疗系统性红斑狼疮的探讨［J］.浙江中医杂志，2002（5）：92-201.

［2］王新昌，鲁科达，温成平，等.可宁汤治疗复发性口腔溃疡临床观察［J］.浙江中医学院学报，2005，29（2）：40-41.

［3］孙聪，范永升.范永升从湿论治强直性脊柱炎经验［J］.浙江中医杂志，2017，52（2）：92-93.

［4］陈秀芳，范永升.范永升辨治痹证验案举隅［J］.浙江中西医结合杂志，2011，21（7）：450-455.

［5］黄继勇，范永升.范永升辨治狼疮性肾炎蛋白尿经验［J］.浙江中医药大学学报，2013，37（6）：680-682.

［6］李夏玉.范永升辨治皮肤病的验案举隅［J］.中华中医药杂志，2011，26（5）：922-924.

［7］包洁，李正富，王新昌，等.范永升成人斯蒂尔病中医诊治特色探析［J］.浙江中医药大学学报，37（3）：261-263.

［8］陈秀芳.范永升应用温阳祛瘀通络法治疗雷诺病经验［J］.中华中医药杂志，2011，26（4）：726-727.

［9］叶春华，黄静.范永升诊治自身免疫性肝炎心得［J］.中华中医药杂志，2013，28（6）：1749-1751.

［10］司徒忠，谢冠群，谢志军.范永升治疗风寒湿痹经验［J］.浙江中医药大学学报，2008，32（3）：300-301.

［11］李正富，王新昌，范永升.范永升治疗结缔组织病相关间质性肺病经验［J］.中华中医药杂志，2013，28（10）：2970-2972.

［12］陈晓迪. 范永升治疗类风湿关节炎学术经验［J］. 浙江中医药大学学报，2011，35（2）：287–288.

［13］李正富，吴德鸿，范永升. 范永升治疗皮肌炎特色探析［J］. 中华中医药杂志，2015，30（3）：761–763.

［14］吴山，杜羽，范永升. 范永升治疗小儿多形性红斑经验［J］. 浙江中医药大学学报，2018，42（3）：187–203.

［15］吴德鸿，李正富，范永升. 范永升治疗硬皮病经验［J］. 中华中医药杂志，2015，30（6）：1990–1992.

［16］李正富，王新昌，范永升. 范永升治疗自身免疫性肝病经验探析［J］. 浙江中医药大学学报，2013，37（4）：385–387.

［17］韩春雯，范永升. 范永升益阴祛瘀解毒治疗干燥综合征经验［J］. 中国中医药信息杂志，2009，16（11）：80–81.

［18］卢舒浩，赵婷，张喜召，等. 范永升应用四妙散治疗痛风性关节炎经验举隅［J］. 浙江中医药大学学报，2017，41（10）：806–809.

［19］张帅，杜羽，包洁，等. 范永升应用一贯煎治疗干燥综合征验案举隅［J］. 浙江中医药大学学报，2016，40（12）：917–919.

［20］司徒忠，谢冠群，谢志军. 范永升运用雷公藤治疗难治病经验［J］. 浙江中医杂志，2008，43（6）：318.

［21］杨孝兵，孙颖慧. 范永升治疗口腔扁平苔藓经验［J］. 中医杂志，2008，49（6）：499.

［22］朱月玲，范永升. 范永升治疗肝癌肺转移举隅［J］. 浙江中医药大学学报，2017，41（9）：731–733.

［23］何兆春. 范永升治疗皮肌炎经验撷要［J］. 浙江中西医结合杂志，2009，19（9）：530–531.

［24］袁晓，范永升，谢冠群，等. 加味四妙丸联合西药治疗急性痛风性关节炎28例临床研究［J］. 中医杂志，2017，58（24）：2107–2110.

［25］董海玲，郭顺星，王春兰，等. 山慈菇的化学成分和药理作用研究进展［J］. 中草药，2007，38（11）：1734–1738.

［26］范永升，龚一萍，邵加. 电教片《六淫》制作有感［J］. 中医教育，1995，14（3）：49.

［27］温成平，范永升，李永伟，等.中西医结合治疗系统性红斑狼疮的增效减毒作用研究［J］.浙江中医药大学学报，2007，31（3）：305-309.

［28］范永升，温成平，李学铭，等.激素并用解毒祛瘀滋阴法治疗系统性红斑狼疮的临床疗效观察［J］.中国中西医结合杂志，1999，19（10）：626-627.

［29］范永升.从现代生物学认识上火［J］.中国中西医结合杂志，2018，38（12）：1415-1417.

［30］范永升.关于争论与中医多元发展［J］.中华中医药杂志，2016，31（7）：2455-2458.

［31］吴德鸿，李正富，何兆春，等.范永升"三维一体"理论在系统性红斑狼疮治疗中的运用［J］.中华中医药杂志，2021，36（10）：5930-5933.

［32］何兆春，张旭峰，杨科朋，等.范永升治疗系统性红斑狼疮相关肺动脉高压经验［J］.浙江中医药大学学报，2021，45（7）：700-704.

［33］虞泰来，范永升，谢冠群.基于"水饮"理论探讨范永升运用苓桂术甘汤治疗风湿免疫病经验［J］.浙江中医药大学学报，2021，45（5）：489-496.

［34］蒋宗虎，范永升.范永升运用甘草泻心汤联合苦参汤治疗复发性口腔溃疡验案［J］.浙江中医杂志，2021，56（5）：356.

［35］刘艳，谢冠群，李正富，等.范永升治疗系统性红斑狼疮合并高危妊娠1例［J］.浙江中医药大学学报，2020，44（12）：1160-1164.

［36］何兆春，李正富，吴德鸿，等.范永升治疗皮肌炎合并间质性肺病经验探析［J］.中华中医药杂志，2020，35（4）：1835-1839.

［37］包洁，赵婷，杜羽，等.范永升诊治银屑病关节炎临证经验［J］.中华中医药杂志，2020，35（4）：1863-1865.

［38］吴德鸿，徐莉，李正富，等.解毒祛瘀滋肾方对MRL/lpr狼疮小鼠BAFF/BAFF-R信号通路的影响［J］.中华中医药杂志，2020，35（4）：1728-1732.

［39］梅鲜鲜，李正富，杜羽，等.范永升涤痰开窍法治疗系统性红斑狼疮脑病［J］.浙江中医药大学学报，2020，44（3）：255-258.

［40］李正富，吴德鸿，何兆春，等.范永升治疗系统性硬化病合并间质性肺病学术经验［J］.中华中医药杂志，2020，35（3）：1269-1272.

［41］严一微，李正富，杜羽，等.基于数据挖掘的全国名中医范永升治疗结缔组织病相关间质性肺病用药规律探析［J］.浙江中医药大学学报，2020，44（1）：53-61.

［42］黄继勇，谢冠群，张艳，等．范永升运用"痛随利减"理论治疗急性痛风经验［J］．中华中医药杂志，2020，35（1）：235-237．

［43］李正富，何兆春，吴德鸿，等．范永升治疗干燥综合征合并间质性肺病学术经验［J］．中华中医药杂志，2019，34（11）：5203-5206．

［44］范永升．系统性红斑狼疮的中医临床探索与实践［J］．浙江中医药大学学报，2019，43（10）：1030-1035．

［45］李正富，吴德鸿，何兆春，等．范永升运用黄芪桂枝五物法治疗风湿病学术经验［J］．浙江中医药大学学报，2019，43（10）：1074-1078．

［46］李正富，吴德鸿，何兆春，等．全国名中医范永升治疗类风湿关节炎合并间质性肺病学术经验总结［J］．浙江中医药大学学报，2019，43（4）：315-318．

［47］吴国琳，李天一，范永升．全国名中医范永升运用虫类药治疗痹病经验探析［J］．中国中药杂志，2019，44（4）：845-848．

［48］李正富，吴德鸿，王新昌，等．范永升诊治系统性红斑狼疮相关间质性肺疾病经验总结［J］．中华中医药杂志，2018，33（9）：3938-3941．

［49］金萌，王银兰，刘艳，等．范永升运用通阳法治疗风湿病学术经验探析［J］．浙江中医药大学学报，2021，45（11）：1169-1172．

［50］王伟杰，唐晓颇，王新昌，等．京杭两地类风湿关节炎中医证候规律的研究［J］．浙江中医药大学学报，2021，45（8）：904-910．

［51］王银兰，金萌，赵婷，等．范永升"利湿清热法"治疗白塞综合征经验拾零［J］．浙江中医药大学学报，2022，46（2）：138-141．

［52］李正富，吴德鸿，王新昌，等．二型九证法诊治系统性红斑狼疮医案举隅［J］．中华中医药杂志，2022，37（2）：800-805．